Computer: Werkzeug der Medizin

Kolloquium Datenverarbeitung und Medizin
7. – 9. Oktober 1968
Schloß Reinhartshausen in Erbach im Rheingau

Herausgegeben von

C. Th. Ehlers, N. Hollberg und A. Proppe

Mit Beiträgen von

W. E. Adam · H. P. Ammende · P. Bünte · A. Delbrück
C. Th. Ehlers · G. Grießer · R. Hartwig · H. J. Heite
H. Kuhlendahl · A. H. Lemmerz · W. J. Lorenz · W. D. Meyer auf der Heide
A. Proppe · H. Rittersbacher · B. Schneider

Mit 41 Abbildungen

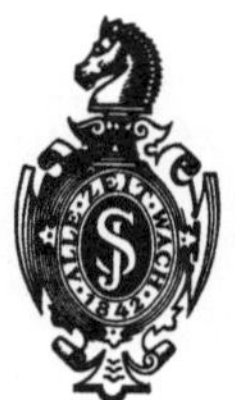

Springer-Verlag Berlin · Heidelberg · New York 1970

ISBN 978-3-642-49515-1 ISBN 978-3-642-49804-6 (eBook)
DOI 10.1007/978-3-642-49804-6

Titel-Nr. 1703

Zum Geleit

Der Bitte der Herausgeber, dem vorliegenden Buch ein Geleitwort zu schreiben, komme ich um so lieber nach, als ich von seiner Nützlichkeit für eine breite ärztliche Leserschaft überzeugt bin.

"Computer verändern die Medizin." An der Berechtigung dieses von Manfred GALL zum Titel eines Buches gewählten Satzes dürfte heute wohl kaum noch ein Zweifel bestehen. Die moderne Medizin befindet sich mitten im Übergang von einer deskriptiven, vorwiegend qualitativen Erfahrungslehre zu einer analytischen, weitgehend quantitativ objektivierbaren Wissenschaft. Biochemie, Biophysik und Biotechnik haben diese Entwicklung eingeleitet; die elektronischen Datenverarbeitungsanlagen werden sie weiter fördern und die Medizin von morgen auf eine exaktere naturwissenschaftliche Basis stellen, indem sie der medizinischen Forschung ganz neue, wegen des dabei erforderlichen enormen Arbeitsaufwandes bisher verschlossene Forschungsbereiche eröffnen. Klinik und Praxis werden sich dieser Anlagen ebenfalls in vermehrtem Maße bedienen müssen, um der ständig zunehmenden Komplexität der Medizin weiterhin Herr zu bleiben.

Mit der ständigen Verfeinerung der diagnostischen Methoden und der laufenden Verbreiterung der therapeutischen Möglichkeiten durch immer wirksamere (und daher auch mit unerwünschten Effekten behaftete) Arzneimittel hat sich auch zwangsläufig die Zahl der vom einzelnen Patienten bezogenen bzw. zu beziehenden Informationen in den letzten Jahrzehnten stetig erhöht. So hat sich - wie namhafte Experten unabhängig voneinander ermittelt haben - der Arbeitsanfall in den klinischen Laboratorien im Zeitraum von 1950 bis 1970 auf das rund 15fache gesteigert. Genau so sehr, wie man heute von einer "Literaturflut" zu sprechen pflegt, wäre es berechtigt, von einer "Daten- und Informationsinflation" in Klinik und Praxis zu reden. Der einzig denkbare

Ausweg aus diesem vom Arzt immer stärker empfundenen Dilemma ist die Zuhilfenahme von modernen Methoden und Apparaturen zur rationellen Datenverarbeitung, unter denen sich die Computer als die konkurrenzlos leistungsfähigsten erwiesen haben.

Daß der Einbruch des Computers gerade in ein so persönlichkeitsbezogenes Gebiet wie die Medizin nicht ohne Geburtswehen erfolgt, ist verständlich. Immer wieder sind in den hinter uns liegenden Jahren Ressentiments gegen die Verwendung des Computers in der Medizin geäußert worden. Mit der Klage über die "Vertechnisierung" der Medizin durch den Einsatz von datenverarbeitenden Maschinen wird aber niemand die zukünftige Entwicklung auch nur im geringsten aufhalten. Auch das Hörrohr, das Mikroskop, der Röntgenapparat und andere technische Geräte und Apparaturen stießen bei ihrer Einführung auf ähnliche Widerstände; sie haben sich dennoch durchgesetzt, da sie einen echten Fortschritt brachten, und die heutige Medizin ist ohne sie gar nicht mehr denkbar. Auch die gelegentlich noch hier und da geäußerte Befürchtung, der Computer werte die ärztliche Leistung ab und könne eines Tages als "Diagnostik-Automat" den Arzt vielleicht ganz und gar ersetzen, ist nur als Ausdruck einer Unkenntnis der technischen Realitäten und aus dem Gefühl der Unsicherheit gegenüber einem als unheimlich empfundenen "Golem" (dem leider in dem völlig deplazierten Ausdruck "Elektronengehirn" sogar menschliche Denkfähigkeit unterschoben worden ist) zu verstehen. In Wirklichkeit aber wird nie eine vom Menschen gefertigte Maschine selbständig denken können. Wir dürfen daher auch in Zukunft davon ausgehen, daß der Computer niemals menschliche Intelligenz ersetzen wird; im Gegenteil, sein Funktionieren wird stets die menschliche Intelligenz zur Voraussetzung haben. Sein Einsatz kann - wie GRIESSER im einleitenden Referat dieses Buches bemerkt - nur den Sinn haben, dem Menschen die Arbeit zu erleichtern und ihn zu Leistungen zu befähigen, die er aus eigener Kraft bisher nicht zu erbringen vermochte.

Später und zögernder als in den anglo-amerikanischen und skandinavischen Ländern, wo diese Entwicklung seit Jahren mit öffentlichen Mitteln großzügig gefördert worden ist, hat der Computer bei uns Eingang und Verwendung in der Medizin gefunden. Das erklärt - wenigstens zu einem erheblichen Teil -, warum wir im Bereich der klinischen Datenverarbeitung gegenüber diesen heute führenden Ländern einiges aufzuholen haben. Der Anschluß an den dort erreichten Stand wird dem einzelnen Krankenhaus oder Klinikum wegen der damit verbundenen Kosten aus eigenen Mitteln kaum möglich sein; dieser Anschluß und eine gedeihliche Weiterentwicklung der elektronischen Datenverarbeitung im Bereich der Medizin wird sich nur durch die Bereitstellung erheblicher finanzieller Subventionen von seiten der Regierung und der Institutionen der Wissenschaftsförderung erreichen lassen. Glücklicherweise scheint sich bei den verantwortlichen Stellen doch allmählich die Erkenntnis der Notwendigkeit und Dringlichkeit einer Förderung dieses wichtigen Aufgabenbereiches durchzusetzen.

Die in Schloß Reinhartshausen gehaltenen Referate und Vorträge geben einen erfreulich ungeschminkten und sachlichen Überblick über zahlreiche Teilaspekte der zur Behandlung stehenden Probleme. In weitgespannter Thematik reichen sie von der Basisdokumentation der Patienten-Grundinformationen über die dokumentationsgerechte Erfassung klinischer Befunde und Meßdaten bis hin zur automatischen Analyse biophysikalischer Signale, zur sogenannten computer-unterstützten Diagnostik und zum Aufbau von Betriebs- und Informationssystemen im Krankenhaus, von deren totaler Realisierung man heute überall auf der Welt noch ein gutes Stück entfernt ist. Am weiteren Ausbau dieser zukunftsträchtigen Entwicklung mitzuarbeiten, dürfte sich auch im Interesse des Ansehens der deutschen Medizin lohnen.

Die in der vorliegenden Broschüre aufgezeigten Probleme sollten eigentlich zum Basiswissen des modernen Arztes gehören. Der IBM Deutschland ist dafür zu danken, daß der hier zusammengetragene Überblick über den gegenwärtigen Stand der medizinischen Datenverarbeitung einem breiten Kreis von ärztlichen Interessenten zugänglich gemacht werden kann.

Heidelberg, im Juni 1970

Prof. Dr. med. Gustav Wagner

Vorsitzender der Deutschen Gesellschaft
für Medizinische Dokumentation und Statistik

Vorwort

Im Oktober 1968 trafen Klinikchefs mit Spezialisten aus dem Bereich der Hochschulen und der Computer-Industrie in Reinhartshausen zusammen, um innerhalb der raschen Entwicklung der sogenannten zweiten technischen Revolution den Trend der modernen Medizin aufzuspüren. Als Diskussionsgrundlage dienten ausgewählte Referate. Ein Überblick über den Verlauf dieser Tagung läßt es nützlich erscheinen, die Thematik einem größeren Kreis zugänglich zu machen. So haben wir uns entschlossen, die Manuskripte der Autoren zu einem Werk zusammenzuschließen. Die technischen Grundlagen der elektronischen Datenverarbeitung sollen dabei allerdings unberücksichtigt bleiben.

Die Durchsicht der Beiträge mag den Eindruck erwecken, daß anscheinend bereits zurückliegende Entwicklungsphasen mit phantasievollen Forderungen an die Zukunft inhomogen zusammengestellt seien. Aber es kommt uns darauf an, in der bestaunenswerten Schnelligkeit, mit der sich eine elektronische Informationsverarbeitung - oder besser formuliert - die moderne Wissenschaft der Informatik vollzieht, den gegenwärtigen Zustand in der Medizin aufzuzeigen und in ihm an den Einzelheiten die Tendenzen darzustellen, die sich bald aus den ursprünglichen mechanischen Formen der Erfassung und Verarbeitung von Daten, bald aus dem Bild der Zukunft deutlicher abzeichnen.

Wir hegen die Hoffnung, daß auf dieser Basis sich prägende Konzeptionen für die Gestaltung der Zukunft ergeben.

Herrn Kollegen NORBERT EICHENSEHER danken wir für seine wertvolle Unterstützung bei den Korrekturen und der Abfassung des Sachverzeichnisses.

Die Herausgeber

Inhalt

Mitarbeiterverzeichnis

Adam, W.E., Privatdozent Dr., Leiter der Sektion Nuklearmedizin, Zentrum für innere Medizin der Universität Ulm

Ammende, H., Dr., Beratung Medizin, IBM Deutschland, Bad Godesberg

Bünte, P., Dr. Beratung Medizin, IBM Deutschland, Bad Godesberg

Delbrück, A., Prof. Dr., Medizinische Klinik der Medizinischen Hochschule Hannover

Ehlers, C. Th., Privatdozent Dr., Leiter der Abteilung für Medizinische Dokumentation und Datenverarbeitung der Universität Tübingen

Griesser, G., Prof. Dr., Direktor des Institutes für medizinische Statistik und Dokumentation der Universität Kiel

Hartwig, R., Dr., IBM Deutschland, Sindelfingen

Heite, H. J., Prof. Dr., Universitäts-Hautklinik, Freiburg i. Br.

Kuhlendahl, H., Prof. Dr., Direktor der Neurochirurgischen Universitätsklinik Düsseldorf

Lemmerz, A. H., Dr., Obermed.-Dir. Chefarzt, Landesversicherungsanstalt Rheinprovinz

Meyer auf der Heide, W. D., Beratung Medizin, IBM Deutschland, Bad Godesberg

Proppe, A., Prof. Dr., Direktor der Hautklinik der Christian-Albrechts-Universität Kiel

Rittersbacher, H., Dr., Leiter der Beratung Medizin der IBM Deutschland, Bad Godesberg

Schneider, B., Prof. Dr., Direktor des Institutes für Biometrie und Dokumentation der Medizinischen Hochschule Hannover

Ärztliche Tätigkeit und elektronische Datenverarbeitung

G. Griesser

Die beiden Begriffe "ärztliche Tätigkeit" und "elektronische Datenverarbeitung" (EDV) erscheinen als einigermaßen gegensätzlich, manchem sogar als reichlich unvereinbar. Auf der einen Seite steht das Individuum in der Person des Arztes und seiner Patienten, auf der anderen Seite ein seelenloses technisches Gebilde, das durch die allerdings unzutreffende Bezeichnung "Elektronengehirn" einen Hauch von Unheimlichkeit besitzt. Man fragt sich daher mit Recht, in welche Richtung uns eine Entwicklung der Medizin führen soll, bei der die Technik eine führende Rolle zu übernehmen droht. Leidet nicht durch diese Entwicklung die persönlich-menschliche Beziehung zwischen Arzt und Patient ganz erheblich, und wird sie nicht noch mehr versachlicht, als es schon bisher der Fall ist?

Diese Frage möchte ich schon jetzt verneinen. Wie in den anderen Lebensbezirken überhaupt und den übrigen wissenschaftlichen Forschungsbereichen im besonderen, kann die Verwendung mehr oder weniger differenzierter technischer Hilfsmittel nur den Sinn haben, dem Menschen die Arbeit und damit das Leben zu erleichtern und zu Leistungen zu befähigen, die er mit eigenen Kräften bisher nicht zu leisten vermochte.

Für die Verwendung von Computern oder Elektronenrechnern in der Medizin bedeutet dies aber, daß diese Maschinen überall dort tätig werden, wo Routinearbeiten die menschliche Arbeitskraft übermäßig und unnötig belasten oder wo es gilt, die Wahrnehmungs- und Beobachtungsfähigkeit des Menschen zu unterstützen. Aus dem Einsatz einer elektronischen Datenverarbeitungsanlage in Krankenhaus und Praxis müssen Patient, Arzt, Pflege- und medizinisches Hilfspersonal und auf die Dauer auch der Kostenträger mit seiner Verwaltung einen echten Nutzen ziehen. Nur unter diesem Gesichtspunkt lassen sich auch die beträchtlichen Anschaffungs- und Betriebskosten rechtfertigen. Ein nicht gering einzuschätzender Vorteil des Computers ist aber, daß er keine Emotionen, vor allem keine die Arbeit hemmende schlechte Laune und kein Wochenende kennt. Er arbeitet rund um die Uhr.

Unser Verhältnis als Ärzte zur elektronischen Datenverarbeitung sollte daher versachlicht und ihre Einsatzmöglichkeit bei der ärztlichen Tätigkeit ohne Ressentiments betrachtet werden. Aus diesem Grunde dürfte es nützlich sein, die ärztliche Tätigkeit unter dem Aspekt der Informationsverarbeitung zu betrachten und zum anderen kurz zu schildern, wie und warum eine elektronische Datenverarbeitungsanlage funktioniert und welche Forderungen sie an uns Ärzte als Benutzer stellt.

Die Informationsverarbeitung ist heute ein gängiger Begriff, der sich nur auf technische Dinge zu beziehen scheint. Indes trifft diese Auffassung nicht zu, denn die Informationsverarbeitung scheint mir so alt wie der ärztliche Beruf zu sein. Dabei hat sie sich - angefangen vom Papyros über Wachstafel, Pergament und das Papier samt den verschiedenen Schreibgeräten - jeweils der ihrer Zeit entsprechenden technischen Möglichkeiten bedient. Die heute verwendete Karteikarte oder das Krankenblatt mit vorgedruckten Erhebungsmerkmalen ist ein Kind der bürotechnischen Entwicklung der zuletzt vergangenen Jahrzehnte.

Wir gewinnen demnach Informationen über unsere Patienten und von unseren Patienten, verarbeiten diese, etwa zu einer Diagnose, wobei wir bestimmte, im allgemeinen logische Prozesse in unserem Gehirn ablaufen lassen. Diese so getroffenen Entscheidungen geben wir als neue, unter Umständen verdichtete Informationen wieder aus, um etwa auf Grund einer Diagnose die Indikation zur Therapie zu fixieren oder um unsere Feststellungen in Karteikarte bzw. Krankenblatt einzutragen oder durch einen Brief einen anderen Kollegen über das Ergebnis unserer Informationsverarbeitung zu unterrichten.

Wenn ich vorhin vom Nutzen, der dem Patienten aus der Datenverarbeitung erwächst, gesprochen habe, so finden wir bei diesem eben skizzierten Informationsprozeß, wie bei allen anderen Teilen des Informationsflusses im ärztlich-medizinischen Betrieb, schon ein Beispiel dafür. Die Beschäftigung mit der Einsatzmöglichkeit der elektronischen Datenverarbeitung und ihrer Voraussetzung hat uns Störquellen aufgezeigt, deren Ausmaß und Größe bislang unbekannt war. Weiter mußte sie konsequenterweise zu Überlegungen führen, wie dieses "Rauschen" (um ein Beispiel aus der Nachrichtentechnik zu verwenden) beseitigt werden kann, um damit durch verbesserte Informationen zu besseren Ergebnissen in Diagnostik und Therapie zu kommen.

Wir haben demnach bei jeder Informationsverarbeitung - auch der individuellen durch den Arzt in seinem "Zerebralcomputer" (9) - eine Eingabeseite, auf der von außen Informationen oder Daten, in unserem Falle vom Patienten stammend, der informationsverarbeitenden Stelle, dem "Zerebralcomputer", zufließen. Auf Grund vorgegebener, angelernter und/oder durch Erfahrung gewonnener Instruktionen verarbeitet er die eingegebenen Daten. Hier werden durch logische Prozesse je nach Art der dem Informationsverarbeiter zugeflossenen Nachrichten Entscheidungen getroffen, die als Informationen wieder nach außen ausgegeben werden. Demnach haben wir vier wesentliche Punkte: Dateneingabe, Datenverarbeitung nach vorgegebenen Instruktionen, also nach einem Programm, Datenausgabe und den externen Speicher, in der Praxis etwa die Karteikarten oder im Krankenhaus die Krankenjournale. Daten aus früheren Behandlungen sind hier extern, d.h. außerhalb des datenverarbeitenden Gehirns des Arztes, gespeichert. So entstehen bei jeder ärztlichen Tätigkeit Informationen, die in einem mehr oder weniger geregelten Informationsfluß ausgewertet werden.

Was sind nun diese Informationen oder Daten, von denen bisher ganz allgemein gesprochen worden ist? Die Merkmale, die uns der Patient bei Erheben der Anamnese oder bei Schilderungen seiner Beschwerden angibt, sind ebenso Daten wie die bei der Untersuchung erhobenen Befunde sowie die von den Laboratorien gelieferten Meß- oder Zählwerte. Je nachdem, ob sie Eigenschaften beschreiben oder Zahlenwerte ausdrükken, sprechen wir von qualitativen bzw. quantitativen Merkmalen. Beide Merkmalsformen sind sogenannte digitale Daten, also Informationen, die Zahlenwerte darstellen oder die sich in Zahlen bzw. in eine oder mehrere Ja/Nein-Alternativen überführen lassen. Als Beispiel der einfachsten Ja/Nein-Alternative durch ein qualitatives Merkmal sei die Beschreibung des Geschlechtes angeführt: Hier heißt die Alternative weiblich/nicht weiblich = männlich.

Nun haben wir außer diesen digitalen Daten noch eine weitere Form von Informationen, die vom Arzt verarbeitet werden müssen. Als Beispiel sei an die Kurven des Elektrokardiogramms erinnert. Dieses stellt ein Analogon zum Aktionsstrom des Herzens dar. Wir sprechen hier von analogen Daten. Das Elektrokardiogramm wird vom Arzt unter konventionellen Bedingungen so verarbeitet, daß er die Anzahl der R-Zacken in der Zeiteinheit bestimmt, um die Schnelligkeit der Herzaktion festzustellen, daß er die Länge der einzelnen Abschnitte (P-Zacke, QRS-Komplex) ausmißt und daß er schließlich die verschiedenen Komplexe qualitativ beschreibt, etwa T-Senkung. Mit anderen Worten, er hat aus einer analogen Information digitale Werte geschaffen, wie Anzahl der Aktionen pro Minute, Länge von PQ in Millisekunden, Höhe von P oder QRS in Millivolt und schließlich die qualitativen Daten (z. B. Senkung von T). Er hat damit eine analoge Information "digitalisiert".

Wenn man so will, bietet unsere im allgemeinen geregelte intern-menschliche Informationsverarbeitung zahlreiche Analogien zur Nachrichtenverarbeitung mit technischen Mitteln. Sie ist damit schon recht technisch ausgerichtet und somit auch technisierbar. Stellen wir nun den "Zerebralcomputer" mit 1,5 x 10^{10} Schaltelementen, einer Speicherungskapazität von 10^9 - 10^{13} bit*, einem Energiebedarf von 0, 0001 Mikrowatt und einem Raumbedarf von 10^{-7} ccm pro Schaltelement der elektronischen Rechenanlage gegenüber, so werden wir feststellen müssen, daß durch sie die wahrlich großartige Konstruktion des menschlichen Gehirns hinsichtlich Anzahl und geringer Größe der Speicherelemente, damit einem geringen Raumbedarf und einem minimalen Energiebedarf, in keiner Weise erreicht wird (12). Ein derartiger Vergleich rechtfertigt die Bezeichnung "Elektronengehirn" in keiner Weise.

Betrachten wir eine elektronische Rechenanlage unter technischen Aspekten, dann finden wir auch hier die Eingabeseite mit den verschiedensten technischen Sensoren, die die Möglichkeit haben, die auf maschinenlesbaren Informationsträgern festgehaltenen Daten der Zentraleinheit zufließen zu lassen. Diese besteht einmal aus dem Speicher, meist in Form eines Magnetkernspeichers, dem Rechenwerk und dem Steuerwerk. Letzteres befiehlt der Maschine auf Grund des jeweiligen Programmes, welche Daten zu welcher Zeit wie bearbeitet werden sollen. Auf der Ausgabeseite gibt es verschiedene Aggregate, etwa in Form eines Schnelldruckers, sowie die externen Speichermedien, wie Magnetband, Magnetplatte oder Magnetstreifenspeicher.

Da die Kapazität des Kernspeichers, als besonders teuren Bestandteil einer elektronischen Datenverarbeitungsanlage, nicht unbegrenzt sein kann, bedarf sie ebenso wie der Mensch bei seiner Informationsverarbeitung und -speicherung externer Speicher, die je nach ihrer technischen Konzeption unterschiedlich lange Zugriffszeiten haben. Diese Zugriffszeiten zum Auffinden einer gesuchten Information in einem der Speichermedien ist relativ lang im Vergleich zu der imponierenden Geschwindigkeit innerhalb des Kernspeichers der Zentraleinheit. Die Zyklusgeschwindigkeiten** von 2 Mikrosekunden (= millionstel Sekunde), die die Großrechenanlagen der sogenann-

---

* von binary digit, ist eine Informationsmaßzahl, die Zähleinheit für Binärentscheidungen - Binärziffer oder Stelle

** Interne Verarbeitungszeit des Kernspeichers.

ten zweiten Generation erreicht haben, werden heute von den mikrominiaturisierten Vertretern der dritten Computer-Generation spielend erreicht und im Nanosekunden-Bereich (Nanosekunde = milliardstel Sekunde) unterboten. Diese hohen Verarbeitungsgeschwindigkeiten bieten gerade bei der Datenfülle, die uns Ärzten von den Patienten zufließen, außerordentlich große Möglichkeiten. Außerdem ermöglicht die hohe Verarbeitungsgeschwindigkeit eine wesentlich bessere Ausnützung der technisch hochdifferenzierten und damit teuren Anlagen. Mit der modernen Technologie ist es möglich, durch eine Zentraleinheit verschiedene periphere Geräte auf Ein- und Ausgabeseite zu bedienen. Außerdem führt die außerordentlich kurze Verarbeitungszeit zur sogenannten Echtzeitverarbeitung (Real-Time-Verarbeitung), bei der der die Anlage benutzende Mensch mit seinem sehr viel geringeren Zeit-Auflösungsvermögen das Gefühl hat, sofort bedient zu werden, wenn er auch mehrere tausend- oder zehntausendmillionstel oder milliardstel Sekunden auf die Ausführung seines Auftrages hat warten müssen. Die weitere, programmtechnische Entwicklung läßt für die Zukunft eine noch bessere Ausnützung der Maschinenkapazität durch das sogenannte "time-sharing" erwarten, wenn auch die im Jahre 1965 und 1966 gehegten großen Hoffnungen bisher noch längst nicht erfüllt sind. Immerhin mag das Verhältnis von einer Mikrosekunde zu einer Sekunde, verglichen mit dem Verhältnis von einer Sekunde zu 11,57 Tagen, bzw. einer Nanosekunde zu einer Sekunde wie eine Sekunde zu etwa 30 Jahren, die außerordentlich große Verarbeitungsgeschwindigkeit zeigen.

Die Informationsverarbeitung im Zentralnervensystem des Menschen ist wie in der elektronischen Datenverarbeitungsanlage ein Vorgang, der durch Änderung eines elektrischen Zustandes abläuft. Dafür ist die kleinste Informationseinheit das sogenannte bit (von binary digit), das nur den Wert 0 oder 1 bzw. kein Strom/Strom oder Schalter geöffnet/Schalter geschlossen annehmen kann. Die nächsthöhere Informationseinheit ist das Byte, das aus 8 bits + 1 Prüfbit besteht. Die Kernspeicherkapazität einer EDV-Anlage wird in Kilo Bytes angegeben. Sie besagt, wieviele 1000 Kernspeicherstellen (Bytes x 9) enthalten sind. Für den Vergleich zwischen menschlicher und maschineller Kapazität in der Nachrichtenverarbeitung hat KÜPFMÜLLER folgende Werte für den Menschen ermittelt: Lesen 18 - 45 bit je Sekunde, Maschinenschreiben 16 bit, Klavierspielen 23 bit, Rechnen 12 bit und Abzählen 12 bit jeweils je Sekunde. Hier ist die Geschwindigkeit des Menschen in der Informationsverarbeitung wesentlich der der Maschine unterlegen.

Wenn wir berücksichtigen, daß die ärztliche Tätigkeit bei der Informationsverarbeitung durch die Fülle der Informationen, die wir von und über unseren Patienten erhalten und zu verarbeiten haben, außerordentlich datenintensiv ist, ergibt sich die offenbare Nützlichkeit der Datenverarbeitung für die ärztliche Tätigkeit, allerdings ganz sicher nicht, um den Arzt zu ersetzen, sondern um als "Schreib- und Rechenknecht", allenfalls als eine Art "Intelligenzverstärker" Arzt, Pflege- und ärztliches Hilfspersonal zu entlasten. Denn das Ziel der elektronischen Datenverarbeitung im ärztlichen Bereich ist doch, Zeit, Personal und Kosten zu sparen, dabei aber bessere Informationen in kürzeren Intervallen zur richtigen Zeit, am richtigen Platz, zu erhalten. Nur dies kann die Automation durch Einsatz der Technik rechtfertigen.

Die Berechtigung der elektronischen Datenverarbeitung innerhalb der ärztlichen Tätigkeit ist mittlerweile durch eine größere Anzahl funktionierender Modelle in den Kliniken der USA, Großbritanniens und der skandinavischen Länder sowie durch den Einsatz in der Praxis etwa durch SCHMID in Wien erwiesen. Dabei darf sich die Datenverarbeitung niemals auf den rein administrativen Bezirk in Klinik und Praxis beschränken, sondern wird erst dann sinnvoll, wenn die ärztlichen wie die administrativen Informationen, die sich meines Erachtens wenigstens am Anfang nicht trennen lassen, gleichermaßen berücksichtigt werden, allerdings dem Informationsbedürfnis des Arztes muß vorrangig nachgekommen werden.

Die Voraussetzung für die Automation ist aber die Rationalisierung. Unter dem Aspekt der ärztlichen Tätigkeit soll dies bedeuten, daß wir einmal den Ist-Zustand unseres Informationsflusses mit aller Akribie durchleuchten. Wir werden dann feststellen, daß durch althergebrachte Gepflogenheiten dieser Informationsfluß häufig außerordentlich gewunden verläuft und damit die Strömung ganz erheblich verlangsamt, daß "tote Flußarme" bestehen, in denen Informationen unwiederbringlich versickern, und daß durch unkontrollierbare Seitenarme Informationen verlorengehen. Allein für die Verarbeitung und Übermittlung von Laboratoriumsdaten im Labor und vom Labor zur Station haben EGGSTEIN und Mitarbeiter eine Verlust- bzw. Fehlerquote von annähernd 10 % unter konventionellen Bedingungen des Laborbetriebes festgestellt. Dabei muß man aus ökonomischer Sicht die ärztliche Tätigkeit als einen "Produktionsprozeß" ansehen, bei dem ein Optimum an Wirkung durch ein Minimum an Aufwand für Personal, Arbeitskraft und Kosten und mit größtmöglicher Zuverlässigkeit erreicht werden soll. Daher erscheint mir die Rationalisierung unseres ärztlichen Produktionsprozesses als einer Voraussetzung für die beabsichtigte Automation im ärztlichen Bereich ein wesentlicher Vorteil der elektronischen Datenverarbeitung zu sein. Denn sie zwingt uns zu einer Arbeitsanalyse auf allen Gebieten der ärztlichen Informationsverarbeitung. Bei nüchterner und vorurteilsfreier Betrachtung des Ist-Zustandes im eigenen Informationsbereich können die Erkenntnisse unter Umständen äußerst bitter und enttäuschend sein.

Sie zwingt uns aber auch, konkrete Vorstellungen über eine Besserung dieses Zustandes zu entwickeln, um den gewundenen Informationsfluß zu begradigen und damit für eine Beschleunigung und Sicherung der Informationsverarbeitung und -übermittlung zu sorgen. Für die Darstellung des Soll-Zustandes eignet sich die graphische Darstellung sehr gut.

Derartige Überlegungen mit den daraus resultierenden Organisationsanalysen in jedem Abschnitt eines Informationssystems, wie es die ärztliche Praxis und das Krankenhaus darstellen, sind zwingende Voraussetzungen für die sinnvolle und ökonomische Anwendung der Datenverarbeitung. Sonst gibt es eine "Elektronik zu Fuß" (4), die im wesentlichen wirkungslos bleibt, ja sogar Störungen und Konfusionen verursacht. Die Analyse des Informationsflusses und die Erarbeitung eines "Soll-Zustandes" ist für die EDV auch deshalb notwendig, um über ein "Programm" der Maschine klare Anweisung zu geben, was sie mit welchen Informationen zu tun hat. Dabei hat der Computer die an sich faszinierende Fähigkeit, logische Entscheidungen zu treffen. Allerdings eben mit der Einschränkung, daß die Stellen der logischen Entscheidungen und die für die Entscheidungsrichtung notwendigen Bedingungen im Programm enthalten sind. Wir ahmen hier programm- und maschinentechnisch menschliches Verhalten nach, das sich ebenfalls in Form eines "Flußdiagramms" erfassen läßt.

Die Abb. 1 möge an einem zweifellos vereinfachten Schema zeigen, an welchen Stellen des klinischen Betriebes eine Automatisierung möglich ist. Dabei deuten die dickumrandeten Felder auf eine weitgehende bis volle Automation, die gestrichelten Umrandungen auf eine teilweise Automation hin. Hier ist das Endziel, das "integrierte Krankenhaus-Informationssystem" oder übertragen auf die Praxis, ein "integriertes Praxis-Informationssystem". Dieses soll in komplexer Form alle ärztlichen wie alle Verwaltungsdaten berücksichtigen und verarbeiten in der Absicht, Arzt, Pflegepersonal und technischem Hilfspersonal die Datenerfassung zu erleichtern, die Gültigkeit der Daten zu sichern, falsche Informationen zu erkennen und möglichst zu eliminieren sowie die gewonnenen Informationen in schnellstmöglicher Zeit den "Konsumenten der Information", meistens dem behandelnden Arzt, zuzuführen.

Allerdings erscheint eine erhebliche und verständliche Skepsis berechtigt, wenn nach dem Schema der Abb. 1 die Erhebung der Anamnese als teilweise automatisierbar

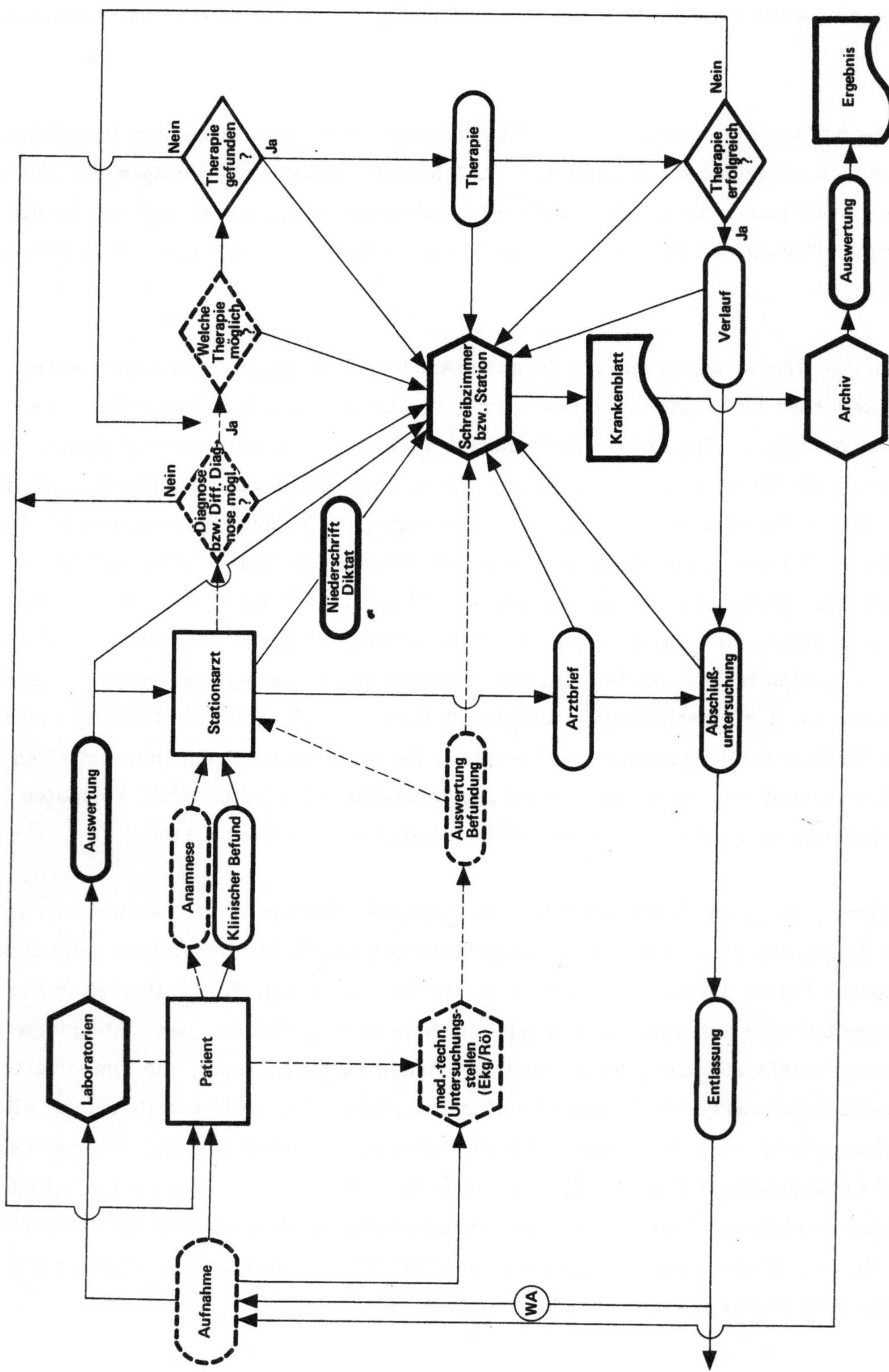
Aufnahme
Laboratorien
Patient
med.-techn. Untersuchungs-stellen (Ekg/Rö)
Auswertung
Anamnese
Klinischer Befund
Auswertung Befundung
Stationsarzt
Niederschrift Diktat
Arztbrief
Diagnose bzw. Diff. Diag-nose mögl. ?
Nein
Ja
Welche Therapie möglich ?
Therapie gefunden ?
Nein
Ja
Therapie
Therapie erfolgreich ?
Nein
Ja
Schreibzimmer bzw. Station
Krankenblatt
Verlauf
Abschluß-untersuchung
Entlassung
Archiv
Auswertung
Ergebnis
WA

Abb. 1

gekennzeichnet ist. Prima vista wird man eine solche Vorstellung als erheblichen Einbruch in das Vertrauensverhältnis zwischen Arzt und Patient betrachten. Sieht man aber den Ist-Zustand kritisch an, dann kommen gelinde Zweifel an der geforderten Vertraulichkeit des Arzt-Patient-Verhältnisses gerade bei Erhebung der Anamnese auf. Denn zweifellos sind die Verhältnisse nicht so ideal, wie wir zu glauben meinen. Ist es hier nicht etwa besser, wenn nach dem Beispiel von COLLEN, das auch von SCHMID in Wien übernommen wurde, der Patient während der unvermeidlichen Wartezeit im Wartezimmer oder in einem eigens dafür hergerichteten Raum oder in der Klinik in der Stille des Arztzimmers Zeit hat, die für alle Patienten eines Fachgebietes gültigen und notwendigen Fragen aus seiner Vorgeschichte in der Form "Ja/nein/weiß nicht" selbst beantwortet? Dies geschieht hier durch die Verteilung der die Fragen enthaltenden Lochkarten in entsprechende Ablagefächer für die Antworten "ja/nein/weiß nicht". Die maschinelle Auswertung der beantworteten Fragen ist in kürzester Zeit möglich, so daß beim Betreten des Untersuchungsraumes dem Arzt eine ausgedruckte erste Übersicht, und mehr kann und soll diese automatisch erhobene Anamnese nicht sein, vorliegt. Meines Erachtens kann danach besser als bisher mit gezielten Fragen die richtige, sich aus der Anamnese ergebende Vordiagnose ermittelt werden. In der technischen Entwicklung weiter ist die Mayo-Klinik in Rochester. Hier sitzt der Patient vor einem Bildschirm, auf dem die Fragen erscheinen. Die Antworten werden in den entsprechenden Kästchen für "ja/nein/keine Meinung" durch einen Leuchtstift angegeben. Dabei wird nach einem mit aller Sorgfalt erarbeiteten Programm vorgegangen, das auch die Verständnisfähigkeit des Patienten kontrolliert. Nach diesem vorgegebenen Programm rückt die Liste der Fragen nach und nach bis zur Beendigung der Abfrage vor (7). Die unmittelbare Eingabe der Daten von diesem "Fernseh-Display" in die Zentraleinheit ist ein Beispiel für einen sogenannten On-line-Betrieb, der an Geschwindigkeit dem heute meist noch herrschenden Off-line-Betrieb mit Zwischenschaltung der Maschinenlochkarte als Informationsträger überlegen ist.

Aber nicht nur die anamnestischen Daten, sondern auch die klinischen Befunde, deren Erhebung sich meines Erachtens nicht automatisieren lassen wird, können sehr rasch in eine maschinenlesbare Form gebracht werden. Allerdings erfordert gerade die exakte Beschreibung qualitativer Merkmale, die häufig nur durch die fünf Sinne des Arztes wahrgenommen werden können, eine exakte Definition dessen, was unter dem einzelnen Befundmerkmal verstanden werden soll. Auch hier wird der Einwand erhoben, daß dies in der klinischen Medizin schlechthin nicht möglich sei. Doch weiß ich nicht, ob diese Skepsis berechtigt ist. Sind wir nicht gar zu gerne geneigt, uns mit randunscharfen Begriffen zu begnügen? Meines Erachtens ist auch hier die Beschäftigung mit der elektronischen Datenverarbeitung angetan, sich um bessere Definitionen und damit um eine exaktere Beschreibung dessen zu bemühen, was man sieht, hört, tastet und riecht. Der Zwang zur besseren Definition läßt zweifellos manchen Befund eindringlicher in das Bewußtsein des Arztes dringen, als dies die Beschäftigung mit randunscharfen Begriffen erlaubt. Zumindest läßt sie aber die Anzahl der randunscharfen Begriffe erkennen, und damit von den exakt faßbaren besser abgrenzen. Auf diese Weise wird eine Bilanz dessen, was wir heute noch nicht genau wissen, erreicht.

Je nach den technischen Möglichkeiten einer elektronischen Datenverarbeitungsanlage wird sich der technische Modus der Informationsfixierung gestalten. So sind wir bisher unter den Bedingungen eines konventionellen Maschinensatzes in Kiel genötigt, die im Rahmen unserer Basisdokumentation festgehaltenen Informationen aus der klartextlichen Langschrift in einen Zahlenschlüssel zu übersetzen. Dies bedeutet für den Arzt eine zusätzliche Arbeit, soweit diese nicht durch Medizinische Dokumentationsassistentinnen der einzelnen Kliniken ausgeführt wird. Für die Kieler Universitätskliniken z. B. ist die Basisdokumentation, wie sie auch in Mainz und in Heidelberg in ähnlicher Form geübt wird, nur ein Anfang. Enthält sie doch nur neben den Personaldaten die Diagnosen und einige wenige andere Angaben aus dem Grenzgebiet administrativer und sozialmedizinischer Daten. Bislang sind wir auch bei der Befunddokumentation der Augenklinik oder Verlaufsdokumentation der Hautklinik genötigt, den Umweg über die numerische Kodierung und die Lochkarte zu gehen. Die Übertragung der Schlüsselzahlen von den Lochbelegen auf die Lochkarte, d. h. die Übersetzung der numerischen Symbole in die Lochpositionsschrift muß durch Locherinnen manuell erfolgen. Bei großem Datenanfall ergibt sich hier ein echter Engpaß. Trotz all dieser Einschränkungen liefert die Basisdokumentation eine klare Übersicht über die im Berichtsjahr geleistete Arbeit und erleichtert die wissenschaftliche Arbeit. Denn hier sind alle Fälle, geordnet nach Diagnosen, mit all den bisher erhobenen Daten, freilich numerisch kodiert, zusammengefaßt und damit unmittelbar zugänglich.

Doch hat uns inzwischen die technische Entwicklung weitere Möglichkeiten an die Hand gegeben. Beleglesende Maschinen sind in der Lage, auf den Belegen festgehaltene Informationen entweder in Lochkarten zu übertragen (off line) oder diese unmittelbar (on line) in die Zentraleinheit der Datenverarbeitungsanlage einzugeben.

Hier zeichnet sich gerade für die ärztliche Schreibarbeit eine wesentliche Erleichterung ab. Der bisherige Informationsfluß bei Erhebung der speziellen Anamnese und des Befundes (in der Klinik meist durch den jüngsten Mitarbeiter - Famulus/Medizinalassistent -) über das handschriftliche Konzept und das hand- oder maschinengeschriebene Krankenblatt könnte wesentlich abgekürzt werden. Wird anstelle des Konzeptes eine Anzahl auf das jeweilige Fachgebiet zugeschnittener Belege durch Anstreichen ausgefüllt, ist die Datenverarbeitungsanlage zusammen mit dem Markierungsleser in der Lage, die hier niedergelegten Informationen nicht nur den Speichermedien der Anlage einzugeben, sondern sie auch nach einem von den ärztlichen Sachkennern aufgestellten Prüfprogramm auf formale Fehler und Implausibilitäten zu prüfen, fehlende Informationen festzustellen und nachzufordern und überdies ein Krankenblatt im Klartext zu schreiben. Dieser Vorgang dürfte sich gegenüber den konventionellen Arbeitsbedingungen der Klinik wesentlich rascher abspielen als beim normalen Schreibdienst. Die Entlastung der Arztsekretärinnen wird offensichtlich, wenn man weiß, daß die modernen Schnelldrucker zwischen 36 000 und 66 000 Zeilen pro Stunde und mit 132 Zeichen pro Zeile schreiben! Es ist zu erwarten, daß auf diese Weise die in den Krankenblättern festgehaltenen Informationen übersichtlicher und vollständiger sein werden, als dies gelegentlich bisher der Fall zu sein scheint.

Da alle von einem Patienten stammenden Informationen aus den verschiedensten Informationsstellen, wie Station, Laboratorien, medizinisch-technischen Untersuchungsstellen (Elektrokardiogramm, Elektroenzephalogramm, Röntgenabteilung) auf dem Datenstammsatz* des Patienten zusammenfließen, stehen alle Informationen während der Behandlung und auch später, etwa im Falle einer Wiederaufnahme oder bei der wissenschaftlichen Auswertung, innerhalb kurzer Zeit zur Verfügung, ohne daß der jetzt als Gedächtnisstütze und medico-legaler Beleg fungierende Krankenbericht nochmals in die Hand genommen zu werden braucht. Gerade für die wissenschaftliche Auswertung dürften die Vorteile auf der Hand liegen.

Ein derartiges Krankenhaus-Informationssystem dürfte sich jedoch nicht nur auf die klinikeigenen Informationsbereiche beschränken. Vielmehr müßten auch die aus außerklinischen Untersuchungsstellen einlaufenden Befunde erfaßt werden. Ich erinnere hier an die Ergebnisse histologischer oder zytologischer Untersuchungen oder an die Resultate serologischer und bakterieller Untersuchungsgänge. Die Zusammenführung der klinischen Informationen und der Laboratoriumsdaten mit dem Ergebnis der Obduktion bei tödlichem Ausgang einer Krankheit dürfte für die schnelle abschließende Beurteilung eines Falles wie für die weitere wissenschaftliche Analyse ebenfalls eine erhebliche Erleichterung bedeuten.

---

* Datensatz (eines Patienten): gespeicherte Information über einen Patienten, zusammengesetzt aus allen erfaßten und gesammelten Daten.

Eine weitere wichtige Anwendungsmöglichkeit ist die Therapiekontrolle. Hier erinnere ich an die Überwachung der vitalen Parameter der auf Intensivpflegestationen liegenden Kranken oder während der Operation. Ein überzeugendes Beispiel in dieser Richtung stammt von VALLBONA aus Houston. Die Möglichkeit zur Therapieüberwachung ist auch für die konservative medikamentöse Behandlung auf den Stationen gegeben.

Die Einsatzmöglichkeiten für die Verwaltung, angefangen von der Rechnungsstelle und der Aufstellung einer detaillierten betriebswirtschaftlichen Bilanz bis zur Krankenhausplanung durch Einsatz des operation research als Unternehmensforschung, seien hier nur am Rande erwähnt.

Schließlich sei auf die automatische Analyse des Elektrokardiogrammes verwiesen. Durch die Untersuchungen von CACERES, PIPBERGER, REICHERTZ ist sie so weit fortgeschritten, daß normale Elektrokardiogramme von denen mit krankhaften Veränderungen unterschieden werden können. Durch die Vorauswahl wird dem beurteilenden Arzt eine erhebliche Arbeit abgenommen. Die neueren Auswertungsprogramme erlauben darüber hinaus eine "Digitalisierung" der Analogdaten, wie sie der ärztliche Auswerter mit dem EKG in gleicher Weise, wenn auch wesentlich langsamer, vornimmt.

Die Automation des "Informationsbereiches klinisch-chemisches Labor" ist wohl am weitesten fortgeschritten. Hier kann man praktisch von einer technisch einwandfreien Lösung sprechen. Das Zusammenwirken von Autoanalysern und Datenverarbeitungsanlage hat nicht nur zu einer wesentlichen Beschleunigung des Informationsflusses geführt, sondern auch die Gültigkeit der gewonnenen Daten erhöht. Lassen sich doch gegenseitige Probenbeeinflussung und etwaige Abweichungen von der Basislinie durch die Datenverarbeitung unmittelbar eliminieren. Spätestens 2 Stunden, meist schon 30 Minuten nach Probenentnahme liegen die Ergebnisse auf der Station vor, wie HJELM in Uppsala zeigen konnte.

Literatur

1a. CACERES, C.A.: Electrocardiographic Analysis by a Computer System. Arch. Intern. Med. 111, 196-202 (1963).

b. CACERES, C.A.: Automatic Analysis of the Electrocardiogram as a Service to the Community and the Practising Physician. Proceed. on Automated-Data Processing in Hosp. Elsinore 1966, S. 386-403.

2a. COLLEN, M.F., RUBIN, L., NEYMAN, J., DANTZIG, G.B., BAER, R.M., SIEGELAUB, A.B.: Automated Multiphasic Screening and Diagnosis. Amer. J. Publ. Health 54, 741-750 (1964).

b. COLLEN, M.F.: Multiphasic Screening as a Diagnostic Method in Preventive Medicine. Method. Inform. Med. 4, 71-74 (1965).

3. EGGSTEIN, M., KNODEL, W., SEIBERT, H.U., ALLNER, R.: Elektronische Verarbeitung von Laboratoriumsdaten.
In: GRIESSER, G., WAGNER, G.: Automatisierung des klinischen Laboratoriums. Stuttgart: Schattauer 1969.

4. GEBHARDT, K.: Rationalisierung und Automation des Laborbetriebes, Methodik und Organisation.
In: GRIESSER, G., WAGNER, G.: Automatisierung des klinischen Laboratoriums, S. 17-26. Stuttgart: Schattauer 1969.

5. HJELM, M.: persönliche Mitteilung.

6. KÜPFMÜLLER, K.: Informationsverarbeitung durch den Menschen. Nachr.techn. Zschr. 12, 68-74 (1959). Zit. nach Steinbuch.

7. MAYNE, J.G., WEKSEL, W., SHOLTZ, P.N.: Toward Automating the Medical History. Mayo Clin. Proceed. 43, 1-25 (1968).

8a. PIPBERGER, H.V.: Use of Digital Computers in Analyzing Electrocardiographic Data. Heart Bull. 13, 44-47 (1964).

b. PIPBERGER, H.V.: Diagnostic Classifications of Normal and Abnormal Electrocardiograms by Digital Computer. Proceed. on Automated-Data Processing in Hospitals. Elsinore 1966, S. 375-385.

9. PORTHEINE: Diskussionsbemerkung 9. Klausur-Tagung "Probleme der modernen Diagnostik". Titisee 1966. Meth. Inform. Med. 6, 32-39 (1967).

10. REICHERTZ, P.L.: Computer-Diagnostik von Extremitäten - Elektrokardiogrammen mittels formaler und parametrischer Vergleiche. Arch. Kreislaufforsch. 53, 161-173 (1967).

11. SCHMID, J.: Datenverarbeitung in der Privatpraxis. IBM-Nachr. 18, 265-274 (1968).

12. STEINBUCH, K.: Automat und Mensch, 3. Auflage. Berlin - Heidelberg - New York: Springer 1965.

13. VALLBONA, C.: Laboratory Data in an Integrated Information Process. In: GRIESSER, G., WAGNER, G.: Automatisierung des klinischen Laboratoriums, S. 289-299. Stuttgart: Schattauer 1969.

Basisdokumentation klinischer Befunde (der sog. "Allgemeine Krankenblattkopf")

H. -J. HEITE

Nach dem Kennenlernen des Bauprinzips und der Funktion elektronischer datenverarbeitender Anlagen soll jetzt die Problematik der praktischen medizinischen Anwendung besprochen werden. Dabei möchte ich an Ausführungen von Herrn PROPPE anknüpfen, der zwischen einer "Datenverarbeitung" und einer "Textverarbeitung" unterschied. Man stellt also bewußt zwei unterschiedliche Arten der Informations-Speicherung und -Bearbeitung gegenüber, die klartextlich niedergelegte Information und die Information in Gestalt von sogenannten "medizinischen Daten".

Der naive Betrachter wird bei dem Wort "medizinische Daten" zunächst stutzen, da dem Arzt dieser Begriff vom Studium und der täglichen praktischen Arbeit am Krankenbett nicht ohne weiteres geläufig ist; wir kannten bisher anamnestische Angaben, Befunde, Laboratoriumsergebnisse usw., wie sie in Krankengeschichten usw. niedergelegt werden, so daß der zunächst ungewohnte Terminus "medizinische Daten" einer Definition bedarf:

Wir verstehen darunter medizinische Informationen, die durch alphanumerische Zeichen (Ziffern oder Buchstaben) symbolisiert, d.h. "kodifiziert" oder "verschlüsselt" sind. Die Information wird also in Form von "Code-Zeichen" dokumentiert, die ohne eine klartextliche Erklärung und Gebrauchsanweisung (eine "Verschlüsselungsanweisung") nicht verständlich sind.

Als erstes ergibt sich somit die Problematik, wie man eine medizinische Situation, einen medizinischen Tatbestand, Sachverhalt, Befund in sogenannte Daten "umsetzen", "ummünzen" könne. Dieses wurde hier bereits als besonderes Problem, geradezu als "Forderung des Computers an die Medizin" bezeichnet.

Die Darlegung gelingt wohl am leichtesten, wenn man sich vor Augen führt, daß bei jeder Dokumentation medizinischer Sachverhalte im Hintergrund das Ziel des Zählens und der Angabe von Häufigkeit steht. Voraussetzung für das Zählen ist jedoch das Festlegen einer Zähleinheit. Diese Zähleinheit wiederum faßt man als "Merkmalsträger" auf. Die Eigenschaften und Eigenarten des "Merkmalsträgers" gilt es anhand seiner Merkmale zu erkennen und festzulegen. Die Dokumentation eines medizinischen Sachverhaltes ist dann erreicht, wenn es gelingt, die Eigenschaften eines geeignet festgelegten Merkmalsträgers dadurch zu beschreiben, daß man eine ausreichend große Anzahl typischer und trennscharfer Merkmale kodifiziert.

Früher hat man die Merkmale in quantitative und qualitative unterschieden. Anhand der Tabelle 1 soll dieser Gesichtspunkt noch etwas vertieft werden, indem wir die quantitativen Merkmale in zählbare und meßbare, die qualitativen in solche unterteilen, die rangmäßig anordenbar sind bzw. solche, die nur wertfrei klassifiziert werden können.

Tabelle 1. Analyse der Merkmale

<table>
<tr><th colspan="2">Art der Aufgliederung</th><th>logische Verknüpfung</th></tr>
<tr><td rowspan="2">quantitativ</td><td>zählbar</td><td rowspan="3">alternativ</td></tr>
<tr><td>meßbar</td></tr>
<tr><td rowspan="2">qualitativ</td><td>rangmäßig anordenbar</td></tr>
<tr><td>wertungsfrei klassifizierbar</td><td>alternativ oder koordinativ</td></tr>
</table>

Die zahlenmäßigen Merkmale fassen nur <u>eine</u> Eigenschaft ins Auge. Hierbei wird z. B. ein Patient als Zähleinheit nur unter <u>einem</u> logischen Gesichtspunkt erfaßt, etwa der Körperlänge, der Höhe des Nüchternblutzuckers o. ä. Zahlenmäßige Merkmale sind daher, wie man zu sagen pflegt, "eindimensional" oder "einachsig".

Die qualitativen Merkmale, insbesondere, wenn sie nicht rangmäßig anordenbar sondern "nur" wertfrei klassifizierbar sind, bestehen häufig aus sogenannten "multidimensionalen Urteilen"

Am Beispiel der üblichen klartextlichen klinischen Beschreibung eines zu tastenden Tumors sei dies erläutert. Dabei werden sehr verschiedene logische Gesichtspunkte zur Festlegung seiner Eigenart benutzt: die Lokalisation, die Größe, die Konsistenz, die tastbare Tumoroberfläche, die Beziehung zu den Nachbarorganen (verschieblich gegenüber der Unterlage oder Verbackensein mit der Haut o. ä.). Die "klinische Beschreibung" umfaßt also einen ganzen Fächer recht verschiedener logischer Gesichtspunkte, sie besteht also aus einer vieldimensionalen Merkmalsaufgliederung. Häufig sind wertungsfreie Klassifizierungen nicht Befunddokumentation, sondern "Urteilsdokumentation".

Die geeignete Zuordnung von Codeziffern zu den verschiedenen Merkmalen ist <u>das</u> Problem der Verschlüsselungstechnik schlechthin. In den letzten beiden Jahrzehnten sind eine Reihe von "Verschlüsselungsregeln" entwickelt worden, von denen die wichtigsten kurz skizziert seien. Die Code-Zeichen-Zuordnung hängt einmal von der Art des Merkmals ab, wie in Tabelle 2 dargelegt wird. <u>Zählbare Merkmale</u> führen zu einer ganzen positiven Zahl (einer sog. "Festkommazahl", wobei das Komma nach der letzten Stelle zu denken wäre). Hierbei wird am besten die Originalzahl dokumentiert. <u>Meßbare Merkmale</u> führen zu einer Abrundungszahl; alle Meßwerte sind als Quotienten zwischen der gemessenen Größe und einer gewählten Standardgröße grundsätzlich gebrochene Zahlen, bei denen zu überlegen ist, bis zu welcher Genauigkeit die Zahlenangabe sinnvoll ist, und bei welcher Stelle man abrundet. Die Größenordnung der Abrundungszahl (d.h. die Kommastellung) hängt entscheidend von der benutzten Meßeinheit ab; man hat daher diese Größen auch als "Gleitkommazahl" bezeichnet. Ihre Dokumentation erfolgt ebenfalls am besten unverändert als Abrundungszahl.

Tabelle 2. Zuordnung von Code-Zeichen zu den verschiedenen Arten von Merkmalen

Codierung und Merkmal		
Eigenschaft des Merkmals	Information liegt vor als	Art des Code-Zeichens
zählbar	Festkomma-Zahl (diskret springend)	Original-Zahl
meßbar	Gleitkomma-Zahl (kontinuierlich variierend)	Abrundungs-Zahl (mit Definition des Maßstabes)
rangmäßig anordenbar	Nummer der Rangklasse	Ziffern oder Buchstaben in größenmäßiger Reihung
wertungsfrei klassifizierbar	beliebiges Klassenkennzeichen	rein formale, willkürliche Zuordnung

Bei rangmäßig anordenbaren Merkmalen haben wir diskontinuierlich springende Code-Ziffern, deren wirkliche Größe - abgesehen von der Rangordnung - beliebig festgelegt werden kann.

Bei wertungsfrei klassifizierbaren Merkmalen haben wir eine rein formalistische Zuordnung von Code-Ziffern, wie etwa ein Fernsprechteilnehmer eine Telefonnummer oder ein Auto eine Zulassungs-Nummer erhalten. Bei dieser Merkmalsart ist zusätzlich die logische Verknüpfung der Klassen (Aufgliederungen) des Merkmals untereinander zu berücksichtigen.

Bei den meßbaren, zählbaren oder rangmäßig anordenbaren Merkmalen schließen sich die einzelnen Klassen zwangsläufig gegenseitig aus; hier liegt eine obligat alternative ("entweder - oder"-) Zuordnung vor. Man kann nicht gleichzeitig 1,90 m und 1,60 m groß sein. Wertungsfrei klassifizierbare Merkmale können alternativ aufgegliedert sein, müssen es aber nicht. Alternative Zuordnung liegt z.B. bei einer Aufgliederung nach dem Geschlecht vor. Wenn man aber beispielsweise den Gesichtspunkt durchgemachter Kinderkrankheiten ins Auge faßt, dann handelt es sich um koordinative (sowohl - als auch-) Zuordnung, da man natürlich sowohl Masern als auch Scharlach usw. gehabt haben kann. Dies muß bei der Zuordnung von Code-Zeichen ("Koordinativ-Schlüssel") berücksichtigt werden.

Es sei sogleich das Prinzip der Diagnoseverschlüsselung besprochen: Wenn man einer Diagnose (oder einem Krankheitszustand) etwa eine 5-stellige Code-Ziffer zuordnet, dann liegt eine "qualitative Aufgliederung" vor, die "wertungsfrei klassifiziert" ist und die eine "koordinative Zuordnung" beinhaltet, denn man kann natürlich an mehreren Krankheiten leiden.

Beim Schlüsselbau ist ferner zu prüfen, ob und in welchem Ausmaß "nicht positive Aussagen" kodifiziert werden müssen (s. Tabelle 3). Darunter möchte ich Aussagen wie "negativer Befund", "Untersuchung nicht durchgeführt", "fehlende Angabe" usw. zusammenfassen. Nicht jede dieser Aussagen ist für jeden medizinischen Sachverhalt sinnvoll, so daß deren Kodifizierung einer gesonderten sorgfältigen Überlegung bedarf.

Zur Erleichterung der Verschlüsselungsarbeit kann man sich normierter Formulare bedienen, die vor allem den Vorteil haben, daß sie dazu zwingen, alle einzelnen Gesichtspunkte der Reihe nach beim Schlüsselbau für die einzelnen Sachverhalte wirklich zu durchdenken (s. Tabelle 4).

Tabelle 3. Logische Gliederung nicht-positiver Aussagen über eine Untersuchung

A) negatives Ergebnis, Frage verneint, o. B.	∅
B) fehlende Angabe	f. A.
a) nicht gefragt bzw. nicht untersucht	n. u.
b) unbekannt, ob gefragt bzw. untersucht	f. I.
C) nicht betroffen: Frage bzw. Untersuchung entfällt	n. b.

Tabelle 4. Standardisiertes Formular zur Verschlüsselung medizinischer Sachverhalte

Erstellung von Lochkartenschlüssel und formalem Kontrollprogramm
(Arbeitsschema nach Prof. H.-J. Heite, Freiburg)

1) Zu dokumentierender Sachverhalt:		
2) Erfaßt mittels welchen Merkmals:		
3) Art der Merkmalsaufgliederung:		
(z) zahlenmäßig: kleinste Zahl; größte Zahl; Genauigkeit	(r) rangmäßig: Abstufung; Klassenzahl	(k) rangfrei: alternativ, koordinativ, Kombination, hierarchisch; Abstufung; Klassenzahl
Prüfen, ob spez. Codes nötig für:	negatives Ergebnis = nE	
	nicht untersucht / erfragt = nu } = fA	
	?, ob untersucht / erfragt = fI } = fA	
	entfällt/nicht betroffen = nb	
Format des Lochfeldes (Zahl benötigter Spalten):		
4) zugeteilte Spaltennummern:		
für jede einzelne Spalte	zugelassene Codezeichen:	
	falsche Codezeichen:	
	unwahrscheinl. Codezeichen:	
5) unmögliche Kombination (sog. "Inkompatibilität") mit:		
unwahrscheinliche Kombination ("Inplausibilität") mit:		

Nach Erfüllung der ersten Voraussetzung für die Dokumentation - Umsetzen medizinischer Information in Daten - soll die zweite Voraussetzung besprochen werden, die Festlegung des Dokumentationszieles.

Man wird zunächst fragen, welche Informations-Auswahl man treffen soll. Welche Sachverhalte sollen aus der großen Fülle der anfallenden Informationen ausgewählt, verschlüsselt und zur maschinellen Dokumentation vorbereitet werden? Diese Auswahl wird durch das Dokumentationsziel festgelegt.

Hierbei unterscheiden wir:

1. Eine indikative Suchdokumentation ("Gewußt, wo"): Hierbei wird lediglich die Frage beantwortet: In welcher Krankengeschichte oder Karteikarte, in welchem Befundbericht usw. findet sich der gesuchte Befund, die gewünschte Untersuchung, Diagnose usw.? Eine Auswertung ist nur durch Einsichtnahme in Krankenblatt, Karteikarte, Befundzettel usw. möglich.

2. Informative Auswertungsdokumentation ("Gewußt, was"): Hierbei sollen alle interessierenden Informationen selbst in Daten umgesetzt und diese zur Bearbeitung bereitgehalten werden. Eine erneute Einsichtnahme in Krankenblatt, Befundzettel usw. soll vermieden werden.

Wenn man als Dokumentationsziel im Auge hat, eine einheitliche "Such"-Dokumentation für die verschiedensten Fachbereiche und Abteilungen eines Klinikums durchzuführen, so ist dies ein Anfang, eine Basis für eine umfassendere Dokumentation medizinischer Daten.

Prüft man nun, was an den Krankenblättern der verschiedenen medizinischen Fächer - Geburtshilfe, Orthopädie, Dermatologie, Innere Medizin usw. - einheitlich und übereinstimmend enthalten ist, so wird man enttäuscht feststellen, daß dies eigentlich nur die Personaldaten im Krankenblattkopf sind. So hat sich denn in den letzten Jahren der Begriff "Basis-Dokumentation" für eine Dokumentation folgender Daten eingebürgert:

Personaldaten
Aufnahme- und Entlassungsdaten
Diagnosenkatalog
Gefährdungskataster

Vor etwa neun Jahren wurde ein damals sehr verdienstvoller, nunmehr historischer Vorschlag gemacht, wie man einen sogenannten "allgemeinen Krankenblattkopf für eine einheitliche Dokumentation stationärer Patienten aller klinischen Fächer" dokumentationsgerecht und ablochbereit planen und vorbereiten kann. Heute kann man die damalige Konzeption nicht mehr uneingeschränkt empfehlen, da sie auf der Vorstellung basierte, daß eine Auswertung anhand einer einfachen Sortiermaschine erfolgen würde. So ist die ausschließliche Benutzung von Code-Ziffern , ferner die Forderung, unter allen Umständen mit einer Lochkarte auszukommen und die Benutzung der sogenannten Überlöcher "11" und "12" zu erklären. Die Überlöcher werden aber für Steuerbefehle und zur Kennzeichnung von Buchstaben benutzt, sie sind daher als Code-Zeichen für sehr viele Maschinen ungeeignet.

Heute hat man je nachdem, welche Maschinen zur Bearbeitung zur Verfügung stehen (konventioneller Lochkarten-Maschinensatz mit Doppler, Mischer und Tabelliermaschine; Computer mit Schnelldrucker) viele Möglichkeiten, die Basis-Dokumentation zu gestalten. Man kann am Prinzip des "Allgemeinen Krankenblattkopfes" - nur eine Lochkarte; ausschließliche Benutzung von Code-Ziffern - festhalten und die erste Seite eines Krankenblattes in der Weise ablochbereit vorbereiten, wie dies etwa in den Klinikzentren Mainz, Heidelberg, Kiel u.a. vor einiger Zeit eingeführt wurde. Dabei befinden sich auf der rechten Seite des Krankenblattes (s. Tabelle 5) eine Reihe von quadratischen Kästchen mit einer Index-Ziffer (= Nummer der vorgesehenen Lochkartenspalte). In diese Kästchen werden die jeweils zutreffenden Code-Ziffern eingetragen. Man kann den rechten Rand als Abreißlasche (ggf. mit Durchschreibemöglichkeit) gestalten, so daß das Krankenblatt in der Ursprungsklinik verbleibt und - aus Gründen der ärztlichen Schweigepflicht - nur die abgerissene Lasche mit den ausgefüllten Code-Ziffer-Kästchen zum Ablochen an die Locherin weitergegeben wird.

Neben einer Code-Ziffer für das Dokumentationsvorhaben (Kartenart) und für die Klinik wird man in den ersten Lochkartenspalten die Krankenblattnummer (Kenn-Nr.) und den Jahrgang dokumentieren (s. Tabelle 5). Weiter findet sich die sogenannte Identifikations-Nummer ("I-Nr."), die sich aus dem Geburtstag, aus einer Code-Ziffer für das Geschlecht, einer zweiziffrigen Code-Ziffer für den Namen und die Mehrlingseigenschaft zusammensetzt.

Die I-Nummer soll den Patienten nach Möglichkeit eindeutig kennzeichnen. Dahinter steckt der Wunsch, die I-Ziffer auch dann eruieren zu können, wenn man in der Tasche eines bewußtlosen Patienten Personalausweis, Führerschein oder ähnliche Papiere

Tabelle 5. Rechter Rand eines dokumentationsgerechten und ablochbereiten Krankenblattkopfes für die Basis-Dokumentation

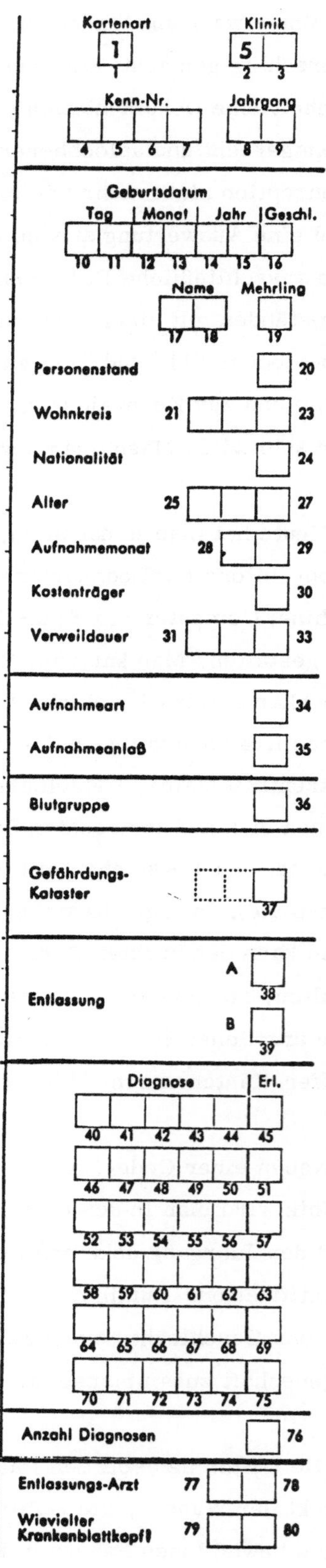
Kartenart 1 — 1
Klinik 5 — 2 3
Kenn-Nr. — 4 5 6 7
Jahrgang — 8 9
Geburtsdatum
Tag | Monat | Jahr | Geschl. — 10 11 12 13 14 15 16
Name — 17 18
Mehrling — 19
Personenstand 20
Wohnkreis 21 23
Nationalität 24
Alter 25 27
Aufnahmemonat 28 29
Kostenträger 30
Verweildauer 31 33
Aufnahmeart 34
Aufnahmeanlaß 35
Blutgruppe 36
Gefährdungs-Kataster 37
Entlassung A 38 B 39
Diagnose | Erl.
40 41 42 43 44 45
46 47 48 49 50 51
52 53 54 55 56 57
58 59 60 61 62 63
64 65 66 67 68 69
70 71 72 73 74 75
Anzahl Diagnosen 76
Entlassungs-Arzt 77 78
Wievielter Krankenblattkopf? 79 80

findet. Anhand der I-Nummer soll später die Möglichkeit gegeben sein, bei einer EDV-Anlage fernschriftlich anzufragen, ob der betreffende Patient bereits bekannt ist, ob bestimmte Gefährdungen wie Diabetes, Blutungsübel, Anfallsleiden, Allergien usw. vorliegen.

Weiter enthält die Basis-Dokumentation neben kodifizierten Personal- und Verwaltungsangaben einen Diagnosenkatalog. Unter den Diagnosenschlüssel-Systemen sind folgende zu nennen:

1. Dezimal-Klassifikation
   bearbeitet vom Deutschen Normenausschuß (dritte internationale Ausgabe der Dezimal-Klassifikation), Abteilung 6, Angewandte Wissenschaften Medizin. Beuth-Vertrieb GmbH, Berlin 15, Köln (1951).

2. Standard nomenclature of diseases and operations
   Fifth Edition (1961), McGraw-Hill Book Company, Inc. New York - Toronto - London.

3. Klinischer Diagnosenschlüssel ("KDS")
   (zugleich erweiterte deutsche Fassung der 8. Revision der internationalen Klassifikation der Krankheiten, Verletzungen und Todesursachen) von Dr. med. Herbert IMMICH, F.K. Schattauer-Verlag, Stuttgart (1966).

4. <u>Handbuch der internationalen Klassifikation der Krankheiten, Verletzungen und Todesursachen (ICD)</u>
   1968, 8. Revision, Band I "Systematisches Verzeichnis", Stuttgart und Mainz 1968; Band II "Alphabetisches Verzeichnis" (in Vorbereitung).

Die beiden unter Position 1 und 2 genannten Schlüsselsysteme sind für den klinischen Bedarf weniger geeignet. Die "ICD" und der "KDS" eignen sich für klinische Zwecke besser; sie haben ferner den Vorteil, daß beide Schlüsselziffern in dem gleichen Diagnosen-Verzeichnis enthalten sind; damit ist die Voraussetzung gegeben, eine maschinelle Umcodierung von dem einen Schlüsselsystem in das andere Schlüsselsystem vorzunehmen. In Baden-Württemberg hat man sich geeinigt, den Klinischen Diagnosenschlüssel zu benutzen.

Bei der praktischen Benutzung muß man jedoch davon ausgehen, daß das Schlüsselverzeichnis als Ganzes eine formalistische, d.h. nicht nach logischen Gesichtspunkten koordinierte Sammlung aller nur denkbaren und überhaupt vorkommenden diagnostischen Begriffe darstellt. Darin sind also auch diagnostische Begriffe inkompatibler medizinischer Schulen und Nomenklaturen enthalten. Das hat zwangsläufig zur Folge - und der Herausgeber eines solchen Schlüsselsystems kann gar nicht anders vorgehen -, daß überflüssige und einander sich ausschließende diagnostische Begriffe im gleichen Schlüsselsystem enthalten sind. Bei der praktischen Benutzung hat das zur Folge, daß jede Klinik für ihre eigene diagnostische Schau, für die ihr eigene Art, junge Ärzte an den Kranken heranzuführen und das Krankheitsgeschehen zu analysieren, ein klinikeigenes Verzeichnis benutzter diagnostischer Begriffe aus dem globalen Verzeichnis "extrahieren" muß. Der Klinische Diagnosenschlüssel ist, wie IMMICH im Vorwort betont, so gebaut, daß niemand verpflichtet ist und auch gar nicht in der Lage wäre, alle darin vorkommenden Diagnosen zu benutzen. Man muß vielmehr die nicht zu nutzenden Diagnosen streichen und gegebenenfalls nicht enthaltene diagnostische Zusatzbegriffe einführen und so einen klinikeigenen Diagnosenschlüssel erstellen. Hierbei wird von der großen Zahl absichtlich frei gelassener Code-Ziffern Gebrauch gemacht. Der Vorgang des Nachtragens einer bisher im Verzeichnis nicht enthaltenen Diagnose und Code-Ziffer ist vergleichbar dem Anschluß eines neuen Fernsprechteilnehmers, der eine bisher nicht benutzte Anschlußnummer erhält und im Telefonbuch nachgetragen wird.

Erst durch das "maßgerechte Zuschneidern" des Diagnosenschlüssels für eine spezielle medizinische Schule, für eine bestimmte Klinik, wird der Diagnosenschlüssel für die klinische Praxis brauchbar.

Neben der (fünfstelligen) Code-Ziffer für die Diagnose benutzen viele Kliniken noch einen Diagnosen-Ergänzungsschlüssel, der allerdings recht unterschiedlich gestaltet ist. Ein-, zwei- und dreistellige Ergänzungsschlüssel sind bisher, soweit ich sehe, eingeführt worden. Die Art einer solchen Diagnosen-Ergänzung sei am Freiburger Ergänzungsschlüssel (s. Tabelle 6) erläutert. Wir benutzen 3 Spalten, jeweils für die "Sicherheit der Diagnose", "das Stadium der Erkrankung" sowie die Gründe für eine durchgeführte oder nicht durchgeführte Behandlung. Die Notwendigkeit, zusätzliche Angaben über die Sicherheit der Diagnose und das Stadium der Erkrankung bei jeder einzelnen verschlüsselten Krankheit zu machen, bedarf keiner Begründung. Diagnostisch gesicherte und Zweifelsfälle müssen sachlich getrennt werden. Manche diagnostischen Zweifelsfälle können unter dem Gesichtspunkt des späteren leichten Wiederfindens in eine Diagnose eingeordnet werden, die sachlich nicht befriedigt. Daneben gibt es Krankheitsfälle, bei denen man keine Gelegenheit oder keine Möglichkeit hatte, die Diagnose zu klären, obwohl dies an sich möglich gewesen wäre (z. B. wenn der Patient vorzeitig verlegt wurde oder verstarb).

Weiterhin wird bei der Basisdokumentation ein sogenanntes "Gefährdungskataster" verschlüsselt. Hiermit sind besondere Gefährdungen, sei es durch eine länger dauernde Therapie, gemeint, z. B. ein Diabetes, ein Anfallsleiden, eine Antikoagulantien-Therapie, eine Allergie, eine länger dauernde Steroidtherapie. Wie oben bereits erwähnt, soll dieses "Gefährdungskataster" im Zusammenhang mit der "I-Nummer" später dazu dienen, durch maschinelle Anfrage bei einer Datenbank auch bei einem bewußtlosen Patienten schnellstens über besondere Gefährdungen orientiert werden zu können. Zum Tragen kommt diese für die Zukunft geplante Möglichkeit naturgemäß erst dann, wenn in einem Klinikszentrum - gegebenenfalls auch darüber hinaus für bestimmte größere Regionen - mehrere Jahre lang eine einheitliche Basisdokumentation durchgeführt worden ist und eine Datenbank aufgebaut ist; dann erst werden die dokumentierten Gefährdungsdaten abrufbereit zur Verfügung stehen können.

Man kann aber bei der Basisdokumentation die Grundprinzipien des "Allgemeinen Krankenblattkopfes" - nur <u>eine</u> Lochkarte, nur numerische Code-Zeichen - über Bord werfen und völlig anders vorgehen. Zweckmäßig ist es, sich organisatorisch an Verwaltungsakte - wie sie die Aufnahme und Entlassung eines Patienten auch darstellen - anzulehnen. Als mögliches Beispiel möchte ich die Basisdokumentation Freiburg erläutern: Von jedem stationären Patienten wird im Aufnahmebüro der Klinik bekanntlich ein Krankenblattkopf mit der Schreibmaschine ausgefüllt; es wird nun ein Durchschlag mehr erstellt, der in das zentrale Institut für medizinische Statistik und Dokumentation

Tabelle 6. Dreispaltiger Diagnosen-Ergänzungsschlüssel

Spalte I: Sicherheit der Diagnose

1) = Diagnostischer Zweifelsfall (Einordnung nur zum Wiederfinden, nicht zum Zählen!)
2) = vorläufige oder Verdachtsdiagnose (keine Gelegenheit zur endgültigen diagnostischen Abklärung)
3) = Diagnose gilt epikritisch als klinisch sicher (darf in Krankheitsstatistik mitgezählt werden)
4) = nicht bestätigter Krankheits-Verdacht; Umgebungsuntersuchung

Spalte II: Stadium der Erkrankung

1) = erstmalig erfaßte und/oder diagnostizierte Erkrankung
2) = neuer Schub einer bekannten remittierend verlaufenden Krankheit
3) = Rezidiv einer bereits bekannten früheren Erkrankung — wesentlicher Einweisungsgrund
4) = erneute stationäre Aufnahme einer bereits bekannten Krankheit (ohne Vorliegen eines neuen Schubes oder Rezidives)

5) = während stationärer Behandlung (interkurrent) hinzugetretene Krankheit (Komplikation)
6) = Zustand (Defektheilung) nach überstandener früherer Krankheit/Operation
7) = bereits bekannte Nebenkrankheit mit notwendiger Behandlung oder Weiterbehandlung
8) = anläßlich stationärer Durchuntersuchung neu entdeckte (bisher nicht bekannte) behandlungsbedürftige Nebenkrankheit
9) = Nebenbefund ohne dringende Behandlungsnotwendigkeit

Spalte III: Therapie

0) = maßgebliche Todesursache

behandelt weil:

1) = zu diesem Zweck stationär aufgenommen
2) = a.a.O. angelaufene Behandlung fortgesetzt wurde
3) = interkurrent aufgetretene Krankheit behandelt werden mußte
4) = als Nebenbefund anläßlich stationären Klinikaufenthaltes sogleich mitbehandelt

nicht behandelt weil:

5) = Behandlung a.a.O. vorgesehen/verschoben
6) = nur zur Diagnostik eingewiesen
7) = Gutachten
8) = nicht behandlungsbedürftiger Nebenbefund/Behandlung abgeschlossen
9) = Behandlung verweigert wurde

weitergeleitet wird. Aus diesen Aufnahmedaten wird von jedem Patienten eine 1. Lochkarte (Aufnahme-Lochkarte) erstellt, ohne daß die einzelne Klinik davon überhaupt etwas merkt. Dabei werden Nachnamen und Vornamen textlich abgelocht. Bei der Entlassung wird dann ein Formular "Entlassungsmeldung zur Dokumentation" ausgefüllt (s. Tabelle 7), das der Erstellung zweier weiterer Lochkarten des gleichen Patienten dient. Hierbei sind die ersten 14 Spalten identisch mit der ersten (Aufnahme-) Lochkarte: Kliniksnummer, Krankenblattnummer, Jahrgang und, um eine Kontrollmöglichkeit zu haben, zusätzlich der Geburtstag. Die nächste Spalte kennzeichnet die Karten-Nummer, die angibt, ob die zweite oder dritte Lochkarte dieses Patienten vorliegt. Es folgen Angaben über die Gründe einer eventuell vorzeitigen oder verspäteten Entlassung (damit eine Aussage über die Verweildauer informativer wird) und schließlich das Entlassungsdatum. Die 2. Lochkarte endet mit dem Diagnosenkatalog; vorgesehen sind sieben einzelne Diagnosen, jeweils fünfspaltig mit dreistelligem Diagnosen-Ergänzungsschlüssel, der oben schon dargelegt wurde.

Auf der 3. Lochkarte sind das besprochene "Gefährdungskataster" (Spalten 16 - 22) und die Durchführung bestimmter (für die Hautklinik besonders interessierende) Laboruntersuchungen (Spalten 23 - 28) dokumentiert.

Diese arbeitstechnisch sehr einfache Basisdokumentation, bei der nur eine Entlassungsmeldung zur Dokumentation ausgefüllt wird, ist nicht mit wesentlicher Mehrarbeit der Schreibkräfte belastet. In der Hautklinik Freiburg ist auf der Rückseite der Fieberkurve ein Vordruck für den Diagnosenkatalog mit den fünfstelligen Diagnose-Codeziffern und dem dreistelligen Ergänzungsschlüssel abgedruckt. Bereits während der stationären Behandlung wird der Diagnosenkatalog aufgestellt, die Schlüsselziffern festgelegt und im "Unreinen" in die Fieberkurve eingetragen. Die Reinschrift des Formulars (Tabelle 7) besorgt die Sekretärin, die hiermit jeden Tag durchschnittlich 30 Minuten zu tun hat. Es ist den Ärzten verboten, die Schlüsselziffern einzutragen, denn ich kann wohl eine Sekretärin, nicht aber einen Arzt zur Schönschrift zwingen.

Zum Schluß wäre noch darüber zu sprechen, welche innerbetrieblichen Voraussetzungen erfüllt sein müssen, damit in einer Klinik die Basisdokumentation erfolgreich eingeführt werden kann.

Erste Voraussetzung ist das aktive Interesse des Klinikchefs. Wenn der jüngste Assistent mit der Dokumentation beauftragt wird und nicht den Rückhalt der Oberärzte <u>und</u> des Chefs hat, ist die Einführung der Basisdokumentation zum Scheitern verurteilt.

Tabelle 7. Vordruck und Lochbeleg: "Entlassungsmeldung für Dokumentation"

Entlassungsmeldung für Dokumentation

Univ.-Hautklinik, 78 Freiburg i. Br.
Hauptstraße 7
Telefon 50180, Apparat 543 (Krankenblattarchiv)

Vorname .... jetziger Nachname

Nachname bei der Geburt

Kenn-Nummer

Klinik-Nr.	Laufende Nr.	Prüfziffer
3 9		
1 2	3 4 5 6 7	8

Geburtstag

Tag	Monat	Jahr	Karten-Nr.
			2
9 10	11 12	13 14	15

(bis hierhin duplizieren)

Art der Entlassung:
(Zutreffendes unterstreichen)

1) = ordnungsgemäß, zeitgerecht
2) = vorzeitig disziplinar / ohne Wissen des Arztes
3) = vorzeitig aus Klinik-Gründen (Betten-, Personal-Mangel u. ä.)
4) = vorzeitig gegen ärztlichen Rat
5) = vorzeitig aus häuslichem Grund
6) = verspätet aus häuslichem Grund
7) = verlegt
8) = gestorben

Entlassung

Art	Datum Tag	Datum Monat	Datum Jahr	Zahl der Diagnosen
16	17 18	19 20	21 22	23

Diagnosen (Klartext)

KDS-Code-Ziffer	Ergänzungsschlüssel
24 25 26 27 28	29 30 31
32 33 34 35 36	37 38 39
40 41 42 43 44	45 46 47
48 49 50 51 52	53 54 55
56 57 58 59 60	61 62 63
64 65 66 67 68	69 70 71
72 73 74 75 76	77 78 79

(Sp. 1–14 duplizieren) Karten-Nr. 3 (15)

Gefährdungs-Kataster	1) = ja	9) = nicht bekannt	Durchgeführte Untersuchungen	1) = ja	9) = nein	Gefährdung	Untersuchung
Allergie			Pilzkultur			16	23
Diabetes			Antibiogramm			17	24
Blutungsübel			Epikutantestung			18	25
Anfallsleiden			Foto			19	26
Antikoagulantien-Behandlung			Spermiogramm			20	27
Kordikoid-Dauer-Therapie			Histologie			21	28
Sonstige			Sonstige Testung			22	29

Dok. Ass. .... Arzt
(Handzeichen)

Formbl. 9/190

Die Neueinführung bedeutet eine gewisse Umstellung - Mehrarbeit der Assistenten durch die sonst meist unterbleibende Kontrolle der Krankenblätter, Einsatz von Sekretärinnen bei anfangs vermehrter Schreibarbeit -, so daß nur ein Arzt mit einer starken Position und Durchschlagkraft in der Klinik in der Lage sein wird, die Einführung und laufende Durchführung der Basisdokumentation durchzusetzen.

Gleichgültig, wie man in einer Klinik die Basisdokumentation organisiert, in irgendeiner Weise werden tägliche (oder wöchentlich mehrmalige) "Krankenblattabgaben", "Verschlüsselungsbesprechungen", "epikritische Abschlußdiskussionen" für jeden Krankheitsfall notwendig sein. Wir halten über jeden Patienten eine kurze epikritische Diskussion ab mit dem Ziel, einen Krankheitszustandskatalog aufzustellen und den einzelnen Krankheiten bzw. Krankheitszuständen die passenden Schlüsselziffern zuzuordnen. Bei diesen epikritischen Besprechungen prägt derjenige, der die Verschlüsselung leitet, den jüngeren Ärzten seine Schau, seinen Stil der Krankheitsbeschreibung und -Analyse auf. Wer solche epikritische Verschlüsselungsbesprechungen regelmäßig durchführt, bekommt in zunächst nicht erwartetem Ausmaß die Klinik "in den Griff". Es ist daher dringend empfehlenswert, daß entweder der Chef selbst oder der älteste, mit dem Chef gut zusammenarbeitende Oberarzt die Verschlüsselungsbesprechungen durchführt und damit die gesamte Einführung der Basisdokumentation in der Hand behält.

Nach eingeführter Basisdokumentation erfolgt unmerklich, gewissermaßen schleichend eine Strukturänderung der Klinik. Dies beruht darauf, daß nun regelmäßig und maßgeblich eine gewisse Kontrolle der Krankenblätter durchgeführt wird. Die bisherigen, wohl nur als gelegentliche Stichproben zu bezeichnenden Krankenblattkontrollen durch die Oberärzte waren, was die geistige Klinikstruktur betrifft, nur wenig effektiv. Der Zwang, jedes Krankenblatt ohne jede Ausnahme epikritisch durchzusprechen, einen Krankheitskatalog aufzustellen und sich durch Zuordnung von Schlüsselziffern festzulegen, führt zu einer wesentlichen Verbesserung der Krankenblätter. Die Verschlüsselungsbesprechungen dürfen nicht in "feindseliger" Atmosphäre zu einer inquisitorischen "Kontrolle" der Assistenten pervertiert werden. Die Erfahrung zeigt, daß namentlich die jüngeren Ärzte die Verschlüsselungsbesprechungen gerne wahrnehmen, weil sie bei den immer wieder auftauchenden Problemen der nosologischen Systematik und auch bei Nomenklaturfragen das Wissen in dem betreffenden medizinischen Fach in leichter und angenehmer Weise mehren können. Derjenige, der die Verschlüsselungsbesprechungen durchführt, soll nicht als inquisitorischer Kontrolleur, sondern als Vermittler gediegenen Fachwissens wirksam werden.

Klinische Befunderhebung

C. TH. EHLERS

Eine gut geführte und durchdacht aufgebaute Basisdokumentation, wie sie von HEITE beschrieben wurde, erbringt für den klinischen Betrieb und auch für die wissenschaftliche Arbeit in einer Klinik eine Reihe von Vorteilen und Erleichterungen. Aber auf Grund der Tatsache, daß nur eine Auswahl von Daten erfaßt wird, bedarf die Basisdokumentation der Ergänzung und Erweiterung durch eine weitergehende Befunderfassung. Hierbei muß angestrebt werden, daß die Erfassung der jeweiligen Sachverhalte mit einem Minimum an Fehlern und einem Maximum an Ökonomie erfolgt.

Unter Erfassung ist zunächst ganz allgemein das Festhalten von Informationen für eine weitergehende, maschinelle Bearbeitung zu verstehen. Eine derartige Bearbeitung ist heute aus mehreren Gründen dringend erforderlich. Hierbei ist auf die immer größer werdende Informationslawine hinzuweisen, die bereits im relativ abgegrenzten Bereich einer Klinik durch ständig zunehmende diagnostische und therapeutische Maßnahmen stark anschwillt. Die fortschreitende Spezialisierung bringt ebenfalls neue Informationsprobleme mit sich. Andererseits hat die Einführung neuer Untersuchungsmethoden, gleichgültig in welchem Bereich, nur in den seltensten Fällen die bisher üblichen Verfahren aus dem Betrieb verbannen können.

Die Notwendigkeit, sich mit den anfallenden Informationen aus Diagnostik und Therapie usw. wissenschaftlich, beispielsweise bei den therapeutischen Erfolgsbeurteilungen, auseinanderzusetzen, gehört mit zu den ärztlichen Aufgaben, denn nicht nur aus der theoretischen oder experimentellen Forschung erhält die Medizin ihre Impulse. Hieraus ergibt sich, daß die Bearbeitung der während der stationären Behandlung kontinuierlich anfallenden Daten isoliert für sich oder in verschiedenen Kombinationen gleichzeitig miteinander notwendig wird.

Diese wissenschaftliche Betrachtungsweise ist ebenso wie die Fixierung der erhobenen Befunde schon immer durchgeführt worden. Eine Forderung nach Erfassung von klinischen Befunden stellte somit keineswegs eine neue Erkenntnis dar, die etwa als Verdienst der modernen Datenverarbeitungsmethoden gewertet werden könnte. Wohl sind wir aber durch Anwendung dieser Methoden in der Lage, die erforderlichen ärztlichen Leistungen zu rationalisieren, in ihrer Sicherheit zu überprüfen, damit die Aussagekraft zu erhöhen und zudem die erhobenen und maschinell gespeicherten Befunde jederzeit für die verschiedenen Problemstellungen zur Verfügung zu haben.

Wie sieht die Arbeit in den Kliniken nun in praxi aus? In allen Stellen werden Informationen in überreichem Maße gewonnen, eine systematische Auswertung ist aber kaum und dann meist nur mit Hilfe von Strichlisten möglich. Der Aussagewert so gewonnener Arbeiten steht oft nicht in einem vergleichbaren Verhältnis zur angewandten Mühe. Hinzu kommt noch die Gefahr, daß das Ergebnis falsch sein kann, da unter anderem die als Unterlage dienenden Krankenblattjournale oft unvollständig sind. An eine Fehlerprüfung des erhobenen Materials ist bei dem bis heute üblichen Verfahren der Strichlisten oder Ähnlichem ohnehin nicht zu denken. Eine systematische Auswertung der Krankengeschichten ist damit bisher nur in sehr unvollkommener Weise möglich. Obwohl diese Krankenblätter praktisch kaum auswertbar sind, lückenhafte Angaben und Fehler enthalten sowie zusätzlich noch erhebliche Anforderungen an die Kunst des Schriftdeutens stellen, werden sie täglich treu und brav weiterhin unverändert in der seit etwa hundert Jahren üblichen Weise geschrieben. Die Anzahl betrug 1966 etwa 8,4 Millionen.

Nach Erhebung von Anamnese und Aufnahmebefund sowie der Stellung der vorläufigen Diagnose werden weitere Daten zur Sicherung der Verdachtsdiagnose benötigt. Diese erhalten wir aus den verschiedensten Funktionseinheiten der Klinik, den klinisch-chemischen oder elektrophysikalischen Laboratorien, Röntgen- und Isotopenabteilungen und vielen anderen mehr. Ebenso liefern uns endoskopische und operative Eingriffe für die Diagnose notwendige Angaben. Die zuletzt erwähnten operativen Eingriffe stellen andererseits bereits aber auch, und dies gilt in erster Linie, zugleich therapeutische Maßnahmen dar.

Auch außerhalb der einzelnen Kliniken werden für den Einzelfall wichtige, diagnostische Erkenntnisse gewonnen, wie z.B. durch Untersuchungen in den pathologisch-anatomischen und den hygienischen Instituten sowie durch konsiliarische Tätigkeit von Ärzten aus den verschiedenen Fachkliniken. Die so erhobenen Befunde sind für den

Untersuchungsgang am einzelnen Patienten wichtig, sie stellen gemeinsam mit den zuvor in der zur Untersuchung aufnehmenden Klinik festgestellten Sachverhalten das Informationsmaterial für die Diagnose A des Patienten X in der Klinik N dar. Diese Untersuchungen in den zur Diagnose mit herangezogenen Instituten und Kliniken sind für diese aber eigenes Material für wissenschaftliche Betrachtungen, wobei es sich allerdings um Ausschnitte aus dem klinischen Gesamtbild des Patienten X handelt. Die Verknüpfung der verschiedenen Untersucher in und außerhalb der Kliniken im Einzelfall und in der Gesamtheit der Fälle stellt ein sehr komplexes und kompliziertes Netzwerk dar, in dem ein Informationsaustausch abläuft.

Nach erfolgter Diagnosestellung beginnt im allgemeinen die Therapie. Hier fallen weitere Daten an, die besonders im sogenannten Verlauf ihren Niederschlag finden. Dabei ist festzustellen, daß die heute noch übliche Form der Verlaufsschreibung in den meisten Fällen eine "Falschinformation" darstellt, da die Verläufe sehr häufig nachträglich bei der Entlassung der Patienten oder noch später anhand der Fieberkurven geschrieben werden. Nur in den seltensten Fällen werden die Ereignisse unmittelbar festgehalten.

Ein Teil der während des Verlaufs anfallenden Daten wird auf die Fieberkurve geschrieben. Es handelt sich hierbei vor allem um die Fixierung von Laboratoriumsergebnissen. Die weiteren Untersuchungen, deren Ergebnisse nicht numerisch, sondern im Klartext wiedergegeben werden, finden wir nicht hier, sondern im Krankenblatt selbst. Somit gibt uns die Fieberkurve nur einen Teil des Verlaufs wieder.

Die maschinelle Erfassung und eine zusammenhängende Wiedergabe <u>aller</u> im Behandlungsverlauf anfallenden Daten wird sicher eine bessere, weil vollständigere und auf Fehler überprüfbare Darstellung des Krankheitsverlaufes ermöglichen, da alle Befunde, einschließlich der Klartextangaben (Röntgen, Pathologie, Operationsbericht etc.) gemeinsam wiedergegeben werden können. Hinzu kommt, daß wir durch die Speicherung der Befunde im Einzelfall einen Bericht vom momentanen Zustand (statische Betrachtungsweise) sowie auch über den bisherigen Gesamtablauf des Geschehens (dynamische Betrachtungsweise) erhalten können.

Eine besondere Art von Verlaufsdaten sind die während einer maschinellen Patientenüberwachung im Rahmen der sogenannten Intensivpflege anfallenden Meßwerte (Analogdaten). Hier handelt es sich um ausgesprochen große Datenmengen, wobei meist auch eine gleichzeitige Betrachtung mehrerer Meßgrößen über bestimmte Zeiträume erforderlich wird. Neben den Veränderungen der Einzelgröße innerhalb eines vorgegebenen Meßspielraumes, die beim Über- oder Unterschreiten vorgegebener Grenzen bestimmte ärztliche Handlungen einleiten, müssen bei diesen Meßwerten Trendveränderungen erkannt werden, um ebenfalls die notwendigen Maßnahmen schnell durchführen zu können. Es liegt auf der Hand, daß in solchen Fällen eine sinnvolle Ausnutzung der Meßwertbeobachtungen sowie eine spätere wissenschaftliche Auswertung nur noch mit Hilfe von elektronischen Datenverarbeitungsanlagen möglich ist. Neben der Erfassung und Speicherung der Daten ist eine Prüfung der Informationen auf formale und logische Fehler und eine Eliminierung der bei Meßwertbeobachtungen häufig auftretenden Störimpulse erforderlich. Die Erfassung derartiger Daten wird praktisch nur im On-line-Verfahren möglich sein, d.h. es erfolgt eine unmittelbare Eingabe der Meßwerte vom Orte der Entstehung in die Maschine.

Im Rahmen der klinischen Befunderfassung sind neben den On-line-Eingaben noch eine Reihe weiterer Verfahren zur Erfassung möglich. Erwähnen möchte ich hierbei den Erhebungsbogen, wie wir ihn auch bei der Basisdokumentation im Prinzip verwenden und dessen Daten durch maschinelles Lochen auf Karten übertragen werden. Die Eingabe dieser Karten in einen Rechner wird als Off-line-Verfahren bezeichnet. Weiterhin können Lochstreifen und zeichenlesende Maschinen zur Erfassung von Daten für die maschinelle Bearbeitung verwendet werden.

Eine dieser letztgenannten Maschinen ist der sogenannte Markierungsleser, der in der Lage ist, Strichmarkierungen auf einem sogenannten Markierungsbeleg optisch zu erkennen und entweder über einen angeschlossenen Locher die auf dem Beleg fixierten Informationen in eine Lochkarte (off line) oder direkt in einen Computer (on line) zu übertragen. Durch Unterscheidung des Hell-Dunkel-Effektes kann die Maschine erkennen, ob eine Markierung vorhanden ist oder nicht. Weiterhin hat man bei diesem Verfahren die Möglichkeit, bereits bei der Erstellung der Karten durch den Markierungsleser (off line) bestimmte maschinelle Prüfungen unmittelbar durchzuführen.

Eingehende Untersuchungen, über die bereits berichtet worden ist, haben die Verwendbarkeit des Verfahrens für den medizinischen Bereich bestätigt. Als sehr zweckmäßig hat sich hierbei die Tatsache erwiesen, daß die zu erfragenden oder zu untersuchenden Sachverhalte im Klartext gedruckt und jeweils einer Markierungsstelle zugeordnet werden können, so daß das Zutreffen oder Nichtzutreffen mit nur einem Bleistiftstrich festgehalten werden kann. Eine derartige Möglichkeit beinhaltet eine wesentlich größere Sicherheit als das Codieren der Befunde.

Nach meinen bisherigen Erfahrungen eignet sich das Markierungsleseverfahren nicht gut für das Festhalten rein numerischer Erhebungen, wobei ausschließlich Zahlenfolgen, Meßergebnisse, Codierungen und Ähnliches angestrichen werden müssen. Hierbei treten nach unseren Untersuchungen in einem größeren Maße sogenannte Zahlendreher auf, besonders wenn im Laufe des Tages das Personal zu ermüden beginnt. Es ist in solchen Fällen einfacher und fehlerärmer, wenn man die Zahlen in der bisherigen Form auf den üblichen Erhebungsbogen festhält. Das ausschließliche Anstreichen von Zahlen ist für den Benutzer ungewohnt sowie zeitraubend und dadurch eine Fehlerquelle.

Durch entsprechenden Aufbau der Belege ist eine große Flexibilität zu erreichen. Anhand von Modellentwürfen zur Erfassung von Anamnese und Befund sollen im Folgenden einige grundsätzliche Überlegungen aufgezeigt werden, die bei der Entwicklung von Belegen, gleichgültig für welchen klinischen Bereich sie gedacht sind, berücksichtigt werden sollten.

Als wesentlichster Gesichtspunkt moderner Datenerfassung und -verarbeitung in einer Klinik muß die Praktikabilität angesehen werden, d.h. es müssen Verfahren entwickelt werden, welche einerseits so viel wie möglich sichere Befunde erfassen und andererseits aber bei der Erfassung keinen unzumutbaren Zeit- und Arbeitsaufwand erfordern. Eine zusätzliche Belastung der Assistenzärzte auf den Stationen muß vermieden werden. Sie könnte das beste Verfahren möglicherweise zum Scheitern bringen.

Wenn man die Erfassung klinischer Daten zum Zwecke der späteren Auswertung beabsichtigt, so muß man neben der möglichen Fehlerhaftigkeit der Befunde und den Erfordernissen der Praktikabilität noch folgendes beachten:

1. Die Terminologie und der Untersuchungsgang sind je nach Klinik (Fachklinik, allgemeines Krankenhaus) und Ausbildungsstand unterschiedlich.

2. Die Interpretationen der erhobenen Befunde können von Untersucher zu Untersucher und von Schule zu Schule verschieden sein.

Daraus ergeben sich zwangsläufig die Forderungen, die zunächst an ein solches Verfahren zu stellen sind:

1. Einfachheit in der Handhabung,
2. Vermeidung zusätzlicher Hilfsmittel,

3. Übersichtlichkeit,
4. vorgeschriebener Untersuchungsgang,
5. klare Definition,
6. Überprüfbarkeit,
7. Flexibilität.

Bei der Aufstellung der Belege im einzelnen ist davon auszugehen, daß eine Schematisierung, die allen Anforderungen gerecht werden kann, nicht realisierbar ist. Das Erfassungsschema muß auf die Maße der langfristig wiederkehrenden Fälle gleicher Erkrankungsform abgestimmt sein.

Für die meisten medizinischen Sachverhalte müssen drei Aussagemöglichkeiten vorgesehen werden:

1. "Keine Aussage möglich", weil z.B. anamnestische Daten dem Patienten nicht erinnerlich oder bekannt sind, Sachverhalte vom Arzt nicht gefragt bzw. nicht untersucht wurden.

2. "Nein" oder "nicht vorhanden" bzw. "unauffällig".

3. "Ja", d.h. im allgemeinen von der Norm abweichende Befunde bzw. Vorhandensein bestimmter anamnestischer Angaben.

Für diese mit "Ja" zu beantwortenden Bereiche erfolgt eine Aufgliederung in die notwendigen Details. Die drei in Frage kommenden Antwortmöglichkeiten werden deutlich voneinander getrennt, die Antwort "Nein" bzw. "Nicht zutreffend" wurde grundsätzlich links an den Spaltenanfang gesetzt, daneben findet sich die Aussage "Keine Angabe". Die von der Norm abweichenden Befunde werden sämtlich an die rechte Seite der jeweiligen Sachverhaltszeile gesetzt und außerdem durch einen unterschiedlichen Farbunterdruck herausgehoben. Durch diesen Aufbau ist zunächst eine klare Trennung vom pathologischen und nichtpathologischen Befund möglich. Ein weiterer Weg zur übersichtlichen Gestaltung der Belege ist das Einfügen gut abgesetzter Überschriften. Soweit möglich werden im Bereich der von der Norm abweichenden Befunde immer wiederkehrende Anforderungen der Markierungsstellen gleichartig verwendet. Der ärztlichen Gepflogenheit, bei der Seitenlokalisation stets von dem vor dem Untersucher stehenden bzw. liegenden Patienten auszugehen, wird Rechnung getragen (Abb. 1).

Für die seltenen Fälle, deren einzelne Sachverhalte nicht oder nicht vollständig im Schema vorgedruckt sind, müssen Vorkehrungen getroffen werden, um zusätzliche

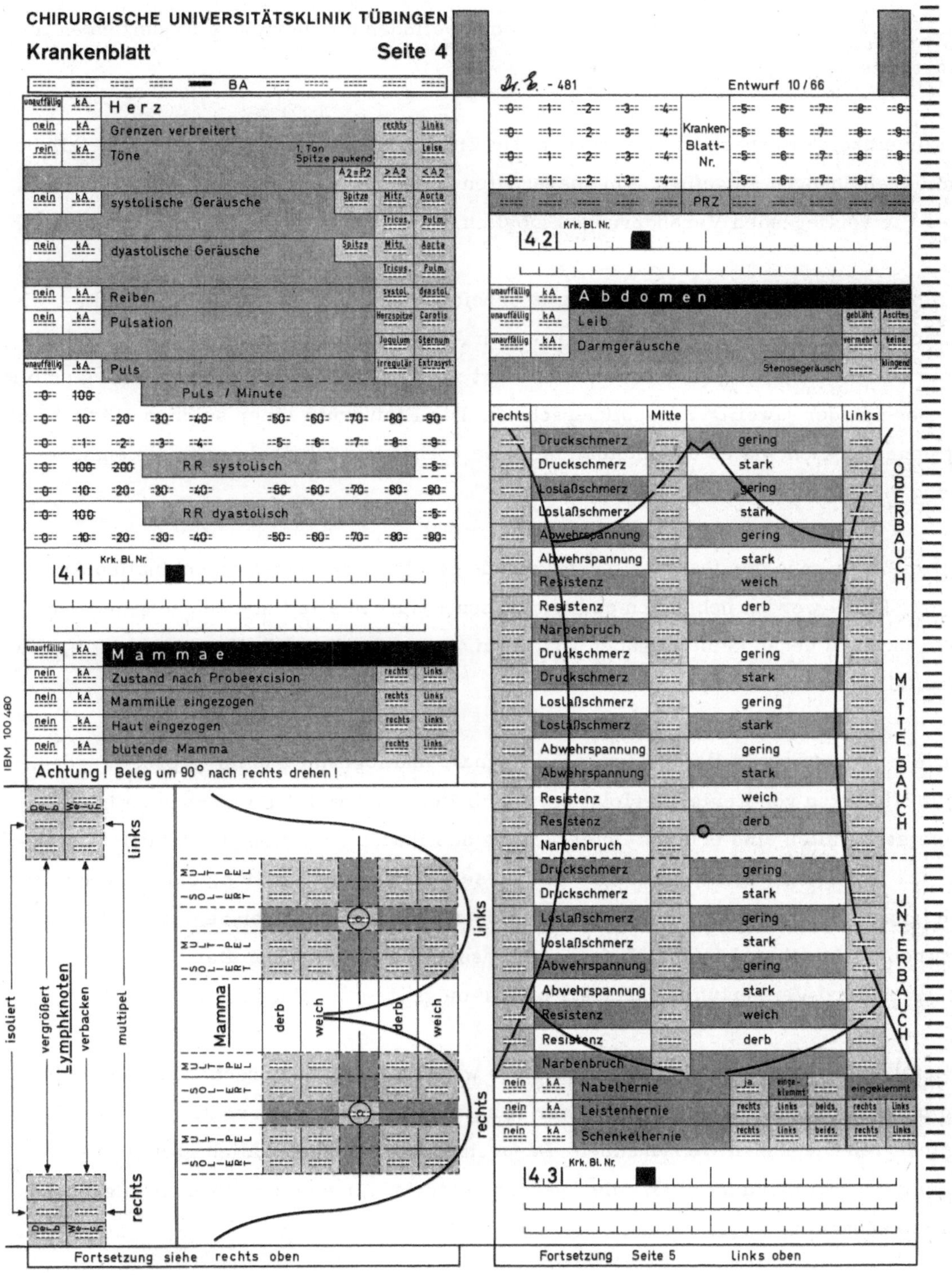
CHIRURGISCHE UNIVERSITÄTSKLINIK TÜBINGEN

Krankenblatt Seite 4

BA

unauffällig	kA	Herz		
nein	kA	Grenzen verbreitert	rechts	links
rein	kA	Töne	1. Ton Spitze paukend	leise
			A2=P2 >A2	<A2
nein	kA	systolische Geräusche	Spitze Mitr.	Aorta
			Tricus.	Pulm.
nein	kA	dyastolische Geräusche	Spitze Mitr.	Aorta
			Tricus.	Pulm.
nein	kA	Reiben	systol.	dyastol.
nein	kA	Pulsation	Herzspitze	Carotis
			Jugulum	Sternum
unauffällig	kA	Puls	irregulär	Extrasyst.

0 100 Puls / Minute

0 10 20 30 40 50 60 70 80 90

0 1 2 3 4 5 6 7 8 9

0 100 200 RR systolisch 5

0 10 20 30 40 50 60 70 80 90

0 100 RR dyastolisch 5

0 10 20 30 40 50 60 70 80 90

Krk. Bl. Nr. 4,1

unauffällig	kA	Mammae		
nein	kA	Zustand nach Probeexcision	rechts	links
nein	kA	Mammille eingezogen	rechts	links
nein	kA	Haut eingezogen	rechts	links
nein	kA	blutende Mamma	rechts	links

IBM 100 480

Achtung! Beleg um 90° nach rechts drehen!

Lymphknoten: isoliert, vergrößert, verbacken, multipel — links, rechts

Mamma: derb, weich, derb, weich — multipel, isoliert — links, rechts

Fortsetzung siehe rechts oben

Dr. E. - 481 Entwurf 10/66

0 1 2 3 4 Kranken-Blatt-Nr. 5 6 7 8 9

PRZ

Krk. Bl. Nr. 4,2

unauffällig	kA	Abdomen		
unauffällig	kA	Leib	gebläht	Ascites
unauffällig	kA	Darmgeräusche	vermehrt	keine
		Stenosegeräusch		klingend

rechts		Mitte		links	
	Druckschmerz		gering		OBERBAUCH
	Druckschmerz		stark		
	Loslaßschmerz		gering		
	Loslaßschmerz		stark		
	Abwehrspannung		gering		
	Abwehrspannung		stark		
	Resistenz		weich		
	Resistenz		derb		
	Narbenbruch				
	Druckschmerz		gering		MITTELBAUCH
	Druckschmerz		stark		
	Loslaßschmerz		gering		
	Loslaßschmerz		stark		
	Abwehrspannung		gering		
	Abwehrspannung		stark		
	Resistenz		weich		
	Resistenz		derb		
	Narbenbruch				
	Druckschmerz		gering		UNTERBAUCH
	Druckschmerz		stark		
	Loslaßschmerz		gering		
	Loslaßschmerz		stark		
	Abwehrspannung		gering		
	Abwehrspannung		stark		
	Resistenz		weich		
	Resistenz		derb		
	Narbenbruch				

nein	kA	Nabelhernie	ja	eingeklemmt		eingeklemmt	
nein	kA	Leistenhernie	rechts	links	beids.	rechts	links
nein	kA	Schenkelhernie	rechts	links	beids.	rechts	links

Krk. Bl. Nr. 4,3

Fortsetzung Seite 5 links oben

Abb. 1. Durch Einzeichnung von Umrissen ist eine graphische Gestaltung auf den Belegen möglich. Diese führt zu einer besseren Übersichtlichkeit und besseren Übertragung der Befunde.

Daten möglichst ohne Informationsverlust zu fixieren. Hierzu dienen besondere Bereiche, die sich unter jedem größeren Abschnitt befinden und in welche Ergänzungen im Klartext eingetragen werden können.

Für einzelne Körperbereiche werden zur Erleichterung der Markierung zusätzliche Umrißzeichnungen eingefügt. Am ausgefüllten Beleg ist hierdurch eine gute Übersicht über die vorliegenden Veränderungen möglich.

Durch entsprechenden Aufbau kann es erreicht werden, daß größere Abschnitte, die in sich unauffällig sind oder aus besonderem Anlaß nicht untersucht wurden, mit nur einer Markierung entsprechend dokumentiert werden können. Diese Markierung erfolgt im Bereich der jeweiligen Hauptüberschrift. Die Einführung einer solchen Möglichkeit ist unumgänglich, da es unzumutbar ist, alle vorhandenen Einzelmerkmale entsprechend zu markieren (Abb. 2).

Die Wiedergabe der festgehaltenen Befunde erfolgt durch einen maschinellen Ausdruck. Dabei werden neben den pathologischen Befunden alle Untersuchungsbereiche gedruckt, bei denen keine Angaben vorliegen, und außerdem alle Hauptabschnitte, die unauffällig sind (Abb. 3).

Die aufgenommenen Daten können auf formale und logische Fehler geprüft werden. Beim Auftreten von Fehlern erfolgt ein schriftlicher Hinweis. Dadurch wird in den häufigsten Fällen eine erneute Untersuchung des Patienten mit nachfolgender Korrektur des Erhebungsbogens ausgelöst. Auf diese Weise ist es möglich, eine gewisse Bereinigung des Materials, zumindest von groben Fehlern, zu erreichen. Eine derartige Kontrolle klinischer Aufnahmebefunde verbessert die Qualität der Daten und läßt eine Erfassung und Verwertung besser als bisher möglich erscheinen.

Beim Vorliegen eines größeren Materials wird es durch entsprechende Auswertungen möglich sein, eine Überprüfung der Symptomatik der durch zusätzliche Befunde gesicherten Diagnosen vorzunehmen. Dadurch lassen sich allmählich größere aktuelle Symptomenkarteien aufstellen, die Ausgangsmaterial für eine maschinelle Diagnostik werden können.

Diese speziell für Aufnahmebefund und Anamnese gemachten Ausführungen lassen sich in viele Bereiche, so auch in die Verwaltung übertragen. Für die qualitativen Befunde, welche häufig auch durch terminologische Besonderheiten unterschiedlich

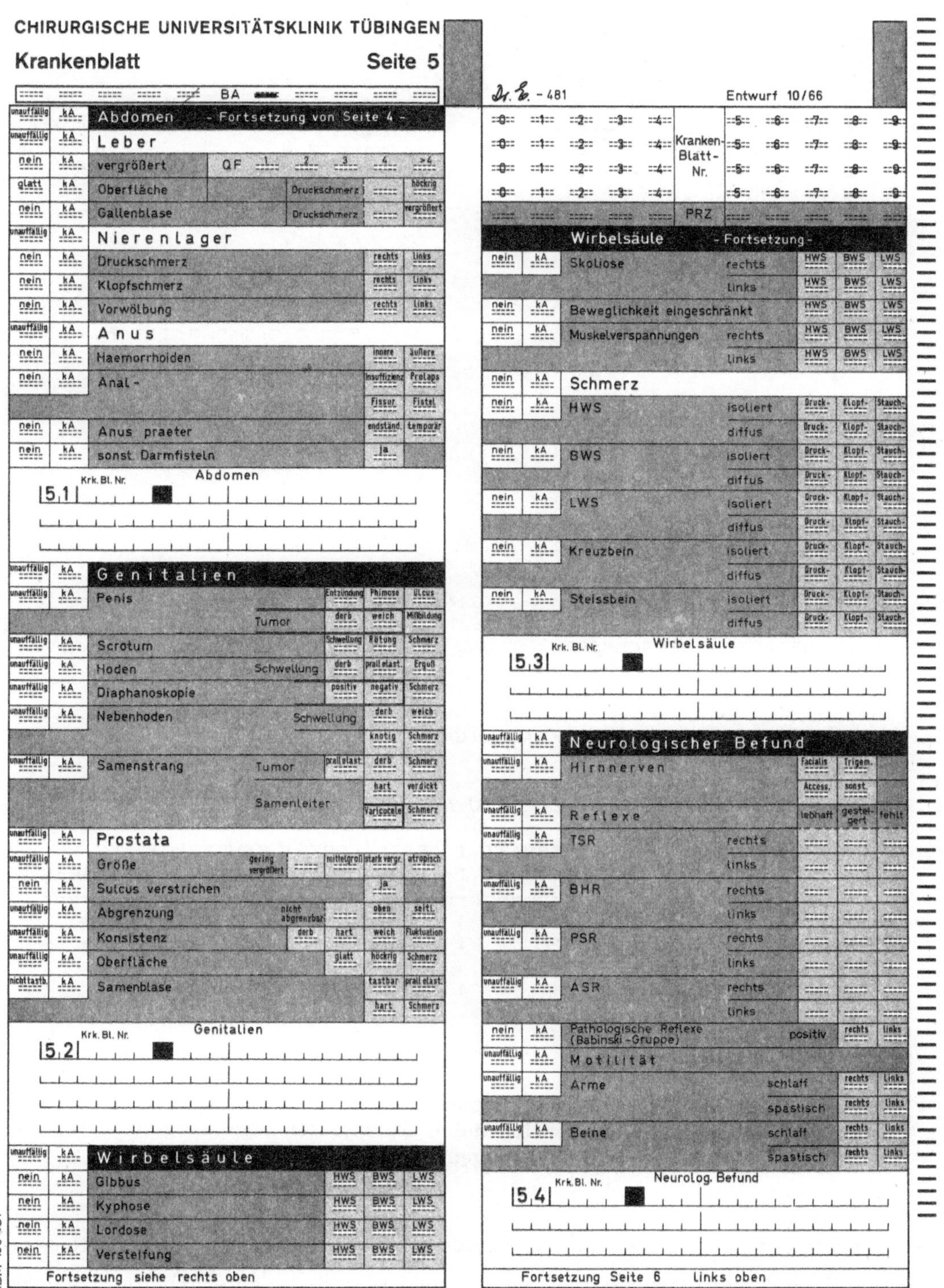

CHIRURGISCHE UNIVERSITÄTSKLINIK TÜBINGEN

Krankenblatt Seite 5

BA

		Abdomen - Fortsetzung von Seite 4 -			
unauffällig	kA	**Abdomen** - Fortsetzung von Seite 4 -			
unauffällig	kA	**Leber**			
nein	kA	vergrößert	QF 1 2 3 4 >4		
glatt	kA	Oberfläche	Druckschmerz		höckrig
nein	kA	Gallenblase	Druckschmerz		vergrößert
unauffällig	kA	**Nierenlager**			
nein	kA	Druckschmerz		rechts	links
nein	kA	Klopfschmerz		rechts	links
nein	kA	Vorwölbung		rechts	links
unauffällig	kA	**Anus**			
nein	kA	Haemorrhoiden		innere	äußere
nein	kA	Anal -		Insuffizienz	Prolaps
				Fissur	Fistel
nein	kA	Anus praeter		endständ.	temporär
nein	kA	sonst. Darmfisteln		ja	

Krk. Bl. Nr. Abdomen 15,1

unauffällig	kA	**Genitalien**			
unauffällig	kA	Penis	Entzündung	Phimose	Ulcus
		Tumor	derb	weich	Mißbildung
unauffällig	kA	Scrotum	Schwellung	Rötung	Schmerz
unauffällig	kA	Hoden Schwellung	derb	prall elast.	Erguß
unauffällig	kA	Diaphanoskopie	positiv	negativ	Schmerz
unauffällig	kA	Nebenhoden Schwellung		derb	weich
				knotig	Schmerz
unauffällig	kA	Samenstrang Tumor	prall elast.	derb	Schmerz
				hart	verdickt
		Samenleiter		Varicocele	Schmerz
unauffällig	kA	**Prostata**			
unauffällig	kA	Größe	gering vergrößert	mittelgroß / stark vergr.	atropisch
nein	kA	Sulcus verstrichen		ja	
unauffällig	kA	Abgrenzung	nicht abgrenzbar	oben	seitl.
unauffällig	kA	Konsistenz	derb / hart	weich	Fluktuation
unauffällig	kA	Oberfläche	glatt	höckrig	Schmerz
nicht tastb.	kA	Samenblase		tastbar	prall elast.
				hart	Schmerz

Krk. Bl. Nr. Genitalien 15,2

unauffällig	kA	**Wirbelsäule**			
nein	kA	Gibbus	HWS	BWS	LWS
nein	kA	Kyphose	HWS	BWS	LWS
nein	kA	Lordose	HWS	BWS	LWS
nein	kA	Versteifung	HWS	BWS	LWS

Fortsetzung siehe rechts oben

IBM 100 481

Dr. E. - 481 Entwurf 10/66

0 1 2 3 4 Kranken-Blatt-Nr. 5 6 7 8 9

PRZ

		Wirbelsäule - Fortsetzung -				
nein	kA	Skoliose	rechts	HWS	BWS	LWS
			links	HWS	BWS	LWS
nein	kA	Beweglichkeit eingeschränkt		HWS	BWS	LWS
nein	kA	Muskelverspannungen	rechts	HWS	BWS	LWS
			links	HWS	BWS	LWS
nein	kA	**Schmerz**				
nein	kA	HWS	isoliert	Druck-	Klopf-	Stauch-
			diffus	Druck-	Klopf-	Stauch-
nein	kA	BWS	isoliert	Druck-	Klopf-	Stauch-
			diffus	Druck-	Klopf-	Stauch-
nein	kA	LWS	isoliert	Druck-	Klopf-	Stauch-
			diffus	Druck-	Klopf-	Stauch-
nein	kA	Kreuzbein	isoliert	Druck-	Klopf-	Stauch-
			diffus	Druck-	Klopf-	Stauch-
nein	kA	Steissbein	isoliert	Druck-	Klopf-	Stauch-
			diffus	Druck-	Klopf-	Stauch-

Krk. Bl. Nr. Wirbelsäule 15,3

unauffällig	kA	**Neurologischer Befund**				
unauffällig	kA	Hirnnerven		Facialis	Trigem.	
				Access.	sonst.	
unauffällig	kA	Reflexe		lebhaft	gesteigert	fehlt
unauffällig	kA	TSR	rechts			
			links			
unauffällig	kA	BHR	rechts			
			links			
unauffällig	kA	PSR	rechts			
			links			
unauffällig	kA	ASR	rechts			
			links			
nein	kA	Pathologische Reflexe (Babinski-Gruppe)	positiv		rechts	links
unauffällig	kA	Motilität				
unauffällig	kA	Arme	schlaff		rechts	links
			spastisch		rechts	links
unauffällig	kA	Beine	schlaff		rechts	links
			spastisch		rechts	links

Krk. Bl. Nr. Neurolog. Befund 15,4

Fortsetzung Seite 6 links oben

Abb. 2. Größere Abschnitte werden durch gut erkennbare Überschriften gekennzeichnet. Hier kann bereits der gesamte Bereich mit einer Markierung abgehandelt werden. Unterabschnitte sind gleichsinnig aufgebaut.

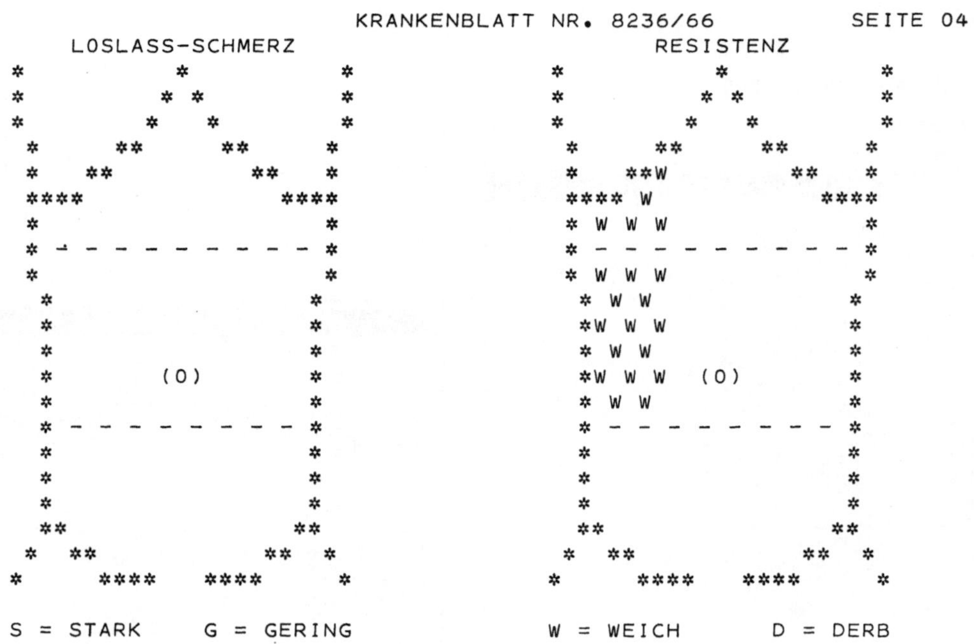
KRANKENBLATT NR. 8236/66 SEITE 04

LOSLASS-SCHMERZ

(0)

S = STARK G = GERING

RESISTENZ

(0)

W = WEICH D = DERB

```
LEBER
                                    KEINE ANGABEN LEBEROBERFLAECHE
                                    KEINE ANGABEN LEBERGROESSE
          GALLENBLASE DRUCKSCHMERZHAFT UND VERGROESSERT

      G E N I T A L I E N  UNAUFFAELLIG

      W I R B E L S A E U L E  UNAUFFAELLIG

      N E U R O L O G I S C H E R  B E F U N D

      REFLEXE                       LEBHAFT I GESTEIGERT I FEHLT    I  KEINE
                                    RE.  LI.I  RE.  LI.  I RE. LI.  I ANGABEN
                                    -------------------------------------------
          TRICEPSSEHNEN-REFLEX              I            I          I   **
          BAUCHHAUT-REFLEX                  I            I          I   **
          PATELLARSEHNEN-REFLEX     **   ** I            I          I
          ACHILLESSEHNEN-REFLEX     **   ** I            I          I

          SENSIBILITAET UNAUFFAELLIG
```

Abb. 3. Auszug aus einer mit der Maschine geschriebenen Krankengeschichte. Wiedergabe in übersichtlicher Form unter Benutzung von Text, Umrißzeichnungen und Tabellen.

bewertet werden, ergibt sich bei Anwendung des beschriebenen Verfahrens die Notwendigkeit, klare Definitionen der festzuhaltenden Sachverhalte zu erarbeiten. Dadurch wird sich zwangsläufig eine Ordnung in dem Durcheinander der Betrachtungsweisen entwickeln. Nicht selten ist dieses Tohuwabohu Ausgangspunkt von Fehlern.

Zusammengefaßt ist festzustellen, daß eine erweiterte Befunderhebung über eine Basisdokumentation hinaus aus mehreren Gründen erforderlich wird. Hierzu bieten sich eine Reihe von Möglichkeiten an, die je nach Problemstellung und klinischen Gegebenheiten mit unterschiedlichem technischen Aufwand zu lösen sind. Der Aufbau der einzelnen Erhebungsbelege und die Wahl, ob On- oder Off-line-Eingabe erfolgen soll, muß im Einzelfall genau geklärt werden, wobei bestimmte allgemein gültige Regeln eingehalten werden sollten. Zu diesen allgemein gültigen Regeln gehört die Erkenntnis, daß die Einführung der Datenverarbeitung in eine Klinik oder ein Klinikum eine klare Koordination des Aufbaues erfordert. Hinzu kommen:

1. Entwicklung der gesamten Zielvorstellung,
2. Definition und Abgrenzung der einzelnen Aufgabenstellungen,
3. bis in das Detail gehende Entscheidung über den Weg der Durchführung,
4. konsequente Durchführung.
5. Beim Auftreten von einwandfrei erkennbaren Irrtümern ist die Entwicklung sofort abzubrechen und mindestens bei Punkt 2 erneut zu beginnen; das heißt, die Definition der Aufgabenstellung muß überprüft werden.

Gegebenenfalls kann aber auch eine Korrektur der Zielvorstellungen notwendig werden. Auf keinen Fall sollte man versuchen, durch "freie Improvisation" die Dinge noch "hinbiegen" zu wollen.

Die Erfassung technisch-physikalischer Meßdaten
Eine einführende Darstellung zur Erfassung von Meßdaten aus Versuch und Forschung mit dem Prozeßrechner IBM 1800 *

R. Hartwig

Im Rahmen der Meß- und Versuchstechnik gewinnt der Prozeßrechner immer mehr an Bedeutung, weil er neben anderen kennzeichnenden Eigenschaften vor allem die Fähigkeit besitzt, analoge Meßdaten zu erfassen. Er verknüpft auf diese Weise das physikalische Geschehen in Versuch und Forschung unmittelbar mit allen Möglichkeiten der elektronischen Datenverarbeitung.

Für die Erfassung von Meßdaten und ihre Vorverarbeitung - damit ist die Aufbereitung und die Bereitstellung zur anschließenden Verarbeitung gemeint - sind unter anderem folgende Begriffe und Funktionen von Bedeutung:

Parallelerfassung mehrerer Signale

Datenumsetzungsgeschwindigkeit

Gleichzeitige Signalabtastung

Quasigleichzeitige Signalabtastung

Synchronisierung

Zeitauflösung

Zeitzuordnung

Multiplexsteuerung

Erfassung mehrerer Signale mit unterschiedlicher Abtastrate

---

* Anmerkung: Die in dem Vortrag gemachten Ausführungen wurden vom Verfasser zur Zeit des Seminars 1968 zusammengestellt und in etwas erweiterter Themenstellung als kurzgefaßte IBM-Broschüre gedruckt. Die Diskussion und Einzelgespräche zu diesem Thema bestätigen die Bedeutung dieses Fragenkreises für den Bereich der Medizin. Daher soll hier der gesamte Inhalt der Broschüre wiedergegeben werden, um diesen Anwendungsbereich durch Zahlenangaben und Beispiele möglichst abgerundet vorzustellen.

Meßbereichsauflösung

Datenorganisation

Selektiver Zugriff zu den Meßdaten

Korrekturen und Umrechnungen

Wiedergabe von rohen oder korrigierten Meßdaten in bildlicher oder numerischer Darstellung

Übergabe von digitalisierten Meßdaten zur Verarbeitung in Rechenzentren

Als Grundlage für die Beurteilung dieser Gesichtspunkte sind hier einige Darstellungen, Leistungsdaten, Stichworte und Beispiele für diese Einsatzmöglichkeiten des Prozeßrechners als Meßdatenerfassungsrechner (MDER) zusammengestellt.

Ein/Ausgabe des Prozeßrechners IBM 1800 beim Einsatz als Meßdatenerfassungsrechner

Eingabe analoger Meßdaten

Über 2 000 Eingänge für Umsetzungsgeschwindigkeiten bis zu 200 Umsetzungen/sec, Signalbereich 10 mV bis 5 V.

Über 500 Eingänge für Umsetzungsgeschwindigkeiten bis zu 20 000 Umsetzungen/sec, Signalbereich ± 5 V.

A/D-Umsetzer und Multiplexer (Meßstellenumschalter) sind Bestandteil des Prozeßrechners.

Auflösung des A/D-Umsetzers 8, 11 oder 14 bit.

Zwischenspeicherung der digitalisierten Meßdaten

Auf Magnetplatte: ca. 500 000 Meßdaten.

Auf Digital-Magnetband: ca. 8 000 000 Meßdaten je nach der gewählten Länge der Meßdatensätze.

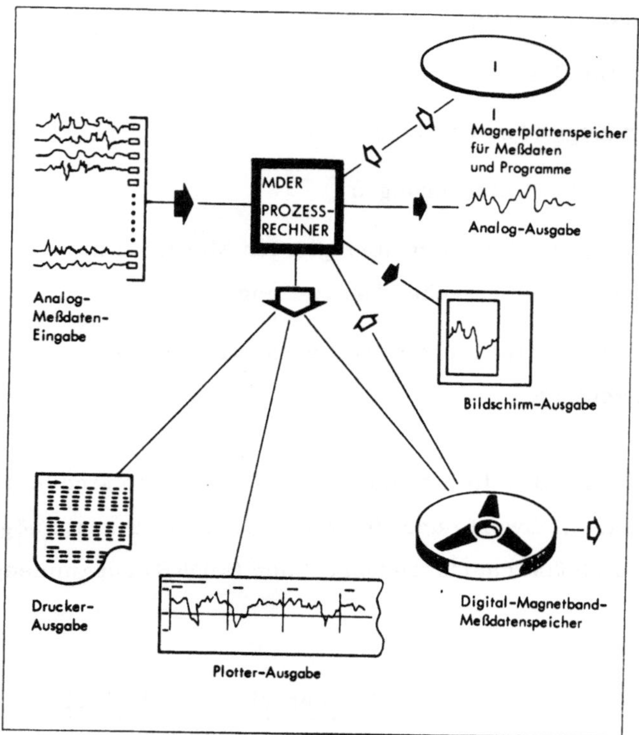

Abb. 1. Prozeßrechner als Meßdatenerfassungsrechner. Erfassung, Zwischenspeicherung, Verarbeitung, Ausgabe

Wiedergabe der digitalisierten Meßdaten

Auf Bildschirm: Ausschnitte von Meßdatenreihen werden hier bildlich dargestellt. Innerhalb von Sekunden erscheinen die ausgewählten Abschnitte auf dem Bildschirm und können dort bis zu ca. 1 Stunde festgehalten werden (Speicheroszilloskop).

Auf Drucker: Die numerischen Werte der Meßdaten werden wahlweise in Gruppen zu 320 zusammenhängenden Werten herausgeschrieben. Beispielsweise die numerischen Werte zu den zuvor auf dem Bildschirm dargestellten Meßdaten.

Auf Plotter: Ausschnitte von Meßdatenreihen werden hier bildlich auf Papier aufgezeichnet und dienen als bildliche Ergänzung zu den numerisch über den Drucker herausgegebenen Meßdaten. Bildschirm- und Plotterdarstellung sind inhaltlich gleich. Der Plotter ermöglicht Darstellungen in der Länge beliebig bis zu ca. 50 m, während der Bildschirm nur Ausschnitte begrenzter Länge wiedergibt.

Inhalt der wiedergegebenen Daten

Die erwähnten Wiedergabemöglichkeiten können die unverarbeiteten rohen Meßdaten enthalten, oder korrigierte Meßdaten, oder auch Ergebnisse der Auswertungen in numerischer oder bildlicher Form.

Analog-Ausgabe

Falls gewünscht, können korrigierte oder synthetisierte Daten auch in Form analoger Signale ausgegeben werden. Beispiel: Synthetische Signale als "Äquivalent" für einen Fahrversuch. Diese können zur Steuerung von Prüfeinrichtungen verwendet werden, und zwar direkt oder nach Zwischenspeicherung auf ein Analogband.

Weiterverarbeitung und Auswertung der Meßdaten

Die Meßdaten können beliebig oft von der Magnetplatte oder vom Digital-Magnetband wieder eingelesen werden. Außerdem können die Meßdaten auf dem Digital-Magnetband besonders bequem zur Verarbeitung auf andere EDV-Systeme transportiert werden (s. Abb. 2).

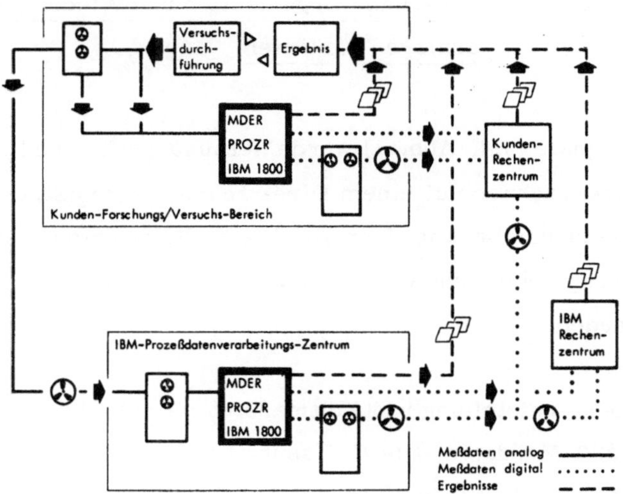

Abb. 2. Von der Versuchsdurchführung zum Ergebnis.
Möglichkeiten der Erfassung und Verarbeitung analoger Meßdaten

Zehn Möglichkeiten zur Auswertung analoger Meßdaten mit EDV-Anlagen

In Abb. 2 sind mehrere Wege angegeben, über die man von den analogen Meßdaten aus der Versuchsdurchführung zu den Ergebnissen gelangen kann.

Hier werden drei Stadien unterschieden: Die rohen Meßdaten in analoger Form, die digitalisierten Meßdaten und die Ergebnisse (in bildlicher oder numerischer Darstellung wie an Abb. 1 erläutert).

Ferner werden hier direkte Verbindungen und Verbindungen über Zwischenspeicher unterschieden; auf der analogen Seite Analog-Magnetband, auf der digitalen Seite Digital-Magnetband.

Die Verarbeitung der Meßdaten erfolgt entweder auf dem Prozeßrechner, der als Erfassungssystem verwendet wird, oder in Rechenzentren.

Insgesamt ergeben sich durch die in Abb. 2 vorausgesetzten Einrichtungen - zusammen mit der nach wie vor gegebenen Möglichkeit der visuell/manuellen Auswertung - zehn Wege, um zu den Ergebnissen zu gelangen.

Einige Beispiele zu Erfassung, Organisation und Wiedergabe analoger Meßdaten

Eines der erfaßten Signale (vgl. Abb. 1) wurde herausgegriffen und parallel zur Erfassung durch den Prozeßrechner mit einem Direktschreiber registriert (s. Abb. 3). Der Vorschub des Direktschreibers ist 2 cm/s. Die digitalisierten Meßdaten werden auf der Magnetplatte gespeichert und können von dort sektorweise wieder aufgerufen und wiedergegeben werden.

Die Zuordnung von Sektoreinteilung und Zeitmaßstab ist aus Abb. 4 zu ersehen. Jeder Sektor beinhaltet 320 Meßdaten. Die Erfassung erfolgte hier mit 1 000 Umsetzungen/sec; d.h. ein Sektor beinhaltet in diesem Falle die Meßdaten eines Zeitraumes von 320 ms.

Nun kann man, wie an Abb. 1 erklärt, jeden beliebigen Sektor oder auch ganze Sektorfolgen aufrufen und sie z. B. auf dem Plotter wiedergeben. Eine solche Darstellung für die Sektoren 28 und 29 ist in Abb. 4 gezeigt. Der Plotter schreibt automatisch Zeitmaßstab und Sektornummer sowie Versuchskennzeichen, Datum und Amplitudenmaßstab auf das Papier, so daß Verwechslungen nicht möglich sind.

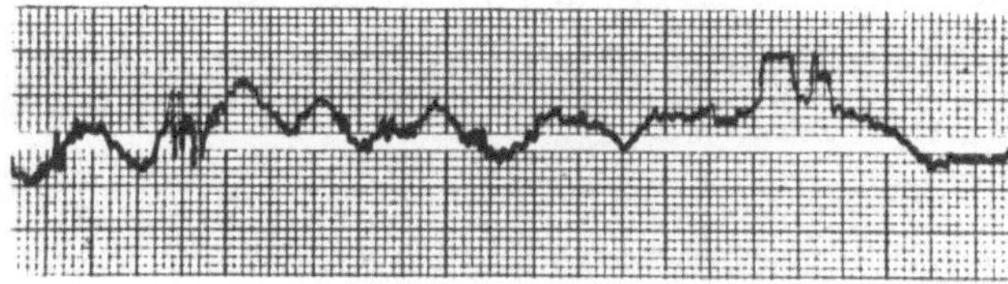

Abb. 3

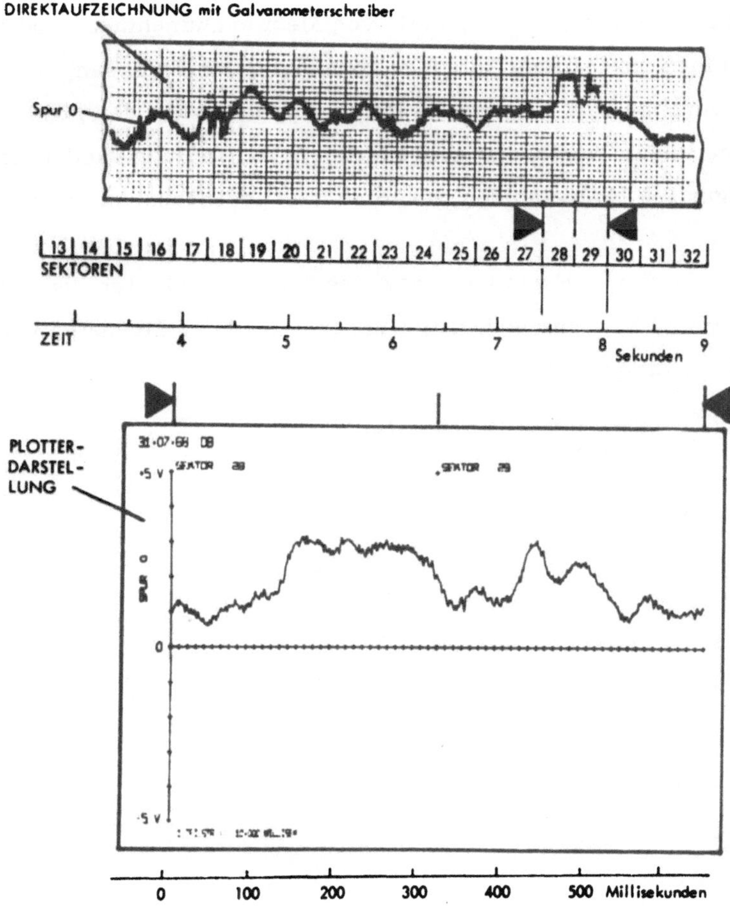

Abb. 4. Graphische Darstellung von Meßdaten.
Direktaufzeichnung und selektive Plotterdarstellung

Ist man an den genauen numerischen Werten eines oder mehrerer Sektoren interessiert, so läßt man sich die Werte über den Drucker ausgeben. Abb. 5 zeigt, wie eine solche Darstellung aussieht. Auch hier sind Kennzeichen, Sektornummer usw. mit angegeben und Verwechslungen nicht möglich.

Abb. 6 zeigt die Plotterdarstellung der Sektoren 28 und 29 noch deutlicher, wobei die Direktaufzeichnung des gesamten Signals sowie eine Ausschnittsvergrößerung des Bereiches der dargestellten Sektoren mit abgebildet ist. Abb. 7 zeigt die Sektoren 17 und 18 mit einer Ausschnittsvergrößerung der Direktaufzeichnung.

Kennlinienanpassung und Umrechnungen

In den Rahmen der Vorverarbeitung der Meßdaten gehört auch die Berücksichtigung eventuell vorhandener Nichtlinearitäten, z. B. von Meßwertaufnehmern, oder die Umrechnung von Maßstäben usw. Diese Aufgaben können bei der Erfassung oder der Wiedergabe sofort mit durchgeführt werden. So ist es möglich, statt den rohen Originalmeßdaten gleich ihre linearisierte oder umgerechnete Darstellung wiedergeben zu lassen oder die originalen Meßdaten den linearisierten gegenüberzustellen.

Nachdem man sich in dieser Form auszugsweise über Einzelheiten der erfaßten Meßdaten informiert hat, kann die endgültige Verarbeitung der Meßdaten vorgenommen werden, wie an Abb. 2 ausgeführt.

IBM * MESSDATEN-ERFASSUNG-VERARBEITUNG

ANALOGSIGNAL - UMSETZUNG+SPEICHERUNG+AUSGABE

AUFZEICHNUNG 9.9.1968 TE

EINLESUNG 1 ZYLINDER MIT SYNC = 10000.00 HZ

AUFLOESUNG 14 BIT

0. SPUR ADRESSE 13

SEKTOR 1 DER SPUR 0

1	0.000	-0.022	-0.022	-0.022	-0.022	-0.021	1.093	2.499	1.562	-0.021	-0.020	-0.022	-0.020	-0.022	-0.020	-0.021	16
17	-0.021	-0.020	-0.020	-0.022	-0.021	-0.019	1.562	3.281	0.781	-0.021	-0.020	-0.020	-0.022	-0.022	-0.021	-0.022	32
33	-0.021	-0.021	-0.020	-0.021	-0.022	-0.000	2.031	3.437	0.156	-0.020	-0.021	-0.021	-0.022	-0.022	-0.021	-0.021	48
49	-0.022	-0.022	-0.021	-0.020	-0.022	0.937	2.499	1.875	-0.019	-0.021	-0.020	-0.020	-0.022	-0.021	-0.020	-0.021	64
65	-0.020	-0.022	-0.022	-0.021	-0.019	1.562	3.281	0.781	-0.020	-0.021	-0.020	-0.022	-0.020	-0.021	-0.021	-0.020	80
81	-0.020	-0.022	-0.021	-0.020	0.937	2.499	1.875	-0.020	-0.021	-0.019	-0.022	-0.021	-0.020	-0.020	-0.021	-0.020	96
97	-0.021	-0.020	-0.022	-0.000	1.874	3.437	0.156	-0.020	-0.022	-0.021	-0.021	-0.021	-0.022	-0.021	-0.021	-0.022	112
113	-0.022	-0.021	-0.020	0.937	2.499	1.875	-0.020	-0.021	-0.021	-0.020	-0.020	-0.022	-0.021	-0.020	-0.021	-0.020	128
129	-0.022	-0.021	-0.000	1.874	3.554	0.312	-0.021	-0.020	-0.021	-0.020	-0.022	-0.020	-0.021	-0.021	-0.020	-0.020	144
145	-0.022	-0.021	0.468	2.187	3.125	0.000	-0.022	-0.021	-0.019	-0.021	-0.021	-0.020	-0.020	-0.021	-0.021	-0.021	160
161	-0.020	-0.022	0.624	2.499	2.500	0.000	-0.020	-0.022	-0.021	-0.021	-0.021	-0.022	-0.020	-0.020	-0.022	-0.021	176
177	-0.020	-0.000	1.718	3.436	0.625	-0.020	-0.020	-0.020	-0.020	-0.021	-0.020	-0.021	-0.020	-0.022	-0.022	-0.020	192
193	-0.020	1.249	2.968	1.250	-0.020	-0.021	-0.020	-0.020	-0.020	-0.021	-0.021	-0.020	-0.020	-0.022	-0.021	-0.020	208
209	-0.000	1.718	3.436	0.625	-0.021	-0.019	-0.020	-0.021	-0.020	-0.020	-0.021	-0.020	-0.021	-0.020	-0.020	-0.020	224
225	0.468	2.187	3.125	0.000	-0.019	-0.021	-0.021	-0.021	-0.020	-0.021	-0.020	-0.022	-0.021	-0.021	-0.020	-0.021	240
241	0.859	2.499	2.500	-0.020	-0.020	-0.020	-0.021	-0.020	-0.021	-0.020	-0.022	-0.020	-0.020	-0.020	-0.020	-0.000	256
257	1.796	3.574	0.390	-0.020	-0.020	-0.020	-0.021	-0.021	-0.020	-0.020	-0.022	-0.021	-0.020	-0.021	-0.020	0.937	272
273	2.499	1.875	-0.019	-0.020	-0.020	-0.020	-0.020	-0.021	-0.020	-0.021	-0.020	-0.020	-0.020	-0.020	-0.000	2.031	288
289	3.125	0.000	-0.021	-0.020	-0.021	-0.019	-0.020	-0.020	-0.022	-0.021	-0.021	-0.020	-0.020	-0.019	1.249	3.124	304
305	1.250	-0.019	-0.020	-0.020	-0.020	-0.021	-0.020	-0.021	-0.020	-0.022	-0.021	-0.021	-0.020	-0.000	2.031	3.437	320

SEKTOR 2 DER SPUR 0

1	0.078	-0.021	-0.020	-0.020	-0.020	-0.020	-0.021	-0.020	-0.020	-0.022	-0.021	-0.019	-0.021	0.780	2.499	2.500	16
17	0.000	-0.019	-0.020	-0.021	-0.020	-0.020	-0.021	-0.020	-0.021	-0.020	-0.020	-0.020	-0.020	1.093	2.812	1.562	32
33	-0.020	-0.021	-0.020	-0.021	-0.019	-0.020	-0.020	-0.022	-0.021	-0.021	-0.020	-0.020	-0.019	1.249	3.124	0.937	48
49	-0.019	-0.020	-0.020	-0.019	-0.021	-0.020	-0.021	-0.020	-0.022	-0.022	-0.021	-0.019	1.249	3.046	1.250	-0.020	64
65	-0.020	-0.019	-0.020	-0.020	-0.021	-0.021	-0.020	-0.020	-0.022	-0.021	-0.019	0.546	2.343	2.812	0.000	-0.021	80
81	-0.019	-0.020	-0.021	-0.020	-0.020	-0.020	-0.020	-0.021	-0.020	-0.020	-0.019	1.093	2.499	1.562	-0.019	-0.020	96
97	-0.021	-0.020	-0.019	-0.021	-0.020	-0.020	-0.022	-0.021	-0.021	-0.020	-0.000	1.562	3.359	0.625	-0.019	-0.020	112
113	-0.020	-0.020	-0.020	-0.021	-0.020	-0.021	-0.020	-0.022	-0.022	-0.021	-0.000	2.109	3.125	0.000	-0.019	-0.020	128
129	-0.020	-0.020	-0.020	-0.019	-0.021	-0.020	-0.020	-0.022	-0.020	-0.019	0.859	2.499	2.500	-0.019	-0.020	-0.019	144
145	-0.020	-0.020	-0.020	-0.020	-0.020	-0.020	-0.021	-0.020	-0.020	-0.000	1.718	3.436	0.625	-0.021	-0.020	-0.021	160
161	-0.020	-0.019	-0.020	-0.020	-0.020	-0.019	-0.021	-0.021	-0.020	1.249	2.968	1.250	-0.019	-0.019	-0.020	-0.020	176
177	-0.020	-0.022	-0.021	-0.020	-0.021	-0.020	-0.022	-0.022	0.624	2.343	2.500	0.000	-0.020	-0.019	-0.021	-0.020	192
193	-0.020	-0.020	-0.019	-0.021	-0.020	-0.020	-0.020	-0.020	1.249	3.124	1.250	-0.019	-0.020	-0.020	-0.019	-0.020	208
209	-0.021	-0.020	-0.020	-0.020	-0.021	-0.021	-0.020	-0.000	1.718	3.436	0.625	-0.019	-0.021	-0.020	-0.021	-0.020	224
225	-0.019	-0.021	-0.020	-0.020	-0.022	-0.021	-0.021	-0.000	2.031	3.281	0.078	-0.020	-0.019	-0.020	-0.020	-0.020	240
241	-0.022	-0.021	-0.020	-0.021	-0.020	-0.022	-0.022	0.937	2.499	1.875	-0.019	-0.020	-0.019	-0.021	-0.019	-0.020	256
257	-0.020	-0.019	-0.021	-0.020	-0.020	-0.020	-0.000	2.031	3.281	0.039	-0.019	-0.020	-0.020	-0.019	-0.020	-0.021	272
273	-0.020	-0.020	-0.020	-0.020	-0.021	-0.020	1.249	2.968	1.250	-0.019	-0.020	-0.021	-0.020	-0.021	-0.020	-0.019	288
289	-0.019	-0.020	-0.020	-0.019	-0.020	-0.000	1.562	3.437	0.625	-0.019	-0.020	-0.021	-0.021	-0.020	-0.020	-0.019	304
305	-0.021	-0.020	-0.021	-0.020	-0.022	0.937	2.499	1.875	-0.019	-0.020	-0.020	-0.019	-0.019	-0.019	-0.020	-0.020	320

SEKTOR 3 DER SPUR 0

1	-0.021	-0.021	-0.020	-0.020	-0.019	1.249	3.124	0.937	-0.019	-0.019	-0.022	-0.020	-0.020	-0.019	-0.020	-0.020	16
17	-0.020	-0.020	-0.020	-0.021	-0.000	1.874	3.593	0.312	-0.020	-0.020	-0.021	-0.019	-0.020	-0.020	-0.019	-0.019	32
33	-0.020	-0.019	-0.019	-0.019	1.249	3.124	1.250	-0.019	-0.019	-0.020	-0.019	-0.019	-0.020	-0.020	-0.022	-0.021	48
49	-0.019	-0.021	-0.020	0.624	2.499	2.500	0.000	-0.020	-0.020	-0.020	-0.019	-0.019	-0.019	-0.020	-0.020	-0.020	64
65	-0.020	-0.020	-0.019	1.562	3.281	0.781	-0.020	-0.019	-0.019	-0.022	-0.020	-0.019	-0.019	-0.020	-0.020	-0.020	80
81	[illegible]	[illegible]	-0.000	2.031	3.437	0.156	-0.020	-0.020	-0.019	-0.021	-0.020	-0.020	-0.020	-0.019	-0.021	-0.020	96
[illegible]	[illegible]	[illegible]	[illegible]	[illegible]	2.812	0.000	-0.020	-0.020	-0.020	-0.019	-0.021	-0.020	-0.020	-0.022	-0.021	-0.019	112
[illegible]	[illegible]	[illegible]	[illegible]	[illegible]	[illegible]	[illegible]	-0.019	-0.020	-0.020	-0.020	-0.020	-0.020	-0.019	-0.020	-0.020	-0.020	128
97	-0.000	1.874	3.554	[illegible]	[illegible]	[illegible]	-0.019	-0.019	-0.022	-0.020	-0.020	-0.019	-0.020	-0.020	-0.020	-0.020	[illegible]
113	1.093	2.812	1.562	-0.018	[illegible]	[illegible]	[illegible]	-0.020	-0.021	-0.020	-0.021	-0.020	-0.019	-0.020	-0.020	[illegible]	[illegible]
129	1.562	3.124	0.781	-0.019	-0.019	-0.020	[illegible]	[illegible]	-0.021	-0.021	-0.020	-0.020	-0.019	-0.021	[illegible]	[illegible]	144
145	1.874	3.593	0.312	-0.019	-0.021	-0.019	-0.019	[illegible]	[illegible]	[illegible]	[illegible]	[illegible]	[illegible]	[illegible]	[illegible]	0.859	160
161	2.499	2.500	-0.018	-0.020	-0.021	-0.021	-0.019	-0.021	[illegible]	[illegible]	[illegible]	[illegible]	[illegible]	-0.019	-0.020	1.249	176
177	3.046	1.250	-0.019	-0.019	-0.019	-0.020	-0.020	-0.020	-0.020	-0.020	-0.019	-0.020	-0.019	-0.019	0.624	2.343	192
193	2.500	0.000	-0.020	-0.020	-0.022	-0.021	-0.021	-0.020	-0.021	-0.020	-0.019	-0.019	-0.019	-0.000	1.874	3.554	208
209	0.312	-0.020	-0.020	-0.019	-0.020	-0.019	-0.022	-0.020	-0.019	-0.020	-0.019	-0.021	-0.020	1.093	2.812	1.562	224
225	-0.019	-0.019	-0.019	-0.019	-0.021	-0.020	-0.020	-0.021	-0.019	-0.020	-0.021	-0.019	-0.000	1.874	3.554	0.312	240
241	-0.019	-0.020	-0.020	-0.019	-0.021	-0.019	-0.021	-0.020	-0.020	-0.019	-0.021	-0.020	-0.000	2.031	3.437	0.156	256
257	-0.019	-0.019	-0.019	-0.019	-0.021	-0.019	-0.019	-0.019	-0.020	-0.020	-0.021	-0.020	0.468	2.187	3.125	0.000	272
273	-0.019	-0.019	-0.019	-0.019	-0.019	-0.019	-0.020	-0.019	-0.020	-0.019	-0.019	-0.019	1.249	3.124	1.250	-0.019	288
289	-0.019	-0.020	-0.018	-0.019	-0.019	-0.019	-0.020	-0.020	-0.019	-0.020	-0.020	0.624	2.499	2.500	0.000	-0.019	304
305	-0.020	-0.022	-0.019	-0.021	-0.019	-0.020	-0.019	-0.020	-0.021	-0.020	-0.000	1.662	3.359	0.625	-0.019	-0.019	320

SEKTOR 6 DER SPUR 0

1	-0.019	-0.019	-0.019	-0.020	-0.021	-0.019	-0.019	-0.021	-0.021	-0.020	-0.000	1.874	3.515	0.312	-0.019	-0.019	16
17	-0.019	-0.019	-0.021	-0.020	-0.020	-0.019	-0.021	-0.021	-0.020	-0.021	0.859	2.499	2.500	-0.019	-0.020	-0.019	32
33	-0.019	-0.021	-0.020	-0.020	-0.020	-0.020	-0.021	-0.020	-0.021	-0.000	1.718	3.436	0.625	-0.019	-0.019	-0.020	48
49	-0.019	-0.020	-0.021	-0.019	-0.019	-0.019	-0.019	-0.019	-0.021	0.468	2.187	2.812	0.000	-0.019	-0.020	-0.019	64
65	-0.020	-0.020	-0.020	-0.021	-0.020	-0.021	-0.019	-0.020	-0.000	1.718	3.437	0.625	-0.019	-0.019	-0.018	-0.019	80
81	-0.019	-0.019	-0.020	-0.019	-0.020	-0.021	-0.019	-0.020	1.093	2.499	1.562	-0.019	-0.020	-0.020	-0.020	-0.020	96
97	-0.021	-0.019	-0.021	-0.020	-0.019	-0.020	-0.020	-0.000	1.718	3.437	0.625	-0.020	-0.021	-0.020	-0.019	-0.022	112
113	-0.020	-0.021	-0.020	-0.020	-0.019	-0.020	-0.019	0.859	2.499	2.500	-0.017	-0.020	-0.020	-0.020	-0.020	-0.020	128
129	-0.020	-0.019	-0.019	-0.021	-0.021	-0.020	-0.020	0.937	2.499	1.875	-0.019	-0.020	-0.020	-0.020	-0.021	-0.020	144
145	-0.019	-0.020	-0.022	-0.020	-0.020	-0.019	-0.000	1.718	3.436	0.625	-0.020	-0.019	-0.020	-0.028	-0.020	-0.019	160
161	-0.021	-0.021	-0.020	-0.019	-0.020	-0.019	0.937	2.499	1.562	-0.019	-0.019	-0.019	-0.020	-0.019	-0.022	-0.020	176
177	-0.019	-0.020	-0.019	-0.022	-0.019	-0.000	2.031	3.437	0.156	-0.020	-0.019	-0.019	-0.020	-0.020	-0.020	-0.021	192
193	-0.019	-0.021	-0.020	-0.020	-0.021	0.937	2.499	1.562	-0.019	-0.019	-0.019	-0.020	-0.020	-0.019	-0.020	-0.019	208
209	-0.020	-0.020	-0.020	-0.019	-0.020	1.562	3.281	0.781	-0.019	-0.019	-0.020	-0.019	-0.019	-0.019	-0.019	-0.019	224
225	-0.020	-0.020	-0.020	-0.021	-0.000	1.874	3.554	0.312	-0.020	-0.019	-0.019	-0.020	-0.019	-0.019	-0.020	-0.020	240
241	-0.020	-0.020	-0.020	-0.021	0.937	2.499	1.875	-0.018	-0.019	-0.019	-0.020	-0.019	-0.019	-0.019	-0.019	-0.021	256
257	-0.021	-0.019	-0.021	-0.019	1.249	3.124	0.937	-0.019	-0.020	-0.019	-0.020	-0.021	-0.021	-0.020	-0.019	-0.020	272
273	-0.019	-0.021	-0.019	1.249	2.968	1.250	-0.020	-0.019	-0.019	-0.019	-0.022	-0.019	-0.019	-0.019	-0.020	-0.020	288
289	-0.020	-0.019	0.468	2.187	3.125	0.000	-0.019	-0.019	-0.019	-0.020	-0.019	-0.020	-0.019	-0.019	-0.019	-0.020	304
305	-0.019	-0.020	1.093	2.812	1.562	-0.018	-0.020	-0.020	-0.020	-0.021	-0.019	-0.020	-0.019	-0.020	-0.021	-0.019	320

SEKTOR 7 DER SPUR 0

1	-0.019	-0.000	1.718	3.435	0.468	-0.019	-0.019	-0.020	-0.019	-0.020	-0.019	-0.020	-0.020	-0.019	-0.019	-0.019	16
17	-0.021	-0.000	1.874	3.437	0.156	-0.019	-0.019	-0.020	-0.019	-0.020	-0.019	-0.019	-0.019	-0.019	-0.020	-0.020	32
33	-0.020	0.624	2.499	2.500	0.000	-0.019	-0.019	-0.020	-0.019	-0.020	-0.020	-0.020	-0.019	-0.020	-0.020	-0.020	48
49	-0.000	1.874	3.574	0.312	-0.019	-0.020	-0.019	-0.019	-0.019	-0.020	-0.020	-0.020	-0.019	-0.019	-0.019	-0.020	64
65	0.937	2.499	1.875	-0.018	-0.019	-0.020	-0.019	-0.020	-0.020	-0.019	-0.019	-0.020	-0.020	-0.020	-0.019	-0.000	80
81	1.874	3.593	0.312	-0.019	-0.020	-0.020	-0.019	-0.019	-0.019	-0.019	-0.020	-0.019	-0.020	-0.020	-0.020	0.468	96
97	2.187	3.125	0.000	-0.019	-0.020	-0.019	-0.019	-0.019	-0.019	-0.019	-0.019	-0.019	-0.020	-0.020	-0.020	1.093	112
113	2.499	1.562	-0.019	-0.019	-0.021	-0.019	-0.019	-0.020	-0.019	-0.020	-0.020	-0.019	-0.019	-0.019	-0.000	1.874	128
129	3.554	0.312	-0.019	-0.019	-0.019	-0.019	-0.020	-0.019	-0.019	-0.020	-0.019	-0.020	-0.019	-0.020	0.780	2.499	144
145	2.500	0.000	-0.019	-0.020	-0.019	-0.020	-0.019	-0.020	-0.020	-0.019	-0.020	-0.019	-0.019	0.312	2.109	3.125	160
161	0.000	-0.019	-0.020	-0.020	-0.020	-0.019	-0.019	-0.020	-0.020	-0.019	-0.019	-0.019	-0.020	0.937	2.499	1.875	176
177	-0.018	-0.019	-0.019	-0.020	-0.019	-0.019	-0.020	-0.019	-0.020	-0.020	-0.019	-0.020	-0.019	1.562	3.281	0.781	192
193	-0.019	-0.019	-0.019	-0.020	-0.019	-0.020	-0.020	-0.019	-0.020	-0.020	-0.020	-0.020	0.937	2.499	1.875	-0.019	208
209	-0.020	-0.020	-0.020	-0.020	-0.019	-0.020	-0.019	-0.019	-0.020	-0.020	-0.019	-0.019	0.937	2.499	1.562	-0.019	224
225	-0.019	-0.020	-0.019	-0.019	-0.020	-0.019	-0.019	-0.020	-0.019	-0.020	-0.019	-0.000	1.874	3.593	0.312	-0.019	240
241	-0.019	-0.019	-0.019	-0.020	-0.020	-0.019	-0.019	-0.019	-0.020	-0.019	-0.020	1.249	2.968	1.250	-0.019	-0.019	256
257	-0.020	-0.020	-0.019	-0.020	-0.019	-0.019	-0.019	-0.019	-0.020	-0.020	0.312	2.187	3.125	0.000	-0.019	-0.020	272
273	-0.019	-0.019	-0.019	-0.020	-0.019	-0.020	-0.019	-0.020	-0.019	-0.019	0.937	2.499	1.875	-0.019	-0.019	-0.019	288
289	-0.020	-0.020	-0.020	-0.019	-0.019	-0.019	-0.019	-0.019	-0.019	-0.019	1.249	3.046	1.250	-0.018	-0.019	-0.019	304
305	-0.019	-0.019	-0.019	-0.019	-0.019	-0.019	-0.020	-0.020	-0.020	-0.000	2.031	3.437	0.078	-0.019	-0.019	-0.019	320

SEKTOR 8 DER SPUR 0

1	-0.019	-0.020	-0.019	-0.019	-0.019	-0.021	-0.019	-0.019	-0.019	1.171	2.968	1.250	-0.019	-0.019	-0.019	-0.019	16
17	-0.019	-0.019	-0.019	-0.019	-0.020	-0.019	-0.019	-0.019	-0.000	1.874	3.437	0.156	-0.019	-0.019	-0.019	-0.019	32
33	-0.019	-0.019	-0.019	-0.019	-0.019	-0.020	-0.020	-0.000	1.874	3.574	0.312	-0.019	-0.019	-0.019	-0.019	-0.019	48
49	-0.019	-0.020	-0.019	-0.019	-0.020	-0.020	-0.020	0.624	2.343	2.500	0.000	-0.019	-0.020	-0.020	-0.019	-0.019	64
65	-0.020	-0.019	-0.020	-0.020	-0.019	-0.020	-0.019	1.562	3.281	0.781	-0.019	-0.019	-0.019	-0.019	-0.019	-0.021	80
81	-0.019	-0.020	-0.020	-0.020	-0.020	-0.020	-0.000	1.874	3.574	0.312	-0.019	-0.019	-0.020	-0.019	-0.020	-0.019	96
97	-0.019	-0.020	-0.020	-0.020	-0.019	-0.019	-0.000	2.031	3.437	0.156	-0.019	-0.020	-0.019	-0.019	-0.019	-0.020	112
113	-0.019	-0.019	-0.019	-0.020	-0.019	-0.020	1.249	2.968	1.250	-0.019	-0.020	-0.019	-0.019	-0.019	-0.020	-0.019	128
129	-0.020	-0.020	-0.019	-0.020	-0.020	0.859	2.499	2.500	-0.019	-0.019	-0.020	-0.019	-0.019	-0.019	-0.020	-0.020	144
145	-0.020	-0.020	-0.019	-0.019	-0.000	1.562	3.359	0.625	-0.019	-0.019	-0.020	-0.020	-0.020	-0.019	-0.019	-0.020	160
161	-0.019	-0.019	-0.019	-0.020	0.468	2.187	3.125	0.000	-0.020	-0.019	-0.020	-0.019	-0.019	-0.019	-0.020	-0.020	176
177	-0.019	-0.020	-0.020	-0.020	0.624	2.499	2.500	0.000	-0.020	-0.020	-0.020	-0.019	-0.019	-0.020	-0.020	-0.020	192
193	-0.019	-0.019	-0.019	-0.019	1.249	3.124	1.250	-0.020	-0.020	-0.020	-0.019	-0.019	-0.020	-0.019	-0.020	-0.020	208
209	-0.019	-0.020	-0.020	-0.000	2.031	3.437	0.078	-0.019	-0.019	-0.020	-0.020	-0.020	-0.019	-0.020	-0.020	-0.020	224
225	-0.020	-0.020	-0.020	1.093	2.812	1.406	-0.018	-0.019	-0.019	-0.020	-0.020	-0.020	-0.020	-0.019	-0.020	-0.019	240
241	-0.019	-0.020	0.780	2.499	2.500	0.000	-0.019	-0.020	-0.019	-0.019	-0.020	-0.019	-0.020	-0.020	-0.019	-0.019	256
257	-0.020	-0.000	1.562	3.359	0.625	-0.019	-0.019	-0.020	-0.020	-0.019	-0.019	-0.020	-0.020	-0.020	-0.020	-0.019	272
273	-0.020	0.624	2.343	2.500	0.000	-0.019	-0.019	-0.019	-0.019	-0.020	-0.019	-0.020	-0.019	-0.020	-0.020	-0.020	288
289	-0.020	1.093	2.499	1.562	-0.019	-0.019	-0.020	-0.020	-0.019	-0.019	-0.019	-0.020	-0.020	-0.019	-0.020	-0.019	304
305	-0.019	1.249	2.968	1.250	-0.018	-0.019	-0.020	-0.019	-0.019	-0.019	-0.019	-0.019	-0.020	-0.019	-0.020	-0.021	320

Abb. 5

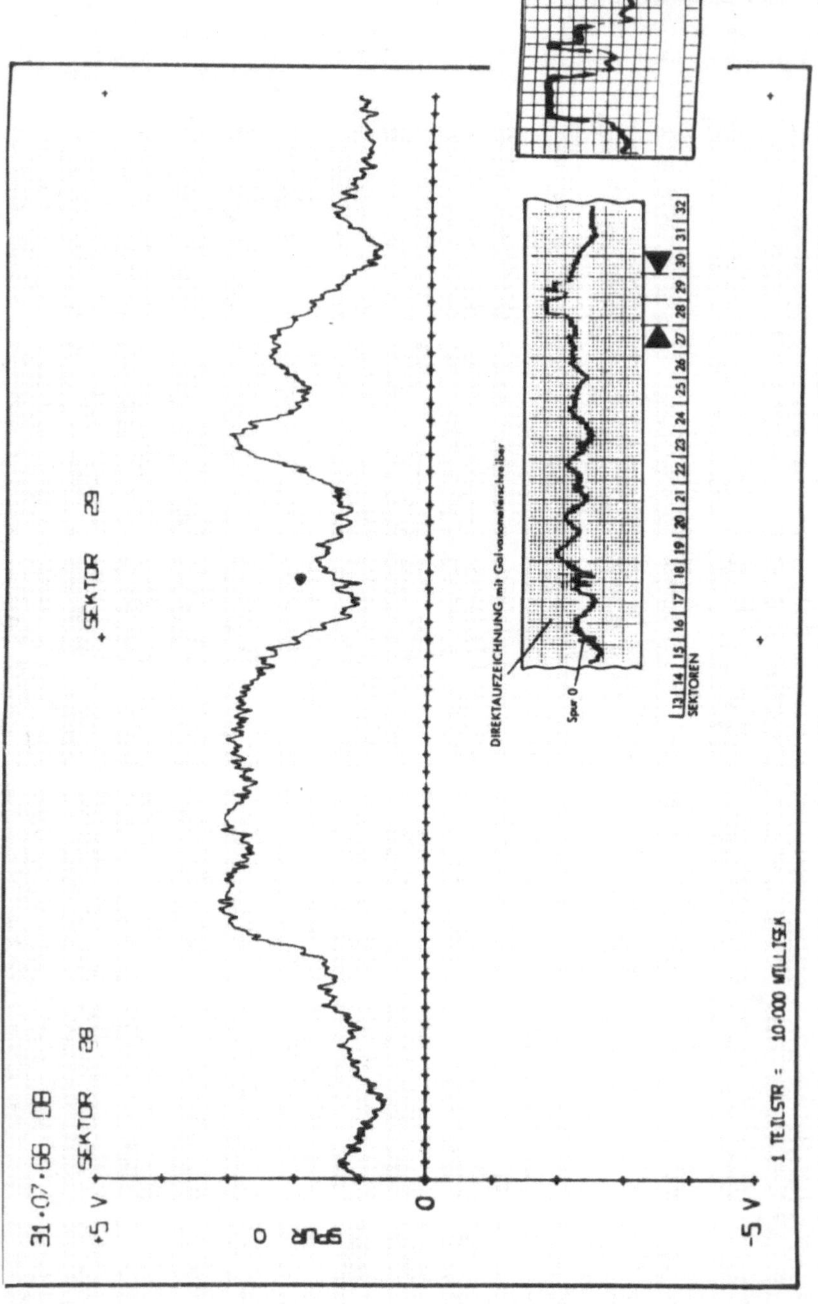
31·07·66 08
+5 V
SPUR 0
SEKTOR 28
SEKTOR 29
0
-5 V
1 TEILSTR = 10·000 MILLISEK
DIREKTAUFZEICHNUNG mit Galvanometerschreiber
Spur 0
13 14 15 16 17 18 19 20 21 22 23 24 25 26 27 28 29 30 31 32
SEKTOREN

Abb. 6

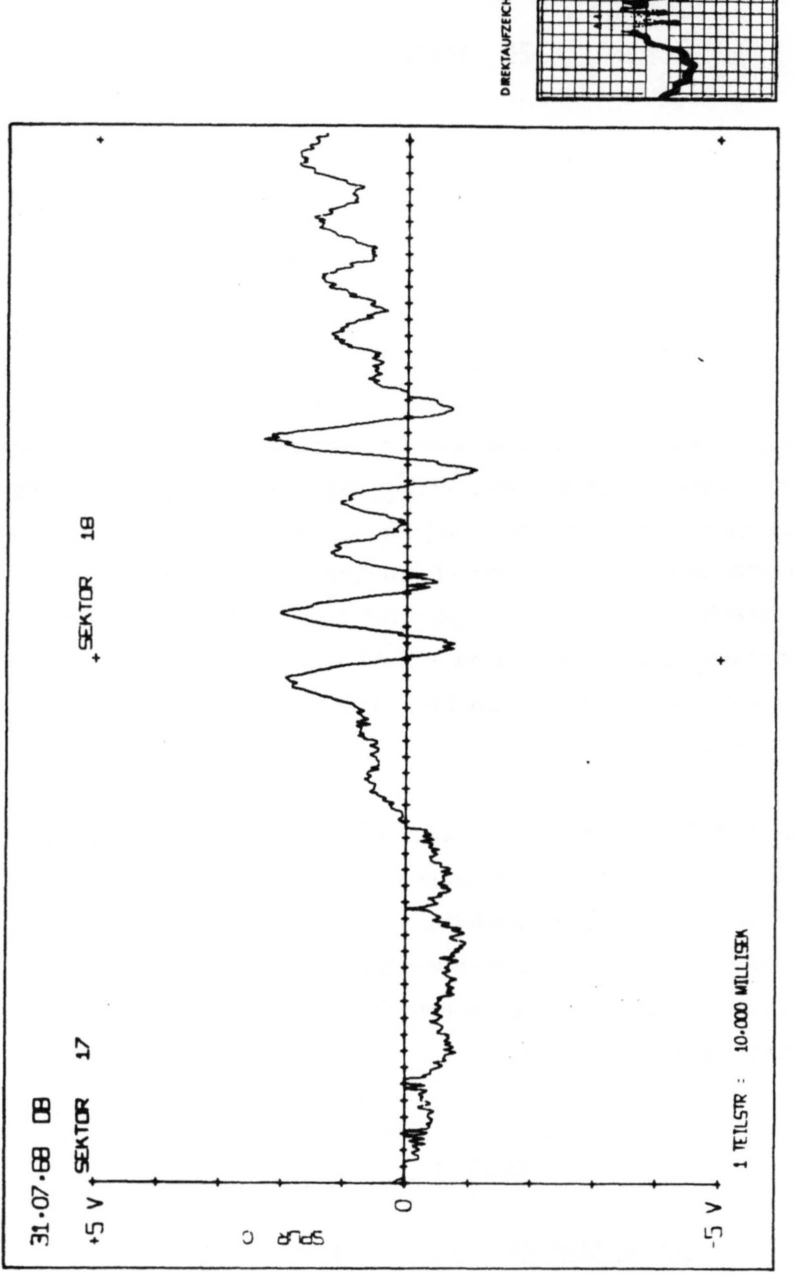
DIREKTAUFZEICHNUNG
31·07·88 08
SEKTOR 17
SEKTOR 18
+5 V
0
-5 V
SPUR C
1 TEILSTR : 10·000 MILLISEK

Abb. 7

Einführung in die Meßdatenerfassung in der Medizin

H. RITTERSBACHER

Bei Überlegungen, wie sich elektronische Datenerfassungssysteme im medizinischen Bereich einsetzen lassen, treten immer wieder die gleichen Begriffe wie Off-line, Analogwert, Programmunterbrechung, Multiprogramming usw. auf, die dem weniger Geübten das Verständnis der diskutierten Lösungsmöglichkeit erschweren. Bei einer komprimierten Beschreibung der Wirkungsweise eines elektronischen Datenerfassungs- und Verarbeitungssystems kann man sich entweder der Terminologie des "Computer-Fachmannes" bedienen oder eine allgemeine, auch für den Laien verständliche Ausdrucksweise benutzen.

In beiden Fällen ergibt sich für den echt interessierten, künftigen Benutzer solcher Systeme ein Informationsverlust, wenn nicht vorher genau definiert war, welche Bedeutung die einzelnen Begriffe und Ausdrücke haben. Dies wird deutlich, wenn die beiden folgenden Texte (1 und 2) miteinander verglichen werden, die beide die gleiche Aussage zum Inhalt haben. (Die "Fremdwörter" sind durch Unterstreichen gekennzeichnet und werden später erläutert.)

TEXT 1

Labordatenerfassung und Verarbeitung

Zur automatischen Erfassung und Verarbeitung von Meßwerten stehen sowohl für Off-line- wie auch für On-line-Systeme verschiedene Hardware- und Software-Lösungen zur Verfügung.

Bei Off-line-Systemen (z. B. IBM 1080, IBM 1070) werden die digitalen und analogen Meßwerte automatisch in der von dem Benutzer vorher festgelegten Reihenfolge erfaßt und auf Datenträgern wieder ausgegeben (Lochkarte, Lochstreifen). Das Anschalten der einzelnen Geräte an das Erfassungssystem erfolgt intern im allgemeinen über Relais-Multiplexer. Handelt es sich bei den Meßergebnissen um Analogwerte, so erfolgt vor der Ausgabe eine Umwandlung in Digitalwerte. Dies geschieht mit Hilfe eines Analogdigitalwandlers, der den analogen Spannungswert in eine BCD-Zahl umwandelt.

Bei On-line-Systemen (z. B. IBM 1130 mit Datenkanal, IBM 1800) ist das Erfassungssystem direkt mit dem Rechner verbunden. Das Anschalten der einzelnen Laborgeräte erfolgt über Relais- oder Halbleiter-Multiplexer. Der bzw. die Analog-Digitalwandler wandeln die vorliegenden analogen Spannungswerte in reine Binärzahlen um. Die Umwandlungsgeschwindigkeit hängt dabei von der Auflösung (z. B. 8, 11 oder 14 bit) ab und liegt zwischen 8 und 24 000 Umsetzungen pro Sekunde. Die umgewandelten Meßwerte werden durch einen Datenkanal wortweise in Cycle-stealing in den Kernspeicher des Datenverarbeitungssystems übertragen.

Die Vorrangeinordnung der verschiedenen Eingabe- (und Ausgabe-)Einheiten wird dabei durch ein vielstufiges Programmunterbrechungssystem übernommen.

Die Steuerung des internen Arbeitsablaufes im Datenverarbeitungssystem wird bei dem System IBM 1130 von dem sogenannten Monitor übernommen. Bei dem System IBM 1800 sorgt das Time-Sharing-Executive-System bzw. das Multiprogramming-Executive-System dafür, daß alle Arbeiten (z. B. Behandlung von Unterbrechungen, Kontrolle der Folge von Programmen, Fehlerüberwachung) mit einem Minimum von Eingriffen seitens des Benutzers automatisch ablaufen.

Der Vorteil eines On-line Real Time Systems gegenüber einem Off-line-System liegt darin, daß die Verarbeitung und Speicherung bzw. die Ausgabe der Ergebnisse überhaupt mit der Erfassung der einzelnen Meßwerte erfolgt.

Den Inhalt von Text 1 kann man auch wie folgt wiedergeben.

TEXT 2

Labordatenerfassung und Verarbeitung

Zur selbsttätigen Erfassung und Verarbeitung von Meßwerten gibt es zwei Möglichkeiten:

Entweder man erfaßt die Meßwerte (am Ort ihrer Entstehung) unabhängig von einem Rechner; oder das Erfassungssystem wird selbst auch von einem Rechner gesteuert, so daß man hier von einer abhängigen Verarbeitung sprechen kann. Für beide Verfahren stehen verschiedene Geräte und Steuer- bzw. Verarbeitungsprogramme zur Verfügung.

Bei der "unabhängigen" Arbeitsweise (z. B. mit den Systemen IBM 1080 oder IBM 1070) werden die Zählmeßergebnisse und die in Form von elektrischen Spannungen anfallenden Meßergebnisse automatisch in der von dem Benutzer festgelegten Reihenfolge erfaßt und auf Datenträger übertragen (Lochkarten, Lochstreifen). Das Anschalten der einzelnen Laboratoriumsgeräte an das Erfassungssystem erfolgt intern über elektromechanische Meßstellenumschalter. Handelt es sich bei den Meßergebnissen um Spannungsänderungen, so erfolgt vor der Ausgabe eine Umwandlung in diskrete Zahlenwerte. Dies geschieht mit Hilfe einer Vorrichtung, die den Spannungswert in eine Zahl umwandelt, bei der der Inhalt jeder Dezimalstelle binär verschlüsselt ist.

Bei der "abhängigen" Arbeitsweise (z. B. mit den Systemen IBM 1130 mit Datenkanal, IBM 1800) ist das Erfassungssystem direkt mit dem Rechner verbunden. Das Anschalten der einzelnen Meßgeräte erfolgt intern über elektromechanische oder über Halbleiter-Meßstellen-Umschalter. Die als Spannungswerte vorliegenden Meßergebnisse werden von einer Vorrichtung in Zahlen umgewandelt, die binär verschlüsselt sind. Die Umwandlungsgeschwindigkeit hängt von der maximalen Größe der bei der Umwandlung gebildeten Zahl ab (z. B. 2^8, 2^{11} oder 2^{14}). Sie liegt bei Analog-Digital-Umwandlern, wie man sie im medizinischen Bereich einsetzt, zwischen 8 und ca. 24 000 Umwandlungen pro Sekunde.

Die umgewandelten Meßwerte werden über einen Datenkanal "bitparallel" so in den Kernspeicher des Datenverarbeitungssystems übertragen, daß dessen gerade ablaufendes Programm nur um einen Kernspeichertakt unterbrochen wird.

Immer wenn ein Ein- oder Ausgabegerät bedient werden soll, stellt ein Programmsystem dessen Priorität fest. Ist sie höher als die des gerade laufenden Programmes, so erfolgt eine Verzweigung, so daß zunächst das Gerät mit der höheren Priorität bedient wird.

Die Steuerung des internen Arbeitsablaufs im Datenverarbeitungssystem wird bei dem System IBM 1130 von einem speziellen Betriebssystem (Monitor) übernommen.

Bei dem System IBM 1800 gibt es ebenfalls Programmsysteme, die das Benutzen von Prozeß- bzw. Nichtprozeßprogrammen erleichtern. Dabei können verschiedene Programme quasi gleichzeitig ablaufen, ohne daß der Bediener einzugreifen braucht.

Der Vorteil von Echtzeit-Systemen in abhängiger Arbeitsweise gegenüber Systemen mit unabhängiger Arbeitsweise liegt darin, daß die Verarbeitung und Speicherung bzw. Ausgabe der Ergebnisse überlappt mit der Erfassung der einzelnen Meßwerte erfolgt.

In der folgenden Darstellung soll nun versucht werden, die einzelnen Begriffe anhand von Beispielen zu erläutern.

Off-line

Von einem Off-line-System spricht man, wenn das Datenerfassungssystem nicht mit einer Datenverarbeitungsanlage gekoppelt ist. Im klinisch-chemischen Laboratorium würde ein Off-line-System die Photometersignale der Eichlösungen und Probelösungen sowie die Probenummern übernehmen und auf Lochkarten oder Lochstreifen wieder - in Form von Zahlen - ausgeben. Um diese Meßwerte zu verarbeiten (Erstellen der Eichkurven, Berechnen der Konzentrationen usw.), muß man diese Lochkarten bzw. Lochstreifen in einem Datenverarbeitungssystem mit einem geeigneten Programm verarbeiten.

On-line

Bei einem On-line-System ist das Erfassungsgerät direkt mit einem Datenverarbeitungssystem verbunden. In dem Verarbeitungssystem sind die Programme gespeichert, welche die Meßwerterfassung steuern und auch die erfaßten Werte gleich verarbeiten. Bei einem On-line-System im klinisch-chemischen Laboratorium sind alle Laborgeräte über ein Koppelteil direkt mit dem Rechner verbunden. Immer wenn an einem Gerät ein Meßwert ansteht, wird er in den Rechner übernommen und ausgewertet bzw. gespeichert, noch bevor der nächste Meßwert erfaßt wird. Da das Analysenergebnis (z. B. Eichkurve oder Qualitätskontrolle) errechnet wird, bevor der nächste Meßwert überhaupt kommt, kann man mit einem On-line-System auch steuernd in den Analysenablauf eingreifen (z. B. schaltet der Rechner ein Gerät ab, das falsche Eichwerte liefert).

Hardware, Software

Mit Hardware bezeichnet man die physische Einheit eines Rechners, z. B. die elektronischen Einrichtungen (Schaltkreise), den Kernspeicher, aber auch den Kartenleser, die Schreibmaschine usw.

Mit Software bezeichnet man das, was die Hardware benötigt, um ihren Bestimmungen gerecht zu werden und reibungslos zu funktionieren. Man unterscheidet zwischen "System-Software" und "Anwendungs-Software". Mit "System-Software" sind die Betriebssysteme gemeint. Dies sind Programme, welche im Rechner den Arbeitsablauf automatisieren, optimieren und steuern. Dazu gehört vor allem die Steuerung und Verwaltung aller Eingabe-, Ausgabe- und Verarbeitungsprogramme, um nur einige Aufgaben der Betriebssysteme zu nennen. Unter "Anwendungs-Software" im weiteren Sinne versteht man die Verarbeitungsprogramme, die zur Lösung von Anwendungsproblemen zur Verfügung stehen.

Analogwert

Ein Analogwert ist die elektrische Darstellung eines physikalischen Phänomens. Fällt z. B. bei einem Photometer Licht durch die Küvette auf eine Photozelle, so steht an dieser ein Spannungswert an. Dieser sogenannte Analogwert ist proportional der Extinktion des Küvetteninhaltes. Die Spannung der Photozelle kann - über ein Spiegelgalvanometer - einen Lichtzeiger auf eine Skala projizieren. Oder sie kann - über einen Zerhacker und Transformator - einen Motor antreiben, der eine Schreibfeder bewegt. Der so angezeigte bzw. geschriebene Wert wird ebenfalls als Analogwert bezeichnet.

Digitalwert

Ein Digitalwert ist ein diskreter Zahlenwert, wie er z. B. nach Beendigung der Messung an einem Zählgerät zur Auslesung ansteht.

Zur Definition der Begriffe Analog- und Digitalwert kann man sich auch des Tachometers bzw. Kilometerzählers bedienen: Die Geschwindigkeit eines Autos, die wir aus dem Stand der Tachometernadel ablesen, ist ein Analogwert. Die vom Stand 0 an mit dem Auto bisher zurückgelegten Kilometer können als Digitalwert vom Kilometerzähler abgelesen werden.

Multiplexer

Ein Multiplexer ist eine Vorrichtung, die es gestattet, mehrere voneinander unabhängige Signale über eine Leitung zu übertragen. Werden in einem Laboratorium an mehreren Geräten gleichzeitig Messungen durchgeführt, so werden die elektrischen Ausgänge der Photometer nacheinander in einer vom Benutzer festgelegten Reihenfolge mit dem Analog-Digitalwandler des Datenerfassungsgerätes verbunden. Man spricht in diesem Falle von Sequenz-Multiplexern. Die Umschaltgeschwindigkeit liegt zwischen 10 und 900 Umschaltungen pro Sekunde.

Sollen die Geräte in beliebiger Reihenfolge und beliebiger Dauer angeschaltet werden, z. B. wenn Photometer, automatische Analysengeräte und Elektrokardiographen gleichzeitig ihre Meßwerte zur Verfügung stellen, so bedient man sich des Freizugriff-Multiplexers. Dieser ist elektronisch steuerbar und wird z. B. nach einem Programm oder nach sich aus den Messungen ergebenden Entscheidungen von dem Datenverarbeitungssystem gesteuert. Bei dem System IBM 1800 liegt die Umschaltgeschwindigkeit eines solchen Halbleiter-Multiplexers bei 100 000 Umschaltungen pro Sekunde.

Analog-Digital-Umsetzer (ADU)

Dies sind Geräte, um analoge Größen in digitale Größen umzuwandeln. Im Falle kontinuierlicher Meßkurven z. B. wandeln sie die elektrischen Signale der Photometer in diskrete ganze Zahlen um. Entweder wird der Verlauf der analogen Spannung zunächst in Zeiteinheiten zerlegt, deren jeweiliger Spannungswert dann durch eine elektronische Zählvorrichtung "quantitiert" wird. In diesem Falle bezeichnet man den ADU als einen Zeitverschlüssler; oder die analoge Eingangsspannung wird einer stufenweisen Vergleichsspannung gegenübergestellt. Aus diesem Vergleich ergibt sich die digitale Größe. Hier spricht man von einem Stufenverschlüssler (weitere Arten der Analog-Digital-Umsetzung sollen hier nicht besprochen werden).

Binärzahl, BCD-Zahl

Bei der Umwandlung einer analogen Größe in eine digitale kann der Analog-Digital-Umsetzer entweder eine Binärzahl erzeugen oder eine BCD-Zahl.

Die Größe der Binärzahl hängt von der Auflösung des ADU ab. Bei einer Auflösung von 8 bit liegt die umgesetzte Zahl zwischen 0 und 2^8. Bei 14 bit entsprechend zwischen 0 und 2^{14}.

Bei einer BCD-Zahl (Binary Coded Decimal) ist jede Dezimalstelle für sich binär verschlüsselt. Der umgewandelte Wert ist im allgemeinen eine dreistellige oder vierstellige "BCD-Zahl".

Wort, K-Wort

Bei den Systemen IBM 1130 und IBM 1800 ist die kleinste adressierbare Einheit ein Wort. Es besteht aus 16 bit. Bei dem System IBM 1130 sind zwei zusätzliche sogenannte Prüfbit vorhanden. Beim System 1800 zusätzlich ein Prüfbit und ein Speicher schutzbit.

1 K (= Kilo)-Wort bedeutet 2^{10} = 1024 Worte zu je 16 bit. Man pflegt die Kapazität eines Informationsspeichers in solchen K-Worten anzugeben, beispielsweise "der Speicher hat 16, 32 oder 64 K".

Datenkanal, Cycle Stealing

Die Datenkanäle steuern das asynchrone Arbeiten der Ein/Ausgabegeräte. Es sind Einrichtungen, die mit eigenen Registern und Steuerungen ausgerüstet sind und die Ausführung der Ein/Ausgabeoperationen vornehmen und überwachen. Eine vom Programm bestimmte Anzahl von Worten wird damit aus dem Kernspeicher ausgelesen oder in ihn geschrieben. Der gerade in der Zentraleinheit in Ausführung befindliche Befehl wird für jedes ein- oder auszulesende Wort um einen Speicherzyklus verzögert (es wird ein Zyklus vom Datenkanal "gestohlen").

Die Kanäle sind in bestimmter Prioritätsfolge angeschlossen. Der Kanal höchster Priorität muß also höchstens einen Kernspeicherzyklus lang warten, bis er Zugang zu dem Rechner erhält. Die maximale Übertragungsgeschwindigkeit beträgt z. B. bei dem System IBM 1130 ca. 270 000 Worte (zu je 16 bit) pro Sekunde, bei dem System IBM 1800 maximal 500 000 Worte pro Sekunde.

Solche Datenkanäle sind z. B. wichtig, wenn in einer Intensivpflegestation Elektrokardiogramm-Werte verarbeitet werden sollen und gleichzeitig mehrere andere Laboratoriumsgeräte in Betrieb sind. Denkt man z. B. an 10 elektrokardiographische Ableitungen an je vier Betten, so sind 40 mal 500 = 20 000 Meßwerte pro Sekunde zu erfassen (es wird angenommen, daß 500 Meßwerte pro Ableitung und pro Sekunde notwendig sind, um das Elektrokardiogramm digital nachbilden zu können). Dieses schnelle Erfassen und Abspeichern (z. B. auf Magnetband) der Elektrokardiogramm-Werte ist nur nach dieser Methode des Cycle Stealing möglich, da sonst schon nach kurzer Zeit der Kernspeicher (z. B. 16 K-Worte) "überlaufen" würde.

Neben der Erfassung der schnellen elektrokardiographischen Signale können auch noch die Photometersignale erfaßt und gespeichert werden, indem die Analogwerte nach Umwandlung im ADU ebenfalls über einen Datenkanal im Cycle Stealing in den Kernspeicher und von dort z. B. auf eine Magnetplatte übertragen werden.

Vorrangverarbeitung

Bei programmgesteuerter Ein/Ausgabe, also ohne Datenkanal, erfolgt die Übertragung wortweise unter Programmkontrolle, d. h. für die Ein- oder Ausgabe eines Wortes ist mindestens ein Befehl erforderlich. Dabei sind die Einheiten gepuffert und benutzen die Unterbrechungseinrichtung, um die Bereitschaft zum Senden oder Empfangen eines Wortes der Verarbeitungs- und Steuereinheit mitzuteilen. Dadurch kann auch die programmgesteuerte Ein- und Ausgabe auf mehreren Geräten gleichzeitig und außerdem parallel zu einem in der Verarbeitungs- und Steuereinheit laufenden Programm erfolgen.

Vorrangunterbrechung

Ein modernes Prozeßdatenverarbeitungssystem muß in der Lage sein, nach Bedarf das laufende Programm (z. B. Auswertung von Laborergebnissen) zu unterbrechen, um ein anderes Programm durchzuführen (z. B. Erfassen von Photometersignalen).

Das System IBM 1800 gestattet, Programmunterbrechungen maximal 24 Ebenen zuzuordnen. Innerhalb einer Ebene können bis zu 16 verschiedene Geräte (Meßstellen) angeschlossen werden.

Das laufende Programm wird unterbrochen, wenn die momentane Anforderung eine höhere Priorität hat. Andernfalls wird die Unterbrechungsanforderung festgehalten und erst bedient, wenn das laufende Programm beendet ist und keine Anforderungen höherer Priorität vorliegen. Die Priorität wird zuvor von dem Benutzer selbst festgelegt.

Monitor-System

Dies ist ein Programmsystem der Datenverarbeitungsanlage IBM 1130, das entwickelt wurde, um dem Benutzer die Übertragung seiner Probleme auf den Rechner zu erleichtern.

Dieses Monitor-System ist ein Steuerprogramm, das auf der Magnetplatte gespeichert ist und die Übersetzerprogramme (z. B. für FORTRAN, ASSEMBLER etc.) sowie die Bibliotheks-Unterprogramme (für Ein/Ausgabe-Operationen, arithmetische und Funktions-Unterprogramme) und die Dienstprogramme (Datenübertragung, Kernspeicherdruckprogramme etc.) verwaltet.

Die einzelnen Programme werden vom Benutzer lediglich durch Steuerkarten aufgerufen, was eine schnelle und einfache Handhabung des Datenverarbeitungssystems gestattet.

Time-Sharing-Executive-System (TSX)

Das TSX ist ein plattenorientiertes Programmsystem für die Datenverarbeitungsanlage IBM 1800, das dem Benutzer die Umwandlung, Abspeicherung und Ausführung eines oder mehrerer Programme für Datenerfassung, Prozeßsteuerung und prozeßunabhängige Arbeiten mit einem Minimum an Eingriffen gestattet.

Das TSX-System besitzt zwei Arbeitsweisen: die Prozeß- und die Nichtprozeß-Arbeitsweise.

Während der Prozeßverarbeitung werden alle an der Meßwerterfassung und Verarbeitung sowie Prozeßsteuerung beteiligten Haupt-, Unter- und Unterbrechungsprogramme bearbeitet.

In größeren Pausen dieser Tätigkeit (z.B. wenige Sekunden bis mehrere Stunden) kann die Nichtprozeßarbeitsweise erfolgen, indem der Nichtprozeß-Monitor den Stand der Nichtprozeßarbeit überprüft und eventuell neue Nichtprozeßarbeiten (Umwandlung, Simulation, Ausführung von Off-line-Programmen) über Steuerkarten in Gang setzt.

Sind die Geräte eines klinisch-chemischen Laboratoriums mit dem System IBM 1800 gekoppelt, so werden z.B. alle Meßwerte erfaßt, verarbeitet, gespeichert und ausgedruckt. Gleichzeitig kann man z.B. ein FORTRAN-Programm über die Karteneinheit einlesen, übersetzen und ausführen (z.B. medizinisch-statistische Auswertungen). Dieses "gleichzeitig" bedeutet dabei: "während der Pausen", in denen keine Laboratoriums-Meßwerte zu erfassen und bzw. oder zu verarbeiten sind.

Multiprogramming-Executive-System (MPX)

Dieses Betriebssystem enthält gegenüber dem TSX erheblich erweiterte Möglichkeiten der gleichzeitigen Bearbeitung verschiedener Vorgänge. Maximal 26 verschiedene Bereiche - jeder einer Unterbrechungsebene zugeordnet - gestatten Multiprogramming mit minimalem Platz- und Zeitbedarf. Einige der möglichen, gleichzeitig durchführbaren Tätigkeiten sind

- Laden von Programmen und Unterprogrammen in den Kernspeicher
- Ordnen und Abarbeiten von Warteschlangen nach ihrer Priorität
- Abhängig von der Ein/Ausgabe-Operation kann die Steuerung des Betriebsablaufes von einer Funktion auf eine andere übertragen werden
- Steuerung der Ausführung der verschiedenen Funktionen in Abhängigkeit von einer flexiblen Unterbrechungshierarchie

Mit diesem MPX-System ist es also möglich, gleichzeitig bis zu 26 verschiedene Programme im Kernspeicher zu haben. Während einige dieser Programme z.B. das Erfassen und Verarbeiten von Photometer- oder allgemein Meßstellensignalen übernehmen, können andere Programme ausgetauscht werden. Auch dieses Austauschen geschieht lediglich durch Steuerkarten, und zwar während der einzelnen Kernspeicherzyklen bzw. -takte, während der das System nicht mit der Erfassung und Verarbeitung von Gerätesignalen beschäftigt ist, denen eine höhere Priorität zugeordnet war.

Real-Time-System

Von einem Real-Time-(= Echt-Zeit)-System spricht man, wenn der Ablauf eines Programmes mit dem Ablauf eines Prozesses in der echten, gerade betrachteten Zeit gekoppelt ist (z. B. Erfassen eines Photometersignals und Überprüfen des Ergebnisses anhand vorher festgelegter Kriterien). Sind die Bedingungen nicht erfüllt, so wird z. B. ein Korrekturfaktor berücksichtigt, noch bevor das nächste Photometersignal zu verarbeiten ist.

Voraussetzung und Ziel einer Erfassung und Bearbeitung der im Laboratorium erhobenen Daten

A. DELBRÜCK

Seit etwa 150 Jahren ist die chemische und physikalische Analyse integraler Bestandteil ärztlicher Information und Diagnose. Physikalische und chemische Meßgrößen erweitern das durch die Grenzen der Sinneswahrnehmung beschränkte Erkennungsvermögen des Arztes. Es ist ein wohlbegründetes und legitimes Bestreben des Arztes, in möglichst kurzer Zeit immer mehr und immer gewichtigere Informationen über den Zustand des gesunden oder des kranken Organismus zu erhalten. Das ärztliche Laboratorium ist dieser Forderung durch eine ständige Ausweitung des Analysenangebotes, durch eine intensive Kontrolle der Meßdaten und deren kurzfristige Übermittlung zum Arzt gefolgt und stellt heute einen wesentlichen Faktor für das ärztliche Handeln in Diagnostik und Therapie dar.

Mit Hilfe elektronischer Datenverarbeitungsanlagen werden im klinischen Laboratorium neue Wege eröffnet, welche der ärztlichen Forderung nach umfassender zuverlässiger Information in bisher nicht gekanntem Umfang zu entsprechen gestatten. Das Ziel einer elektronischen Datenerfassung und -verarbeitung im Laboratorium ist somit identisch mit der Aufgabe, die dem klinischen Laboratorium im Rahmen der Diagnostik und Therapie überhaupt zugewiesen ist: schnell viele zuverlässige Informationen über den Kranken zu gewinnen.

Ein effektiver Einsatz der elektronischen Datenverarbeitung im Laboratorium ist jedoch an eine Reihe von technischen und personellen Voraussetzungen geknüpft: Sie erstrecken sich nicht nur auf den eigentlichen Laboratoriumsbereich, in dem die Analyse des Untersuchungsgutes erfolgt, sondern sie greifen in den gesamten Funktionskreis hinein, in dem Patient, Arzt, Schwester, Laboratorium und Transportdienste einbezogen sind (Abb. 1).

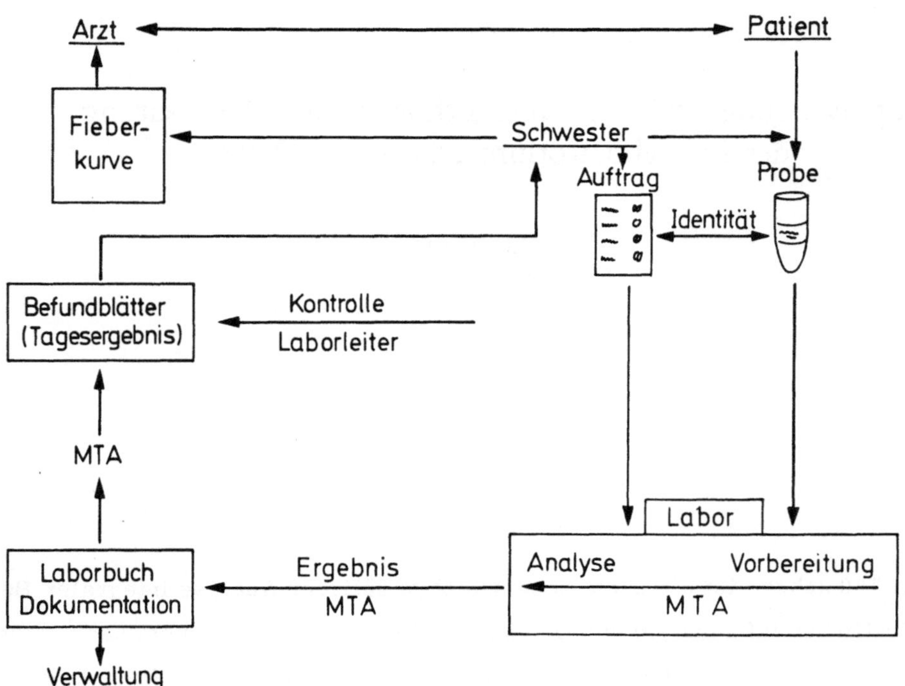

Abb. 1. Funktionskreis Arzt, Patient, Schwestern, Laboratorium, Schwestern, Arzt im Rahmen der Laboratoriumsdiagnostik

Kontrollierte Probengewinnung am Patienten, optimale Transportbedingungen für den Probentransport von der Entnahmestelle zum Laboratorium und die kontrollierte Identität von Probe und Patient von der Entnahme bis zur Übermittlung des gefundenen Meßwertes sind so eng an die eigentliche Analyse gebunden, daß man sie als einen Teil dieser Analyse ansehen muß.

Ein Laboratorium, das die Möglichkeiten einer elektronischen Datenverarbeitung in Anspruch nehmen will, muß eine optimale Zuverlässigkeit der Gewinnung der Meßwerte garantieren, d.h. daß auch die Probengewinnung, ihr Transport und ihre Zuordnung zum jeweiligen Patienten einer möglichst intensiven Kontrolle unterliegen müssen. Probenverwechslungen bei der Entnahme, zeitlich falsch oder technisch fehlerhaft entnommenes Untersuchungsmaterial, Verzögerung oder thermische und mechanische Schädigungen des Untersuchungsgutes während des Transportes und mangelhaft deklarierte Laboratoriumsaufträge und Identitätsmerkmale sind zu einem hohen Prozentsatz an der Fehlerquote der Meßergebnisse des klinischen Laboratoriums beteiligt. Wenn auch an einer Stelle die Kennzeichnung der Probe vorgenommen werden muß, so sind Transportschäden oder Fehlidentifikationen mit dem heutigen Stand der Technik zu vermeiden.

Als weiteren Gesichtspunkt möchte ich in diesem Zusammenhang die Geschwindigkeit hervorheben, mit der das Untersuchungsmaterial in das Laboratorium transportiert werden kann. Sie wird oftmals entscheidend für die Qualität der Analyse wie für den Erfolg einer dringlichen Therapie sein. Personalunabhängige mechanische Förderanlagen wie Rohrpost oder Kastenförderer dürften einen optimalen Probentransport erreichen lassen.

Die Untersuchungsfrequenz des Laboratoriums sollte einen Mindestdatenumfang aufweisen, um von der Kostenseite her gesehen den Einsatz einer elektronischen Datenverarbeitungsanlage zu rechtfertigen und im Hinblick auf die zu gewinnenden Informationen die vielen durch sie gegebenen Möglichkeiten wirklich nutzen zu können. Der Einsatz einer elektronischen Datenverarbeitungsanlage dürfte ein Mindesttagesaufkommen von etwa 2000 Analysen erfordern.

Deshalb wird die weitere Entwicklung zwangsläufig zur Einrichtung von Zentrallaboratorien führen, in denen für Universitätskliniken bzw. Gesamtkrankenanstalten auf der Basis eines breitgefächerten Analysenangebotes die Masse der Laboratoriumsaufträge der Kliniken ausgeführt wird. Ein Zentrallaboratorium wird auch die besten Voraussetzungen für die unerläßliche Automation der gesamten Routineuntersuchungen bieten.

Automatische Analysenvorgänge sind zwar seit längerer Zeit für viele Laboratorien zur Selbstverständlichkeit geworden, die echte Automation schließt jedoch die Prozeßkontrolle und Prozeßsteuerung der Arbeitsvorgänge mit ein. Diese Forderung nach Prozeßkontrolle zu erfüllen, ist aber ohne elektronische Datenerfassung und -verarbeitung nicht möglich. An dieser Stelle wird zum ersten Mal deutlich, in welcher Weise Voraussetzungen und Ziele für den Einsatz dieser Anlagen ineinander verwoben sind. Auch im weiteren wird es nicht immer gelingen, klar zwischen Voraussetzung und Ziel einer elektronischen Datenverarbeitung im Laboratorium zu unterscheiden. Die Automation wird einerseits durch die Verwendung einer Vielfalt von einfachen und komplizierten Analysenautomaten möglich, andererseits hängt sie von einer sorgfältigen Rationalisierung aller Arbeitsabläufe im Laboratorium ab. Diese Rationalisierung muß als eine weitere Voraussetzung für den Einsatz der elektronischen Datenverarbeitung angesehen werden, da sie für die Programmierung einen übersichtlichen Organisationsplan zur Verfügung stellt.

Die Automation ermöglicht die geforderte Intensivierung der Datenverarbeitung im Laboratorium und läßt die Möglichkeiten der elektronischen Datenerfassung in vollem Umfange wirksam werden. Die Automation der Meßvorgänge wird auch eine Entlastung auf dem personellen Sektor bringen. So erlaubt der Technicon-SMA-12-Analyzer die Durchführung von 2000 Analysen/Tag durch zwei Arbeitskräfte, der neue Eppendorf-Enzymautomat hat einen Durchsatz von 120 Enzymaktivitätsbestimmungen/Stunde, so daß von einer Assistentin pro Arbeitstag etwa 800 bis 1000 Bestimmungen ausgeführt werden können, wobei Wartung und Vorbereitungszeiten schon mit einbegriffen sind.

Allerdings lehrt die Erfahrung, daß für eine Automation technisch qualifiziertes Personal unerläßlich ist und Anlernlinge nur in begrenztem Umfang eingesetzt werden können. Ist ein qualifiziertes Stammpersonal vorhanden, so bietet die Automation über den Rationalisierungseffekt hinaus die Möglichkeit, Präzision und Zuverlässigkeit der Meßdaten wesentlich zu verbessern.

Automatische Meßvorgänge lassen sich erheblich leichter einer laufenden Qualitätskontrolle unterwerfen als die manuellen Arbeitsverrichtungen. Eine solche Qualitätskontrolle ist aber eine weitere unabdingbare Forderung an das Laboratorium, wenn man die gewonnenen Daten zur weiteren Verarbeitung der elektronischen Datenverarbeitung übergibt. Mit dem Einsatz der elektronischen Datenverarbeitung im Laboratorium ist eine Vielfalt von neuen Möglichkeiten für eine Qualitätskontrolle gegeben, so daß ihr Einsatz zwangsläufig zur Verbesserung von Zuverlässigkeit und Präzision beitragen wird. Ich möchte nur daran erinnern, daß mit Hilfe der elektronischen Datenverarbeitung die Kontrolle schon in den Vorgang der Meßwertgewinnung eingreifen kann, wodurch vermieden wird, daß Fehler erst am Schluß einer Analysenserie oder der Tagesarbeit evident werden.

Welche Forderungen sind an die apparative Ausstattung des Laboratoriums für den Anschluß elektronischer Datenverarbeitungsgeräte zu stellen? Prinzipiell ist jedes Analysengerät und jede Analysenmethode geeignet, welche ein elektrisches Signal abgibt, das dem quantitativen Ergebnis der Analyse entsprechend von der elektronischen Datenverarbeitungsanlage mit oder ohne Umformung aufgenommen werden kann. Wenn diese Aussage auch generell zutreffend ist, so erfährt sie doch Einschränkungen durch technische Details der zur Zeit üblichen Analysen- und Datenerfassungsgeräte, durch die oft erhebliche Schwierigkeiten für einen Anschluß entstehen. Diese Schwierigkeiten sind aber alle technisch zu überwinden. Auch Daten, welche nicht direkt über ein elektrisches Signal erfaßt werden können, sind durch Handeingaben über eine Eingabeschreibmaschine zu erfassen, wie z. B. Ergebnisse qualitativer Analysen von Körperflüssigkeiten oder mikroskopischer Untersuchungen in der Hämatologie. Bei der Planung der elektronischen Datenverarbeitung im Zentrallaboratorium der Medizinischen Hochschule Hannover wurden die Grenzen einer Handeingabe von Meßwerten jedoch sehr bald deutlich.

Der Datenumfang aus diesen Laboratoriumsbereichen ist so groß, daß er mit Hilfe der - der üblichen Ausstattung der Datenverarbeitungsanlagen entsprechenden - Eingabeplätze nicht in vernünftiger Zeit zuverlässig eingegeben werden kann.

Eine Abstellung der Automation und apparativen Ausstattung im Laboratorium auf einen Off-line-Betrieb für eine Datenerfassung durch Lochkarten oder -streifen ist im Grunde den großen Möglichkeiten der elektronischen Datenverarbeitung nicht adäquat und nutzt nicht voll den erreichbaren Effekt einer solchen Anlage. Beim Off-line-System entfällt die gesamte, dem Analysenvorgang parallel-laufende Prozeßkontrolle sowie die unmittelbar nach erfolgter Analyse notwendige Kontrolle auf Richtigkeit und Plausibilität. Durch ein Erfassen der Daten auf Lochkarten oder -streifen und ihre Weiterverarbeitung in einer Datenverarbeitungsanlage entsteht eine erhebliche Verzögerung, die oft dazu führt, daß die notwendigen Kontrollanalysen erst zum Abschluß des Tages ausgeführt werden können. Die Nachteile, die hieraus für den Gesamtbetrieb von Laboratorium und Klinik resultieren, brauchen hier nicht weiter erörtert zu werden. Daraus folgt, daß nur das On-line-System den Forderungen der modernen Laboratoriumsarbeit im Krankenhaus entsprechen kann.

Auch der Befundübermittlung vom Laboratorium zur auftraggebenden Stelle muß besondere Aufmerksamkeit gewidmet werden. Die Befundübermittlung ist als das letzte Glied des Analysenverfahrens zu betrachten. Wie bei der Probegewinnung unterliegt die Befundübermittlung einer großen Fehlermöglichkeit. Eine optimale Befundübermittlung vom Laboratorium zur anfordernden Stelle wird sich nur mit Hilfe einer elektronischen Datenverarbeitungsanlage erzielen lassen. Jedoch seien einige Voraussetzungen angeführt, die für jede Befundübermittlung Gültigkeit besitzen:

Die Zuverlässigkeit des Meßwertes, der übermittelt werden soll, muß kontrolliert sein. Der Meßwert sollte möglichst in der Form, in der er dem kontrollierenden Laboratoriumsarzt vorgelegen hat, in die Hand des Arztes am Krankenbett gelangen, damit nicht Übertragungsfehler bei der Übertragung von Daten aus den Laboratoriumsbüchern auf Befundblätter bzw. weiter auf Fieberkurven entstehen. Die Daten müssen in übersichtlicher Form und im Klartext dargestellt sein.

Es sollte auch sichergestellt sein, daß die Meßergebnisse verzögerungsfrei der anfordernden Stelle übermittelt werden und nicht als Irrläufer andernorts verlorengehen. Für die Rückübermittlung der Analysendaten ist ein mechanisches Transportsystem von großem Vorteil. Es ist stets einsatzbereit und personalunabhängig. In erster Linie kommt dafür die Rohrpost in Frage. Bei günstiger örtlicher Zuordnung der Stationen zum Laboratorium sind jedoch auch Ausgabefächer, zu denen nur die auftraggebende Stelle Zugang hat, hinreichend. Ausreichend sind beide Systeme nicht, wenn es sich um eine Befundübermittlung bei Notfällen handelt. Das Telefon ist für eine solche Übermittlung denkbar ungeeignet, da weder die annehmende Stelle unter Kontrolle steht noch eine fehlerfreie Übermittlung beim Sprechen über Telefon gewährleistet ist. Die technische Lösung dieses Problems muß nach dem Grundsatz erfolgen, daß dem behandelnden Arzt so schnell wie möglich eine kontrollierte Information im Klartext in die Hand gegeben wird. Auch hier wird die Datenverarbeitung mit Hilfe peripherer Geräte eine optimale Lösung ermöglichen.

Die aufgezeigten Punkte, mit denen ein Überblick über die Voraussetzungen eines Eingriffes von Datenverarbeitungsanlagen im Laboratorium vermittelt werden sollte, lassen die hohen Anforderungen erkennen, die in personeller und apparativer Hinsicht gestellt werden.

Es soll nun auf die Zielsetzung eingegangen werden, unter der die Datenerfassung und -verarbeitung in die Funktion des klinischen Laboratoriums eingeschlossen werden soll und die die zunächst beträchtlich erscheinenden Aufwendungen rechtfertigt.

Zunächst, was soll im Laboratorium durch eine elektronische Datenerfassung und -verarbeitung erreicht werden? Ihre Wirksamkeit erstreckt sich auf zwei Ebenen unserer Laboratoriumsarbeit. Die erste Ebene läßt sich durch die beiden Schlagworte Rationalisierung und Prozeßkontrolle umreißen.

Es ist nach wie vor eine wesentliche Aufgabe des klinischen Laboratoriums, die Qualität der dem Kliniker vermittelten Daten zu verbessern. Trotz intensiven Bemühens sind dieser Aufgabe von der personellen und apparativen Seite natürliche Grenzen gesetzt, die erst mit den Möglichkeiten der Datenverarbeitung gesprengt werden können. Sowohl maschinengesteuerte laufende Qualitäts- und Prozeßkontrollen automatischer Probenidentifizierung und Meßwertermittlung wie auch die Einbeziehung manuell gefundener Meßgrößen in ein das gesamte Laboratorium umfassendes computergesteuertes Kontrollsystem sollen zur Verwirklichung der gesteckten Ziele im Laboratorium beitragen. Die durch elektronische Datenverarbeitung mögliche Rationalisierung des Arbeitsablaufes setzt das Laboratorium in die Lage, nicht nur qualitativ bessere Daten zu gewinnen, sondern auch den Datenumfang, sowohl im Hinblick auf die Breite der diagnostischen Möglichkeiten als auch im Hinblick auf die Frequenz der Kontrolluntersuchungen, erheblich zu steigern. Ein echter Gewinn für die Klinik ist auch die Möglichkeit, die Daten weit kurzfristiger dem Arzt verfügbar zu machen.

Es erhebt sich aber die kritische Frage, ob der Arzt diese ständig zunehmende Zahl von Daten noch überblicken und eine erschöpfende Auswertung in einem für die Situation am Krankenbett vertretbaren Zeitraum vornehmen kann. Kann das Mehr an Daten nicht zu einem sinnlosen Übermaß an Informationen werden? Von der Antwort auf diese Frage ist die Bestätigung unserer Zielsetzung oder ihre Verwerfung abhängig. Die Antwort kann nur darin bestehen, daß - quasi auf einer neuen Ebene - mit Hilfe der Datenverarbeitung im Laboratorium die Fülle der Einzeldaten auf ihren aktuellen Informationswert reduziert wird, wobei gleichzeitig durch mathematisch statistische Analyse der Informationsgehalt der Einzelparameter maximal ausgeschöpft werden kann. Denn der Wert einer Information ist nicht durch die Quantität der ermittelten Daten bestimmt, sondern durch deren Aussagekraft für das jeweilige Problem. Diese kann sich sowohl auf eine spezifische Einzelaussage stützen wie auf eine korrelative Auswertung einer Reihe einzelner Daten, die erst durch diesen Prozeß Aussagewert erlangen.

Chemische und physikalische Meßgrößen werden sich in der Klinik am ehesten zu einer mathematischen Auswertung anbieten. In begrenztem Rahmen läßt sich die Information aus den Laboratoriumsdaten im Hinblick auf eine Diagnose verwerten, wodurch dem Laboratorium die Möglichkeit gegeben wird, am gleichen Untersuchungsmaterial zusätzliche Meßgrößen zu bestimmen, um die mögliche vom Computer bezeichnete Diagnose zu erhärten oder zu widerlegen.

Die so gewonnene Information muß mit Hilfe der Datenverarbeitungsanlage verzögerungsfrei aus dem Laboratorium in das integrale Informationssystem des Gesamtklinikums übermittelt werden, von wo aus sie dem behandelnden Arzt im Klartext kurzfristig und übersichtlich verfügbar zu machen ist oder weiteren Auswertungen im größeren Rahmen unterworfen wird. Die Anbindung des Laboratoriums an ein solches Informationssystem ist in der nächsten Abbildung schematisch dargestellt.

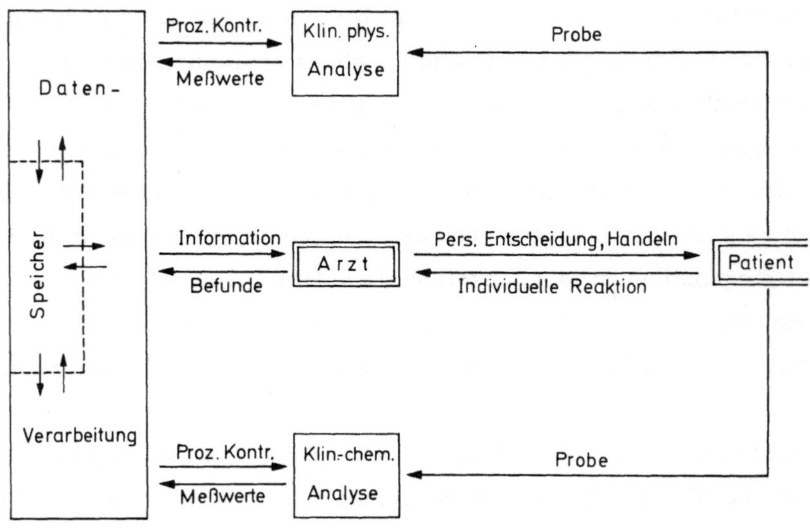

Abb. 2. Datenverarbeitung und Laboratorium im integralen Informationssystem der Klinik

Personale und apparative Tätigkeiten vereinigen Patient, Arzt, Laboratorium und Datenverarbeitung zu einem Funktionskreis, dem eine große Mannigfaltigkeit von Informationen zur Verfügung steht. Im Bereich der Intensivpflege ist die Integration des Patienten und seiner Körperfunktionen in diese technischen Möglichkeiten von Klinik und Laboratorium in einem solchen Maße verwirklicht, daß wir von einer äußeren Prozeßkontrolle von Lebensvorgängen sprechen können. Ein solch einfaches System der Fremdsteuerung von Körperfunktionen ist uns vom Diabetes geläufig (Abb. 3).

Versagt der normale Regulationsmechanismus, so wird über das Laboratorium der Kontrollparameter ermittelt, und der Arzt nimmt die Korrektur der Stoffwechsellage vor. Es ist einsichtig, daß mit zunehmender Frequenz der Meßgrößenbestimmung und der Korrektur etwa abweichender Stoffwechselgleichgewichte eine Optimierung des Stoffwechselausgleiches bei Fremdsteuerung herbeigeführt werden kann. In vielen Fällen kann dieses System der Fremd- und Außensteuerung außerordentlich kompliziert sein und eine große Zahl von Kontrollparametern und Korrekturfaktoren umfassen und sich nicht nur auf die Information aus dem Laboratorium stützen. Handelt es sich um ein einfaches, wohldefiniertes System, so wird eine Korrektur aufgrund von Meßwerten und deren programmierter elektronischer Auswertung automatisch erfolgen können (Abb. 4).

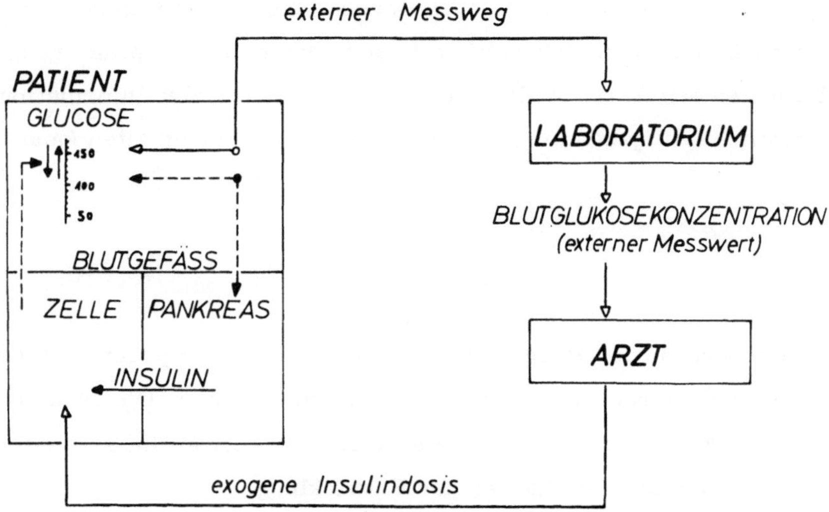

Abb. 3. Eigen- und Fremdsteuerung von Stoffwechselabläufen im Organismus: Diabetes mellitus

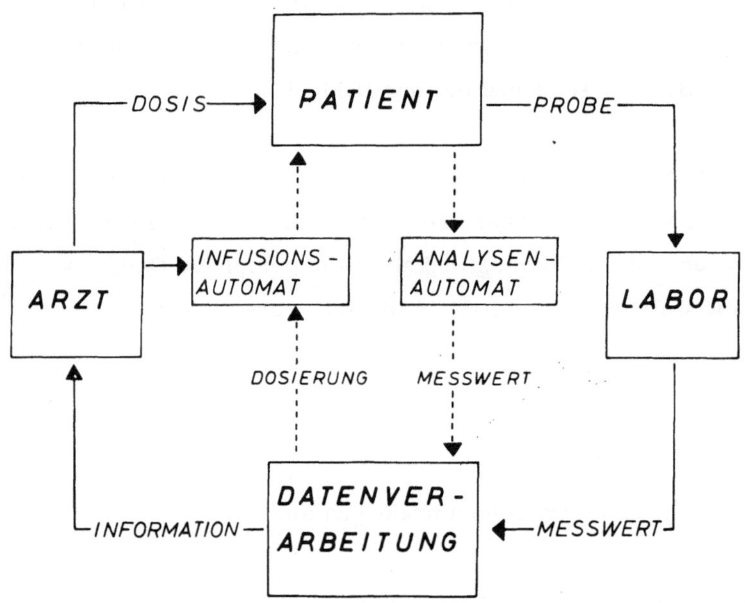

Abb. 4. Fremdsteuerung von Stoffwechselvorgängen: Automatisches Verfahren - konventionelles Verfahren. Schematisch

Automatisches, personalunabhängiges Verfahren [- - - - - - - →] im Vergleich mit der herkömmlichen Praxis der Meßwerterstellung und Therapie durch Arzt und Laboratorium [————→].

Die Möglichkeit solcher auotmatischer Korrektur zeigt, in welcher Weise die elektronische Verarbeitung von Meßdaten im Laboratorium unter Optimierung der Behandlung des Patienten den Arzt vor dem Zustrom unendlich vieler Informationen bewahren und für wesentliche Aufgaben am Krankenbett frei- und bereithalten kann.

Diskussion

In der Diskussion wurden Fragen gestellt, die sich auf die praktische Anwendung elektronischer Datenverarbeitung im Laboratorium beziehen. Die Beantwortung hat Dr. A. DELBRÜCK übernommen. Aus Frage und Antwort ergibt sich ein anschauliches Bild des gegenwärtigen Standes der Entwicklung.

1. Frage

Ein großer Vorteil der elektronischen Datenverarbeitung im Laboratorium liegt darin, daß Trendkorrekturen vorgenommen werden können. Welche Möglichkeiten sind bei dem IBM-System 1800 und bei der IBM 1130 gegeben?

Antwort: Soweit mir bekannt ist, sind die IBM-Rechner 1130 und 1800 in ihrer Rechenleistung in etwa vergleichbar. Die Unterschiede liegen vorwiegend darin, daß das System 1800 über Anschlußmöglichkeiten für periphere Geräte verfügt (das sogenannte interface), welche bei der IBM 1130 nicht gegeben sind.

2. Frage

Wie sehen solche Trendkorrekturen praktisch aus?

Antwort: Als Beispiel sei die Driftkorrektur genannt, welche eine regelmäßige Zu- oder Abnahme des Reagenzienleerwertes in der Analysenserie korrigiert. In regelmäßigen Abständen werden in die Analysenserie Standardlösungen bekannter Konzentration eingegeben, deren aktuell gemessene Konzentration der Korrektur zugrunde gelegt wird. Die Abweichung läßt sich ermitteln und die zwischen den beiden Standards gelaufenen Analysen werden entsprechend der ermittelten Drift korrigiert. Das bedeutet, daß Meßwerte erst nach Ermittlung eines nachfolgenden Standardwertes zur Verfügung stehen.

3. Frage

Bei vollautomatisierten Analysen besteht die Gefahr, daß in ihrer Konzentration stark voneinander abweichende Proben keine scharfe Trennung erlauben und die Ergebnisse verfälschen. Ist es möglich, diese Fehler elektronisch zu kontrollieren und zu eliminieren?

Antwort: Ja, das ist möglich. Aber es gibt einen viel einfacheren Weg, den wir schon jetzt gehen. Die Erfahrung lehrt, daß bei der Nutzung des Technicon-Autoanalyzer-Systems immer nur der Meßwert verfälscht wird, der einem Extremwert nachfolgt, nicht derjenige, der ihm vorangeht. Da Extremwerte immer kontrolliert werden müssen, meistens in höherer Verdünnung, wiederholen wir grundsätzlich auch die Analyse der dem Extremwert nachfolgenden Probe. Sollte für dieses Verfahren kein Material mehr zur Verfügung stehen, lassen sich Korrekturen aus den vorliegenden Meßergebnissen mathematisch ermitteln.

4. Frage

Wie gezeigt wurde, ist es möglich, durch Automation der Analysenverfahren und die weitere Verarbeitung der gewonnenen Daten durch elektronische Datenverarbeitungsanlagen eine große Anzahl von Daten über die Patienten zu erhalten. Die Frage ist, ob es zweckmäßig ist, diese Daten nur in Form einer Tabelle auszugeben, wie das in der Regel geschieht, oder ob man nicht versuchen sollte, sie in Form eines Diagrammes darzustellen.

Antwort: Es ist möglich, die Daten in Form eines Diagrammes auszugeben. Man muß jedoch fragen, welche Form für die aktuelle Situation am Krankenbett die geeignetere ist.

Es gibt mehrere Möglichkeiten, die Analysenergebnisse übersichtlich darzustellen. Voraussetzung ist jedoch, daß die Meßwerte die Abschlußkontrolle im Laboratorium durchlaufen haben und in unveränderter Form in die Hand des Arztes bzw. der auftraggebenden Stelle gelangen. Unser derzeitiges System ist schon aus Überlegungen über das Verfahren bei Benutzung der elektronischen Datenverarbeitung erwachsen. Das übliche Laborbuch und die Übertragung der Laborwerte auf Ergebniszettel und Fieberkurven entfällt. Wir haben vier verschiedene Karteikarten, in die Tag für Tag kumulierend und chronologisch geordnet die Analysenergebnisse eingetragen werden. Die Originalkarte bleibt in der Kartei des Laboratoriums, während an jedem Tag, an dem ein neuer Wert der bisherigen Ergebnisliste zugefügt wird, eine Xerokopie an die auftraggebende Stelle versandt wird, welche sie ohne weitere Übertragung als Beiblatt zur Fieberkurve verwendet. Die Kopien von Voruntersuchungen werden verworfen. Für die Ausgabe der Analysenwerte mit Hilfe der Datenverarbeitung erarbeiten wir gerade ein Programm, das es erlaubt, in gleicher Weise kumulierend chronologisch geordnet, die Daten, die während eines stationären Aufenthaltes oder einer ambulanten Behandlung erhoben werden, mit einem Schnelldrucker auszudrucken. Die Reduzierung der Ausdrucke auf die Positionen, die wirklich angefordert sind, erscheint deswegen so wichtig, da der Ausdruck aller Möglichkeiten (es sind über 300 Positionen in unserem Programm) zu nicht handhabbaren Papierstapeln führen würde. Auch diese Blätter werden verworfen, wenn durch neue Untersuchungen ein neues Blatt ausgedruckt wird. Durch eine entsprechende Progammierung werden jedoch nur die Parameter dargestellt, die überhaupt während der Behandlungszeit einmal erschienen sind. Wir praktizieren das Kopierverfahren seit etwa zwei Jahren. Die behandelnden Ärzte haben sich sehr schnell daran gewöhnt, nicht mehr in gedrängter Fülle die verschiedensten Untersuchungsergebnisse auf der Fieberkurve gemeinsam zu betrachten, sondern die übersichtliche Darstellung auf gesonderten Blättern vor Augen zu haben.

5. Frage

Was wird unter Automation im Laboratorium verstanden? Welche Geräte werden eingesetzt, z. B. für die Zählung von Blutkörperchen?

Antwort: Wir benutzen zur Zeit den Coulter-Counter zur Zählung der Erythrocyten und Leukocyten. Das von uns benutzte Gerät ist aber kein echter Automat, da alle Proben einzeln von Hand verdünnt werden müssen und in das Gerät zu geben sind. Es sind neue Entwicklungen im Gange, die auch diesen Arbeitsvorgang voll automatisieren lassen. Z. B. gibt es ein Gerät, das im continuous-flow-Prinzip gleichzeitig Hämatokrit, Hämoglobin, Erythrocyten und Leukocyten aus einer Blutprobe automatisch bestimmt, die Identifikation des Proberöhrchens automatisch erlaubt und über einen Analogkanal an ein elektronisches Datenverarbeitungssystem angeschlossen werden kann. Eine volle Automation im Verbund mit der elektronischen Datenverarbeitung ist nur dann möglich, wenn auch die Identifizierung der Proben maschinell und gleichzeitig erfolgen kann.

6. Frage

Welche Möglichkeiten bestehen, die im Nacht- und Eildienst gemessenen Werte zuzuordnen?

Antwort: Zur Zeit werden diese Befundzettel im Verlauf des nachfolgenden Tages, bevor der neue Tagesbericht eingetragen wird, an chronologisch richtiger Stelle den Originalkarten zugefügt und dann am Abend mit kopiert. Die Ergebnisse werden natürlich vorher auf einem Doppel des Ergebnisblattes der anfordernden Stelle mitgeteilt. In Zukunft werden wir für den Auftrag - das gilt nicht nur für das Bereitschaftslaboratorium - Markierungsbelege benutzen, von welchen die Datenverarbeitungsanlage den Auftrag ablesen kann und, soweit möglich, auch Ergebnisse erfaßbar sind. Die übrigen Werte müssen über Handeingabeplätze dem Datenspeicher zugeführt werden. Die Frage, ob die Analysenergebnisse aus dem Nacht- und Bereitschaftsdienst mit denen aus dem Tagesprogramm vergleichbar sind, muß von Fall zu Fall beantwortet werden. Obwohl unser Programm annähernd 30 Positionen für den Bereitschafts- und Nachtdienst umfaßt, werden in der überwiegenden Anzahl der Fälle die gleichen Methoden verwandt und bei den übrigen kaum differierende Ergebnisse erzielt. Ganz unabhängig davon, ob eine elektronische Datenverarbeitung angeschlossen werden soll oder nicht, ist es Aufgabe des Laboratoriums, vergleichbare Untersuchungsergebnisse im Tages- wie im Nachtdienst zu erzielen.

7. Frage

Wie lassen sich Ergebnisse mikroskopischer Untersuchungen, wie z.B. Differenzierung von Blutbildern, vom elektronischen Datenverarbeitungssystem erfassen?

Antwort: Es ist sicherlich zur Zeit einfacher, schneller und effektiver zu verwirklichen, die Analysenautomaten an die elektronische Datenverarbeitungsanlage anzuschließen. Jedoch ist das Datenaufkommen aus den eben angesprochenen Bereichen morphologischer Differenzierungen so groß, daß auch hier Lösungen gefunden werden müssen. Um beim Beispiel der Blutbilddifferenzierung zu bleiben, so sind schon technische Lösungen verwirklicht. Sie kennen wahrscheinlich Zählgeräte wie das Leucodiff, in das durch eine entsprechende Tastatur die mikroskopisch differenzierten Zellen eingegeben werden und das bei Erreichen der Zahl von 100 Zellen das Ergebnis in Prozent ablesbar anzeigt. Greift man nun dieses Ergebnis mit einer Anschlußeinheit ab und tastet zusätzlich die I-Zahl oder ein anderes Identifikationsmerkmal ein, dann kann durch Tastendruck Ergebnis und I-Zahl gemeinsam dem Rechner zugeführt werden, der sie dann dem Datenspeicher bzw. dem Ausdruck zufügt. Erfassung der nicht aus den automatisierten Analysenverfahren gewonnenen Ergebnisse ist zur Zeit noch wesentlich problematischer und technisch schwieriger als diejenige aus den Vollautomaten.

8. Frage

Welches Analysenaufkommen rechtfertigt die Anschaffung eines Autoanalyzers?

Antwort: Die Frage läßt sich in zwei Richtungen beantworten:

1. Arbeitet das Gerät wirtschaftlich?
2. Hat der Einsatz automatischer Analysengeräte weitere Vorteile wie z. B. eine Verbesserung der Analyse bei gleichem finanziellen und personellen Aufwand oder eine Verbreiterung des Analysenangebotes bei gleichem finanziellen und personellen Aufwand, wie es z. B. die Mehrfachanalysatoren ermöglichen?

Und drittens sollte vielleicht noch der Gesichtspunkt berücksichtigt werden, ob die spezielle Ausrichtung einer Klinik oder eines Krankenhauses schwerpunktmäßig bestimmte einzelne oder gekoppelte Untersuchungsparameter in großer Zahl erfordern. In den einzelnen Häusern ist die Anzahl der Analysen, welche im automatischen System gewonnen werden, außerordentlich verschieden. Daraus folgt, daß die Beurteilung, nach der die Anschaffung eines solchen Gerätes erfolgt, die eben angeschnittenen Gesichtspunkte jeweils sehr unterschiedlich berücksichtigt. Wir vermögen mit der augenblicklichen Automation mit sieben Arbeitskräften 250 000 quantitative klinisch-chemische Analysen im Jahr zu bewältigen (die anderen Laboratoriumsbereiche wurden bei dieser Erfassung nicht berücksichtigt). Das sind arbeitstäglich rund 1 000 Analysen.

9. Frage

Wie erfassen Sie mit der elektronischen Datenverarbeitung die Identifikationszahl der Probe am Automaten?

Antwort: Herr Rittersbacher wird anschließend über das IBM-System berichten. Wir haben uns zu der von IBM angebotenen Lösung nicht entschließen können. Allerdings, und das ist schon ausgeführt worden, muß auf jeden Fall die Identifikation am Gerät direkt maschinell erfolgen. Aufstellung von Arbeits- und Serienlisten, nach denen die Untersuchungsproben eingegeben werden, sind abzulehnen, da sie viel Arbeit machen und eine große Fehlerquelle darstellen. Wir sind zur Zeit an einer Entwicklung beteiligt, über die an anderer Stelle berichtet wird.

10. Frage

Gibt es eine Richtzahl über den Datenumfang, der den Einsatz elektronischer Datenverarbeitungsanlagen rechtfertigt?

Antwort: Die von mir genannte Zahl von 2 000 quantitativen klinisch-chemischen Analysen pro Tag ist rein empirisch. Sie entspricht etwa dem derzeitigen Analysenaufkommen in meinem Laboratorium, wächst aber ständig. Aufgrund vieler Engpässe sind wir der Meinung, daß wir nur mit Hilfe der elektronischen Datenverarbeitung eine grundlegende Besserung im Organisatorischen und in der Bewältigung des Arbeitsanfalles erzielen können. Aber im gleichen Maße wie für den Einsatz von Analysenautomaten gilt für den Einsatz der elektronischen Datenverarbeitung, daß man sie nicht allein von der Rentabilität her rechtfertigen kann. Wie ich ausführte, ist eine wesentliche Möglichkeit der elektronischen Datenverarbeitung für die Arbeit des Laboratoriums durch eine Prozeßkontrolle gegeben, die eine Verbesserung der Meßergebnisse erlaubt. Die qualitative und in gewissem Sinne auch quantitative Steigerung der Leistung des Laboratoriums wirkt sich aber wieder auf die Ökonomie des Krankenhausaufenthaltes und der Behandlung der Patienten sowie auf die Liegezeit und die Beschleunigung der Diagnosestellung positiv aus.

11. Frage

In welcher Weise arbeitet Dr. Guigin in Paris in seinem Laboratorium?

Antwort: Im Hinblick auf die hier diskutierten Fragen über die Kriterien, nach denen der Einsatz elektronischer Datenverarbeitung im Laboratorium beurteilt werden soll, stellt das Laboratorium Dr. Guigin einen Sonderfall dar. Es ist zwar richtig, daß Dr. Guigin sehr rentabel arbeitet und teilweise von Universitätskliniken Untersuchungsmaterial der Qualität der in seinem Laboratorium geleisteten Arbeit wegen zugesandt erhält. Aber diese Leistungsfähigkeit erzielt Dr. Guigin nur dadurch, daß er sein gesamtes Analysenprogramm auf 14 leicht automatisierbare Analysenmethoden beschränkt, die er billig und gut durchführen kann. Die Situation der Klinik ist aber grundverschieden davon. Das Laboratorium der Klinik kann sich nicht aussuchen, was es untersuchen will, und schon gar nicht nach Rentabilität oder Rationalisierungsgesichtspunkten. Die Situation erfordert, daß nicht das gemacht wird, was ich gerne machen möchte, sondern was für den Patienten oder für die wissenschaftliche Fragestellung notwendig ist. Die Maßstäbe, die an das Laboratorium Guigin und an ein Kliniks-laboratorium angelegt werden müssen im Hinblick auf die Möglichkeiten des Einsatzes der elektronischen Datenverarbeitung, sind grundverschieden, jedoch sind in beiden Bereichen große Fortschritte mit Hilfe der elektronischen Datenverarbeitung erzielbar.

12. Frage

Als Transportmittel für Laboratoriumsuntersuchungsgut wurde die Rohrpost erwähnt. In einem großen Klinikum, in dem die einzelnen Aufgabestationen weit auseinander liegen, sind größere Rohrpoststrecken zu durchfahren. Wo liegt die Grenze für die Verwendung einer Rohrpost?

Antwort: Hierüber steht mir keine konkrete Zahl zur Verfügung. Ich weiß nicht, ob es überhaupt eine Grenze gibt für die Strecke, die von einer Rohrpost durchfahren werden kann. Wir selbst haben in unseren Rohrpostversuchen die Strecke auf 1 200 m ausgedehnt, ohne nachteilige Folgen zu beobachten. In Wien-Lainz wird jetzt ein Krankenhaus, das nach dem Pavillon-System gebaut ist, durch eine Rohrpost mit einem neuen Zentrallaboratorium verbunden. Wir werden unsere knapp 3 000 m entfernten beiden Kliniken mit einer Rohrpost verbinden.

13. Frage

Welche Größe und Ausstattung sollte eine Rechenanlage haben, um optimal den Anforderungen des Laboratoriums zu entsprechen? Es sollte schon ein kleiner Computer genügen, da die Daten sehr langsam anfallen und man mit Hilfe einer größeren Peripherie den Datenanfall bewältigen könnte. Vielleicht läßt sich dadurch eine Kostenverringerung erreichen?

Antwort: Im Hinblick auf die Geschwindigkeit, mit der Daten anfallen, würde sicherlich auch ein kleinerer Rechner ausreichen. Es darf aber nicht unterschätzt werden, und unsere bisherige Erfahrung hat uns in dieser Ansicht bestärkt, daß ein unverhältnismäßig großer Kernspeicher und peripherer Speicher notwendig ist, um den großen Programmumfang, den ein solch komplexer Apparat wie ein klinisch-chemisches Laboratorium erfordert, zu bewältigen und eine Speicherung der Analysendaten über eine hinreichende Zeit zu ermöglichen, um die Plausibilitätsproben und die genannte Form der Ausdrucke zu ermöglichen.

Literatur

1. BOCK, H.E., EGGSTEIN, M., KNODEL, W., ALLNER, R.: Automation im klinisch-chemischen Laboratorium. Schweiz. Med. Wschr. 97, 35 (1967).
2. BARTSCH, V.: Linking analyzer with computer speeds reporting of lab results. Hospital Topics Magazine, October 1967.
3. CONSTANDSE, W.J.: The use of a computer installation for a general purpose laboratory information system.
   In: Symposium on computer assisted pathology, College of American Pathologist, S. 26 (1964).
4. DELBRÜCK, A.: Zur Anlieferung von Untersuchungsgut und Ausgabe der Befunde eines automatisierten Laboratoriums in einem Zentralklinikum. Ärztl. Lab. 13, 71 (1967).
5. DELBRÜCK, A.: Aufgaben und Möglichkeiten in der Zusammenarbeit zwischen vollautomatisiertem Laboratorium und Kliniken. Dtsch. Med. J. 19, 36 (1968).
6. DELBRÜCK, A.: Informations- und Dokumentationssysteme des Krankenhauslaboratoriums. Der Krankenhausarzt 41, 265 (1968).
7. DELBRÜCK, A., HENKEL, E., HOCK, D.: Computer als Hilfsmittel im ärztlichen Laboratorium. Münch. Med. Wschr. 111, 448 (1969).
8. DELBRÜCK, A., HOCK, D.: Die Anwendung multivariater statistischer Methoden zur Auswertung von Laboratoriumsdaten.
   In: GRIESSER, G., WAGNER, G.: Automatisierung des klinischen Laboratoriums, S. 213. Stuttgart - New York: Schattauer 1968.

9. DELBRÜCK, A., FERLEMANN, J., GREISER, E., HOCK, D., SCHNEIDER, B.: Anwendung multivariater statistischer Methoden zur Auswertung klinisch-chemischer Daten in der Differentialdiagnose von drei Krankheitsgruppen. Verhandlungen Dtsch. Ges. Inn. Med. 74, 187 (1968).

10. DELBRÜCK, A., SCHNEIDER, B.: Einsatzmöglichkeiten elektronischer Datenverarbeitung in der ärztlichen Diagnostik. Münch. Med. Wschr. 33, 1664 (1969).

11. HJELM, M., SCHNEIDER, W., VUILLE, J.C., WALLENIUS, G.: Automated acquisition, processing, and communication of laboratory data in an hospital. World Hospitals 3, 175 (1967).

12. RAPPOPORT, E., GENNARO, W.D., CONSTANDSE, W.J.: Cybernetics enters the hospital laboratory. Modern Hospital 1967.

13. RAPPOPORT, E., GENNARO, W.D., CONSTANDSE, W.J.: Computer - laboratory link is base of hospital information system. Modern Hospital 110, 94 (1968).

14. RAPPOPORT, E., GENNARO, W.D., CONSTANDSE, W.J.: A clinical laboratory information system achieved through computer-coupled automation. 6th National ISA Biomedical Sciences Instrumentation Symposium 21.5.1968 Pittsburgh, Pennsylvania.

15. SCHNEIDER, B.: Computereinsatz zur medizinischen Diagnostik. Die Berliner Ärztekammer 10, 344 (1968).

16. DE WAEL, J.: Die Zukunft des klinisch-chemischen Laboratoriums. Dtsch. Med. J. 19, 28 (1968).

Systeme und Methoden der elektronischen Datenerfassung und -verarbeitung im klinisch-chemischen Laboratorium

H. RITTERSBACHER

In den letzten Jahren konnte man in allen Gebieten der Medizin eine zunehmende Spezialisierung und Aufteilung in Fachgebiete beobachten.

Am meisten davon betroffen war die klinisch-chemische Laboratoriumsdiagnostik. Nach M. KNEDEL (1) sind es in den letzten 20 Jahren vor allem die Elektrolytdiagnostik, die Chemie des Säure/Basen-Haushaltes, die Eiweißchemie mit Elektrophorese, die Immunchemie und Immunserologie, die Hormonchemie, die Enzymchemie, die hämatologische Zellchemie, die Immunhämatologie und die Nuclearmedizin und viele andere, die sämtlich erst in letzter Zeit Eingang in die klinische Routinediagnostik gefunden haben.

Neue Untersuchungsmethoden kommen noch hinzu, wie z. B. die moderne Enzymdiagnostik des Herzinfarktes, die heute Allgemeingut ist, und die Diagnostik der Hämoglobinopathien sowie der angeborenen Stoffwechselkrankheiten, um nur einige Beispiele zu nennen.

Die Folge dieser Entwicklung ist eine stetig zunehmende Zahl von Untersuchungen, die heute in klinisch-chemischen Laboratorien durchzuführen sind. Die entsprechenden Zahlen (1) stimmen in fast allen Ländern überein. Man rechnet, daß in modernen Krankenhäusern die Zahl der klinisch-chemischen und hämatologischen Untersuchungen jährlich um etwa 20 % steigt.

Um diesen Anstieg des Arbeitsanfalles zu kompensieren, wurde mehr und mehr zur halbautomatischen und vollautomatischen Analysenmethode übergegangen. Dadurch konnte man die Quantität steigern. Zur Verbesserung der Qualität der Laboratoriumsergebnisse war dadurch jedoch nichts beigetragen, im Gegenteil. Einer Veröffentlichung von EGGSTEIN (2) können wir einige interessante Zahlen entnehmen, die dies bestätigen:

Zu einer von Hand durchgeführten Analyse benötigt die medizinisch-technische Assistentin etwa 90 % ihrer Arbeitszeit, die restliche Zeit wird benötigt zum Aufschreiben, Berechnen, Korrigieren und Übertragen des Ergebnisses. Bei halbautomatischen Analysenverfahren sind es noch etwa 70 %, die die medizinisch-technische Assistentin für die eigentliche Analyse benötigt, und bei vollautomatischen Verfahren erfordert die technische Durchführung der Analyse nur noch etwa 40 %, während sie mehr als die Hälfte ihrer Arbeitszeit für das Ablesen, Aufschreiben, Berechnen und Übermitteln der Ergebnisse aufwendet.

Mit dieser Zunahme der Rechen- und Schreibarbeit war eine Zunahme von Rechen-, Schreib- und Übertragungsfehlern verbunden; denn von der Anforderung einer Laboratoriumsleistung bis zum Eintragen des Ergebnisses in der Fieberkurve werden etwa 20 einzelne organisatorische Arbeitsschritte benötigt.

Es lag deshalb nahe, diese manuelle Rechen- und Schreibarbeit ganz auf ein elektronisches Datenerfassungs- und Verarbeitungssystem zu übertragen. Die ersten Versuche in dieser Richtung machte RAPPOPORT (3) schon vor Jahren mit einem von ihm u.a. in Zusammenarbeit mit der IBM entwickelten System. Er ging von der Überlegung aus, daß es genüge, eine Probennummer und den entsprechenden Photometermeßwert automatisch zu erfassen, sobald diese beiden Werte vorliegen, und in eine Lochkarte zu stanzen. All diese Lochkarten wurden dann von einem Computer gelesen. In diesem Computer hatte man vorher die zu den Probennummern gehörenden Patientendaten (Name usw.) gespeichert. Die Rechenanlage war so programmiert, daß sie aus den eingelesenen Lochkarten die Analysenergebnisse berechnete und die Ergebnisse wieder so ausdruckte, wie es der Arzt sich wünscht, also übersichtlich und mit allen notwendigen Angaben.

An anderer Stelle erprobte man u.a. ähnlich konzipierte Datenerfassungssysteme, die zusätzlich die Fähigkeit der sogenannten Datenfernübertragung hatten (4). Dadurch war es möglich, die im Laboratorium erfaßten Meßwerte über Telefonleitungen auch zu einem entfernt stehenden Rechner zu übertragen, in welchem die zu den Proben gehörenden Angaben (Name des Patienten usw.) sowie die notwendigen Verarbeitungsprogramme gespeichert waren. Die fertigen Ergebnisse wurden über die gleiche Leitung zurück in das Laboratorium übertragen.

Ein weiterer Schritt zum "Laboratoriumsinformationssystem" war der Einsatz eines sogenannten On-line-Systems im klinisch-chemischen Labor (5). Hier sind die Geräte des Laboratoriums über ein Koppelteil direkt mit einer Datenverarbeitungsanlage verbunden. Die einzelnen Meßwerte werden - gesteuert vom Rechner - über das Koppelteil erfaßt und sofort verarbeitet bzw. nach der Verarbeitung gespeichert.

Für erweiterte Aufgaben gibt es schließlich sogenannte Prozeßrechner, welche die in verschiedenen Laboratorien gleichzeitig anfallenden Meßwerte (klinisch-chemisches Labor, Funktionsdiagnostik, Intensivpflege) erfassen und verarbeiten können (6. 7). Dabei sind diese Datenerfassungs- und Verarbeitungssysteme heute mit Programmsystemen ausgerüstet, die gestatten, während der gerade beschriebenen Aufgaben gleichzeitig andere Aufgaben (Programmübersetzung, Simulation, statistische Arbeiten) durchzuführen, wobei man hier von einem echten "Multiprogramming" sprechen kann.

In der folgenden Abhandlung sollen Aufbau und Wirkungsweise solcher Systeme (1. off-line, 2. on-line Teleprocessing, 3. on-line Real Time und 4. on-line Multiprogramming) kurz beschrieben werden.

Es handelt sich dabei um die Systeme IBM 1080, IBM 1070, IBM 1130 und IBM 1800.

Die Systeme IBM 1080 und IBM 1070 werden beschrieben, weil viele Laboratorien nur das Problem der Datenerfassung und Datenorganisation haben, während die Datenverarbeitung im entsprechenden Rechenzentrum des Hauses durchgeführt werden kann.

Das System IBM 1130 bietet sich dort an, wo eine Real-Time-Datenerfassung und -verarbeitung direkt im Laboratorium notwendig ist und keine zu großen zusätzlichen Anforderungen an das System gestellt werden.

Das System IBM 1800 vereinigt in sich alle Vorteile der vorher beschriebenen Systeme, wobei durch das Time-Sharing-Executive-System, das Multiprogramming-Executive-System sowie die hohe Flexibilität und die Ausbaufähigkeit zusätzliche Möglichkeiten in der Erfassung, Verarbeitung und Speicherung bestehen.

Die Aufgabenstellung umfaßt die Erfassung und Verarbeitung der Meßsignale, die im chemischen Laboratorium eines Krankenhauses an automatischen Analysengeräten und an Photometern anfallen, die von Hand zu bedienen sind, wobei die ungünstige Annahme gemacht wird, daß jedes der Analysengeräte pro Stunde 60 Analysenergebnisse liefert und die Geräte gleichzeitig in Betrieb sind. (Da - wie gezeigt wird - die Zahl der anzuschließenden Geräte keine so wesentliche Rolle spielt, könnte man auch sogenannte Sequential-Multiple-Analyzer betrachten (z. B. SMA-12), die je Stunde auf 12 oder mehr Kanälen "gleichzeitig" 30 oder 60 Analysenergebnisse liefern, wie dies bei Geräten der Firma Technicon, Chauncey, New York, der Fall ist.)

"Küvettenwechsler", "Counter" werden nicht erwähnt, da sich ihre Funktionen auf die der genannten Geräte zurückführen lassen.

Die von den verschiedenen Analysengeräten kommenden elektrischen Signale sollen vollautomatisch erfaßt werden, wobei die Probenummer ebenfalls in das Datenerfassungssystem eingelesen werden soll. Durch Umrechnen mit den gespeicherten verschiedenen Eichkurven sollen die echten Konzentrationswerte ermittelt werden. Mittels der ebenfalls gespeicherten Werte von Kontrollseren ist dabei eine Qualitätskontrolle durchzuführen. Eine eventuelle Drift der verschiedenen Analysengeräte soll erkannt und rechnerisch berücksichtigt werden. Desgleichen muß eine Überlagerung und Verfälschung kleiner Peaks durch vorangehende Proben hoher Konzentration erkannt und korrigiert werden. Dabei sind ungültige Peaks (zu langes und zu kurzes Probeansaugen, technische Störungen an den Geräten usw.) zu erkennen und zwecks Wiederholung auszudrucken. Die fertigen Analysenergebnisse sind den Probe- bzw. Patientennummern zuzuordnen und in Form von Tabellen und Listen auszudrucken sowie zu speichern.

Da im weiteren nur auf die technische Lösung der gestellten Aufgaben eingegangen wird, sei an dieser Stelle auf die Arbeit von Dr. DELBRÜCK verwiesen, in der im Rahmen dieser Vortragssammlung die speziellen Probleme der Datenverarbeitung im klinischen Laboratorium behandelt werden.

1. Lösung mit dem Datenerfassungssystem IBM 1080

Die von den einzelnen Laboratoriumsgeräten gemessenen Analysenwerte (Autoanalyzer oder/und manuell zu bedienende Instrumente) werden automatisch gelesen, gespeichert und auf Lochkarten oder Lochstreifen ausgegeben.

Neu dabei ist, daß auch die sogenannte "positive Probenidentifizierung" automatisch erfolgt, d.h. mit dem Meßwert wird auch die zugehörige Probennummer direkt übernommen.

Das Datenerfassungssystem, das nach modernsten Gesichtspunkten und in Kompaktbauweise (integrierte Schaltkreise, die auf kleinstem Raum logische Elemente enthalten) entwickelt wurde, besteht aus den folgenden Einheiten:

Steuereinheit IBM 1081

Die Steuereinheit kann Analog- und Digitalwerte von den verschiedensten Meßstellen aufnehmen; vielfältige Prüfeinrichtungen gewähren, daß keine Daten verlorengehen.

Die einzelnen Analysengeräte werden über einen Multiplexer an einen Analog-Digitalumsetzer geschaltet, wo die Umsetzung in 4-stellige Ziffern erfolgt.

Bis zu 96 Analysengeräte können angeschlossen werden, wobei eine Vorrang-Verarbeitung einzelner Geräte möglich ist (z. B. werden die Autoanalyzer in festen Zeitabständen abgefragt, während die manuell zu bedienenden Geräte nur bei Bedarf ausgelesen werden). Kurvenmaxima können durch Analogspeicherverstärker bis zu etwa 25 Sekunden gespeichert werden, bevor die Umwandlung erfolgt.

Probenleser IBM 1084

Der Probenleser wird an einem Probenteller des automatischen Analysengerätes angebracht, auf dem sich 40 Probengläschen befinden. An jedem dieser Probenröhrchen ist ein kleiner Lochkartenabschnitt befestigt, der die Proben- bzw. Patientennummer enthält. Diese Nummer wird automatisch gelesen, während die betreffende Probe durch den sogenannten Probennehmerschlauch angesaugt wird.

Sind mehrere "Analysenkanäle" mit einem solchen Probennehmer verbunden (z. B. bei dem Elektrolyt-Analyzer oder bei dem sogenannten SM-12-Analyzer), so ist durch eine fortlaufende Nummer, die automatisch vom Erfassungssystem in die Ergebniskarten gestanzt wird, sichergestellt, daß bei der späteren Verarbeitung eine eindeutige Zuordnung der Ergebnisse zur Probenummer erfolgt.

Kartenleser IBM 1082

Der Kartenleser ist eine handliche Vorrichtung, um Lochkarten zu lesen. Er wird neben dem entsprechenden Analysengerät installiert, von welchem die Ergebnisse der manuellen Analyse erhalten werden. Liegt ein solches Ergebnis vor, so wird es direkt in die Steuereinheit IBM 1081 eingelesen. Dieses Einlesen wird dadurch veranlaßt, daß man die Lochkarte, welche die Probennummer enthält, in den Kartenleser einsteckt.

Kartenstanzer IBM 1057/1058

Hiermit werden die von den einzelnen Analysengeräten kommenden Eich- und Meßwerte sowie Patientendaten in Lochkarten gestanzt. Mit dem "Schreiblocher" IBM 1058 werden die Karten während des Stanzens gleichzeitig beschriftet.

Auslöseeinheit IBM 1083

Neben der Möglichkeit, eine Abfrage der Analysengeräte automatisch durchzuführen, gibt es auch noch die "Auslöseeinheit", mit welcher eine solche Abfrage von einer entfernten Stelle aus gestartet werden kann (z. B. zur Eichung des Analog-Digitalumsetzers).

Anschluß der Laboratoriumsgeräte an das System IBM 1080

Die von den Photozellen der Kolorimeter (= Photometer) kommenden elektrischen Signale liegen im allgemeinen in einem Bereich von 0 - 10 mV. Sie werden "zerhackt", auf etwa 100 Volt verstärkt und steuern dann einen Servomotor, der die Schreibfeder bewegt. Da es nicht ratsam ist, in das Photometer-Schreibersystem einzugreifen, ist es notwendig, sogenannte "Sekundär-Potentiometer" anzubauen. Die von den Sekundär-Potentiometern abgegriffene Spannung ist der Federstellung des Schreibers proportional und wird als Meßwert registriert. Eine Reihe der auf dem Markt befindlichen Photometer haben auch schon einen eigenen "Ausgang zum Anschluß an Datenerfassungssysteme".

Verarbeitung

Die mit dem System IBM 1080 im Laboratorium erstellten Lochkarten enthalten alle zur späteren Verarbeitung notwendigen Angaben wie Analysenbezeichnung, Probennummer, Gerätenummer sowie eine fortlaufende Nummer, die die Zuordnung der einzelnen Meßergebnisse zu den zugehörigen Probennummern gestattet.

Die Anforderung der Station an das Laboratorium sowie die notwendigen Verarbeitungsprogramme sind in dem Datenverarbeitungssystem gespeichert, welches nun die vom Laboratorium erstellten Lochkarten verarbeitet. (Über Möglichkeiten des Datenflusses und der Datenorganisation siehe 8.)

Zu dieser Verarbeitung stehen für die Systeme IBM 1130 und IBM /360 umfangreiche Programme zur Verfügung, die speziell für das Laboratoriums-Datenerfassungssystem IBM 1080 entwickelt wurden (9, 10).

2. Lösung mit dem Datenerfassungssystem IBM 1070

Genau wie das System IBM 1080 besitzt auch das System IBM 1070 alle notwendigen Einrichtungen - wie Meßstellenumschalter, Analog-Digitalumsetzer und verschiedene Eingangsbereiche für analoge und digitale Meßwerte, Kontaktunterbrechungen usw. -, um die Laboratoriumsgeräte direkt anzuschalten.

Darüber hinaus bietet das System IBM 1070 die Möglichkeit der sogenannten "Datenfernverarbeitung"; das bedeutet, daß die im Laboratorium erfaßten Daten über Telefonleitungen direkt zu einem Rechner übertragen werden können, wo die programmgesteuerte Verarbeitung erfolgt.

Die Übertragung der errechneten und korrigierten Analysenergebnisse zurück zum Laboratorium erfolgt ebenfalls über gewöhnliche Telefonleitungen mit der hohen Übertragungsgeschwindigkeit von maximal 66 Zeichen pro Sekunde.

Das Datenerfassungssystem besteht im wesentlichen aus folgenden Geräten:

Steuereinheit IBM 1071

Die Steuereinheit enthält Schaltkreise für die Steuerung des Datenverkehrs, eine Ausgabesteuerung für 300 Meßstellen, die Adressierung für 50 Anschlußpunkte (= 50 Meßstellen), Steuerung für gekettete und Einzelabfrage. Die Übertragungsgeschwindigkeit beträgt 14,8 Zeichen pro Sekunde bzw. 66,6 Zeichen pro Sekunde. Unter anderem sind anschließbar ein Analog-Digitalumsetzer, ein Ausgabedatenkanal sowie ein Privatleitungsanschluß, der den Anschluß der Steuereinheit an Privattelefonleitungen für Entfernungen bis zu etwa 13 km gestattet.

Anschlußeinheit IBM 1072

Die Anschlußeinheit enthält den Multiplexer, der die einzelnen Meßstellen nacheinander anschließt. Eine IBM 1072 gestattet den Anschluß von 50 Meßstellen. Fünf weitere voneinander unabhängige Anschlußblöcke mit je 50 Meßstelleneingängen können angeschlossen werden. Jeder Anschlußblock kann einem der folgenden Signaltypen zugeordnet werden:

- Digitaleingabe für Kontaktabfrage, Dezimal- und BCD-Eingabe,
- Digitalausgabe für die Auswahl von Ausgabedruckern, Ziffernanzeigeeinheiten usw.,
- Analogeingänge.

Anschließbar sind ferner der Drucker IBM 1053 sowie sogenannte Zifferneingabeeinheiten mit Drehschaltern mit den Einstellmöglichkeiten 0 - 9. Prinzipiell können auch die Einheiten IBM 1082 und 1084 (zur Probenidentifizierung) angeschlossen werden.

Arbeitsablaufschema

Voraussetzung ist hierbei, daß das System IBM 1070 über ein privates oder öffentliches Telefonnetz mit einem System /360 verbunden ist (auch ein Anschluß an das System IBM 1130 ist möglich).

Die im Laboratorium an den einzelnen Photometern anfallenden Meßwerte werden selbsttätig erfaßt und zur entfernten Rechenanlage übertragen. Übertragen wird dabei der 3-stellige Meßwert sowie die weiteren Zeichen, die Probe und Analysenart bzw. Analysengerät identifizieren.

Die weiteren Patientendaten, die zu den Proben- bzw. Patientennummern gehören, sind in dem entfernt stehenden Rechner gespeichert, werden automatisch den Analysenergebnissen zugeordnet und auf einem Schnelldrucker ausgedruckt.

Für die Abfrage von Einzelergebnissen oder Berichten steht eine Schreibmaschine im Laboratorium.

Durch die Koppelung des Datenerfassungssystems mit einem - wenn auch entfernt stehenden - Rechner läßt sich die Arbeit in dem Laboratorium organisatorisch vereinfachen: Jeweils nach Eingang aller zu analysierenden Proben in der Annahmestation des Laboratoriums werden die die Probe begleitenden "Anforderungsscheine" (gegebenenfalls Lochkarten) im Rechenzentrum dazu benutzt, einen Plan zu erstellen, der dann im Laboratorium auf einem Drucker ausgeschrieben wird. Auf diesem Plan steht mit fortlaufender Numerierung, welche Probe an welchem Photometer auf welchen Bestandteil analysiert werden soll. Dabei kann der Rechner diese Verteilung in gewissem Sinne optimieren, so daß die Geräte alle gleichmäßig ausgelastet sind. Anhand dieses Planes werden die numerierten Proben nun verteilt und analysiert. Da alle Angaben dieses "Rahmenplanes" im Rechner gespeichert sind, genügt es nun nach Ausführung der Analyse, dem Rechner z.B. nur die fortlaufende Nummer dieses Planes mitzuteilen (Drehschalter bzw. Tastatur an Einzelgeräten) und dann die Einlesetaste an dem entsprechenden Gerät zu drücken. Dadurch wird die fortlaufende Nummer und das Meßergebnis in den Rechner eingelesen. Dort findet die Zuordnung der fortlaufenden Nummer zu den Patientendaten statt (Patientennummer, Station, Datum, Anforderung usw.); diese werden mit dem errechneten Analysenergebnis ausgedruckt. Zur späteren statistischen Auswertung bzw. Erstellung kompletter Patientenberichte werden alle Angaben gleichzeitig in dem Rechner gespeichert.

Zeitbetrachtung

Da das System IBM 1070 ein typisches Prozeßdatenerfassungssystem darstellt, sind Bedingungen hinsichtlich der Abtastgeschwindigkeit der einzelnen Meßstellen gegeben. Weil die maximale Übertragungsgeschwindigkeit 66,6 Zeichen pro Sekunde beträgt und weil der Analog-Digitalumsetzer einen dreistelligen Dezimalwert liefert, können maximal 22 Geräte pro Sekunde abgelesen werden, d.h. bei z.B. 30 Analysengeräten müssen die Photometersignale mindestens 30 : 22 = 1,35 Sekunden an den Photometerzellen anstehen. Kommen noch 10 bzw. 20 Zifferneingabeeinheiten dazu, so erhöht sich die Zeit auf etwa 2 bzw. 3 Sekunden. Während dies bei den einzelnen Photometern noch hinzuzunehmen wäre, würde es für die Autoanalyzer bedeuten, daß sie alle synchron laufen müssen, damit alle Maxima innerhalb der zur Verfügung stehenden Zeit eingelesen werden können.

Aus dem Gesagten ergibt sich, daß das System IBM 1070, das als typisches Prozeßdatenerfassungssystem konzipiert ist, zur Erfassung von Laboratoriumsmeßsignalen zwar geeignet ist, daß aber hinsichtlich der Meßstellenanzahl und Übertragungsgeschwindigkeit gewisse Beschränkungen gelten. Für den diskutierten speziellen Fall der Anwendung ist der Einsatz eines solchen Systems nur dann günstig, wenn das zur Verfügung stehende System IBM /360 genügend Zeit zur Verfügung stellt und wenn die genannten Einschränkungen vom Laboratorium in Kauf genommen werden können.

3. Lösung mit dem Datenverarbeitungssystem IBM 1130

Die gestellten Aufgaben können mit dem System IBM 1130 in Verbindung mit einem Relaismultiplexer und einem Analog-Digitalumsetzer, die beide an den "Storage-Access-Channel" angeschlossen sind, günstig gelöst werden. Die Meßwerterfassung erfolgt direkt im Laboratorium im Anschluß an die Meßwerterstellung.

Systembeschreibung

Die IBM 1131 ist die Zentraleinheit des IBM 1130 Datenverarbeitungssystems. Durch Verwendung von Mikrobauelementen der modernen SLT-Technik* ist ein hoher Grad an Sicherheit bei hohen Verarbeitungsgeschwindigkeiten und geringem Raumbedarf gegeben.

Die IBM 1130 ist ein Binärrechner mit fester Wortlänge. 1 Wort = 16 Informationsbits + 2 Prüfbits. Je nach Modell betragen die Kernspeichergrößen 4, 8, 16 oder 32 K Kernspeicherworte. Mit einer Platteneinheit läßt sich die Speicherkapazität jeweils um rund 512 000 Worte erhöhen. Insgesamt 5 Platteneinheiten können angeschlossen werden.

Die IBM 1131 besitzt bis zu 6 Unterbrechungsebenen zur Vorrangeinordnung der verschiedenen Ein-/Ausgabeeinheiten und Unterbrechungssignale. Mit einem Befehlsvorrat von 22 Einwort- und Doppelwortbefehlen sowie einer Reihe von zusätzlichen Einwort-Verschiebebefehlen kann sowohl platz- als auch zeitsparend programmiert werden.

Alle Typen enthalten standardmäßig Multiplikation, Division, indirekte Adressierung, 3 Indexregister, bis zu 6 Unterbrechungsebenen für Unterbrechungen durch die Ein-/-Ausgabeeinheiten, einen Datenkanal für wortweise Übertragung, ein Schaltkonsol, eine Steuerpultschreibmaschine usw.

---

* (SLT = Solid Logic Technology)

Der Speicherzyklus beträgt 2,2 oder 3,6 Mikrosekunden und besteht aus 8 gleichlangen Mikrotakten. Jede Operation im System benötigt eine Zeit von mindestens einem Speicherzyklus.

Die Steuerpultschreibmaschine besteht aus einem Drucker und der Eingabetastatur. Beide sind elektrisch voneinander unabhängig. Ein- und Ausgabe werden durch Programmunterbrechung gesteuert, um die zeitliche Belastung der Zentraleinheit möglichst klein zu halten und um jederzeit in der Lage zu sein, mit dem Kernspeicher zu korrespondieren. An sogenannten peripheren Geräten für Daten-Ein- und -Ausgabe können Kartenleser und Kartenstanzer sowie Drucker verschiedener Geschwindigkeit angeschlossen werden, desgleichen ein Markierungsbelegleser, ein Kurvenzeichengerät und verschiedene andere Geräte.

Besonders erwähnt werden sollen noch zwei spezielle Kanäle, die an das System IBM 1130 angeschlossen werden können:

- Storage-Access-Channel (Speicherzugriffskanal)
  Dieser Kanal erlaubt den Anschluß von Fremdgeräten an das IBM System 1130. Die Daten können im "Cycle Stealing Mode" übertragen werden, d.h. der Kanal braucht nur einmal angestoßen zu werden, um eine beliebige Anzahl von Daten selbständig ohne Programmunterbrechung zu übertragen. Erst am Ende der Übertragung wird eine Unterbrechung ausgelöst.
- Synchron-Datenkanal
  Dieser Kanal gestattet die Verbindung des Systems IBM 1130, z.B. über das Telefonnetz, mit einer anderen Datenverarbeitungsanlage (z.B. mit dem System IBM /360).

Meßwerterfassung

Die einzelnen Laboratoriumsmeßgeräte sind über ein Koppelteil mit dem Datenkanal (Storage-Access-Channel) des Systems IBM 1130 verbunden. Diesem Kanal wird durch das Programm die anzusteuernde Meßstellenadresse mitgeteilt. Der Multiplexer (Meßstellenumschalter) legt die gewünschte Meßstelle an den Eingang des Analog-Digital-Umsetzers (ADU, der an den 16-Bit-Eingang des Datenkanals führt). Die maximale Leistung des Datenkanals liegt bei 270 000 16-Bit-Worten je Sekunde.

Damit eine automatische Zuordnung des eingelesenen Photometersignals zu dem betreffenden Gerät erfolgen kann, sollte der Multiplexer nach Anschalten dieser Adresse ein binär codiertes Erkennungssignal liefern. Dieses muß den ADU unverändert passieren und wird in den ersten 4 Bits des als Erkennungsspeicher verwendeten Wortes gespeichert.

Eine solche Vorrichtung bringt den großen Vorteil mit sich, daß die verschiedenen automatisch arbeitenden Analysengeräte zu beliebigen Zeitpunkten eingeschaltet werden können, ohne daß Beschränkungen hinsichtlich der Synchronisation und der Analysenfrequenz der einzelnen Geräte bestehen. (Das gleiche gilt für Geräte, die manuell bedient werden.)

Die Instruktionen zum Einlesen einer Datenreihe werden durch Drücken der Starttaste ausgeführt. Dies ist zugleich der Befehl zum Beginn der Probenentnahme des Analysengerätes. Gleichzeitig wird ein Impulsgenerator eingeschaltet. Nach der Umsetzung eines Signals in einen digitalen Wert wird dann in den Kernspeicher übertragen, wenn der Impulsgenerator einen Synchronisationsimpuls gesendet hat. Dieser Impuls veranlaßt gleichzeitig das Löschen des ADU und das Umschalten auf das nächste Eingabesignal.

Zeitbetrachtung

Es wird angenommen, daß z.B. 30 Analysengeräte gleichzeitig in Betrieb sind und jedes Gerät 60 Analysenergebnisse pro Stunde liefert. Dann fallen pro Minute 30 Analysenergebnisse an. Dies bedeutet, daß pro Minute 30 3-stellige Ergebnisse, 30 6-stellige Probenummern und 30 2-stellige Gerätenummern verarbeitet werden müssen. (Die dazu notwendige Zeit beträgt maximal einige 100 Millisekunden.)

Die Kurvenmaxima der automatisch arbeitenden Geräte (bzw. der Ausschlag der von Hand zu bedienenden Geräte) werden wie folgt erkannt: In festen Zeitintervallen werden von allen Geräten nacheinander Meßwerte in das Datenverarbeitungssystem eingelesen. Dabei wird jeder eingelesene Wert eines Gerätes mit dem vorhergehenden Wert verglichen. Ist er größer, so wird der nächste Wert des gleichen Gerätes zu einem späteren Zeitpunkt wieder gelesen, so lange, bis das Programm erkennt, daß die je Gerät eingelesenen Werte wieder kleiner werden (bzw. konstant bleiben). Aus den letzten Werten wird dann jeweils ein Mittelwert gebildet und als Peak-Maximum bzw. Ausschlag gespeichert. Dabei kann man sowohl die Intervalle als auch die zur Mittelwertbildung benötigte Zahl von Meßwerten so variieren, daß die Kurve ohne störende Fehler im Rechner abgebildet werden kann.

Das Erkennen eines ungültigen Peaks sei an folgendem Beispiel gezeigt: Wählt man eine Abfragegeschwindigkeit von 60 Millisekunden, so muß nach 500 Abfragen = 30 Sekunden das Maximum erreicht sein, da ja alle 60 Sekunden = 60 000 Millisekunden eine Analyse geschrieben wird. Ein Peak, der weniger oder mehr als 500 Werte bis zum Erreichen des Maximums benötigt, wird als falsch erkannt (Probenansaugzeit zu kurz oder zu lang etc.). Dabei hat es der Benutzer des Systems natürlich in der Hand, geringe Schwankungen, wie sie bei jedem Gerät vorkommen, mittels des Programmes zu berücksichtigen.

Da nach dem Erreichen des Kurvenmaximums im Grunde keine weitere Zeit für die Meßwerterfassung notwendig ist - das Erfassungsprogramm beginnt erst wieder, wenn der nächste Peak ansteigt - steht zusätzlich genügend Zeit für das Aufbereiten und Speichern der Ergebnisse zur Verfügung.

Kernspeicherbedarf

Unterprogramme (zur Bedienung der Schreibmaschine, des Druckers, der Karteneinheit und der Platteneinheit), Kanalprogramme, Meßwerterfassungs- sowie Meßwertverarbeitungsprogramme und Tabellen für die gepufferte Ein- und Ausgabe der Daten erfordern einen Kernspeicher von etwa 5 000 Worten. Hieraus ergibt sich, daß ein System IBM 1130 mit 8 K Worten Kernspeicher erforderlich ist.

Die angeschlossene Magnetplatte hat eine Speicherkapazität von ca. 512 000 16-Bit-Worten (abzüglich etwa 25 %, die der Monitor belegt).

Fehlerbetrachtung und Genauigkeit

Bei einer Abfragegeschwindigkeit von 60 Millisekunden wird der ansteigende Peak bis zum Maximum 500mal eingelesen. Selbst bei einer Lichtdurchlässigkeit der Probe von 0 % T würde der "Ablesefehler" nur 0,2 % betragen.

Da die Probenkonzentration nicht unter "30 % T" liegen soll, verringert sich der Fehler auf etwa 0,13 % (d.h. statt eines Ergebnisses von z.B. 20 mg % Glukose würde das Ergebnis 20,026 mg % betragen, ein Fehler, der zu vernachlässigen ist).

Die Genauigkeit, mit der ein betrachtetes Photometermeßergebnis digitalisiert und in den Rechner übertragen wird, beträgt bei einer 10-Bit-Auflösung des Analog-Digital-umwandlers rund 0,1 % "Lichtdurchlässigkeit". (Die optische Ablesegenauigkeit beträgt etwa 0,3 %, bei einer Schreiberaufzeichnung etwa 0,3 - 0,5 %.)

4. Lösung mit dem Datenerfassungs- und Verarbeitungssystem IBM 1800

Das System IBM 1800 bietet alle Vorteile der bisher besprochenen Datenerfassungs- und Verarbeitungssysteme. Durch hohe Verarbeitungsgeschwindigkeit (2 oder 4 Mikrosekunden Grundtakt), Ausbaufähigkeit und Flexibilität ist es für den Fall der Laboratoriumsdatenerfassung und -verarbeitung den anderen Systemen überlegen.

Es handelt sich um einen Real-Time-Binärrechner, mit einem vielstufigen Unterbrechungssystem zur Vorrangeinordnung der verschiedenen Ein-/Ausgabeeinheiten. Wird zum Beispiel mit dem System gerade irgendeine statistische Arbeit durchgeführt, während von verschiedenen Photometern Signale erfaßt werden sollen, so wird das Verarbeitungsprogramm (der Statistik) immer dann unterbrochen, wenn von einem Photometer ein elektrisches Signal in den Rechner eingegeben und verarbeitet werden soll. Nach einigen Mikro- bzw. Millisekunden, wenn die Verarbeitung dieses Photometersignals beendet ist, fährt der Rechner mit dem zunächst unterbrochenen statistischen Programm fort.

Mit einem Befehlsvorrat von 24 Einwort- und Doppelwortbefehlen und einer Reihe von zusätzlichen Verschiebebefehlen sowie den leistungsstarken Kanalbefehlen kann sowohl platz- als auch zeitsparend programmiert werden.

Alle Typen enthalten standardmäßig: Multiplikation, Division, indirekte Adressierung, 3 Indexregister, 3 Datenkanäle (von denen jeder selbständig und unabhängig vom Steuerwerk arbeitet, weitere 6 Datenkanäle sind möglich). Daneben sind 12 Unterbrechungsebenen vorhanden, 12 weitere können zusätzlich angeschlossen werden. Außerdem verfügt das System über 3 Relativzeitzähler für Echtzeitmessungen sowie zum Steuern zeitabhängiger Programme.

Es können eine Vielzahl von externen Einheiten, wie Drucker, Schreibmaschinen, Kartenleser, Kartenstanzer, Lochstreifenleser und -stanzer, Kurvenzeichengeräte, Magnetbänder und Magnetplattenspeicher angeschlossen werden.

Von den vielfältigen Möglichkeiten der Prozeßein- und -ausgabe sollen nur die für die Laboratoriumsdatenerfassung wichtigen Einrichtungen besprochen werden.

Analogeingabe

Aufgabe der Analogeingabe ist es, elektrische Spannungen, die Analysenergebnissen proportional sind, in Digitalwerte umzusetzen und der Zentraleinheit zuzuführen.

Zu diesem Zweck sind zwei Analog-Digitalumwandler vorhanden. Je nach Modell und Auflösung sind Umwandlungsgeschwindigkeiten von 8 000 bis etwa 24 000 pro Sekunde je ADU möglich.

Multiplexer

Sollen die elektrischen Spannungen mehrerer Analysengeräte "gleichzeitig" verarbeitet werden, so werden diese nacheinander an den Analog-Digitalumwandler angeschlossen. Dieses Umschalten geschieht mit sogenannten Halbleiter-Multiplexern, die eine Umschaltgeschwindigkeit von 100 000 je Sekunde haben. An jedem dieser Multiplexer können 16 Anschlußpunkte angeschlossen werden. Maximal 32 solcher Multiplexer sind an einem Analog-Digitalumsetzer anschließbar.

Programmunterbrechung

Von 384 Anschlußpunkten ist eine Unterbrechung des gerade ablaufenden Programmes möglich. Diese Anschlußpunkte für Spannung oder Kontakt werden in Gruppen von 16 zusammengefaßt. Die Punkte einer Gruppe können auf bis zu 4 verschiedenen Unterbrechungsebenen unterteilt werden.

Die Programmierung kann auf 3 Ebenen durchgeführt werden: Maschinensprache, symbolische Programmiersprache (SAP), FORTRAN. Daneben stehen Unterprogramme zur Erleichterung der Ein-/Ausgabeoperationen, zur Behandlung von Programmunterbrechungen, für Fehlerprüfungen und für verschiedene andere Funktionen zur Verfügung. Auch für alle arithmetischen Operationen sind - soweit sie nicht fest verdrahtet sind - Standardunterprogramme vorhanden.

An Betriebssystemen stehen das Monitorsystem, das Time-Sharing-Executive-System sowie das Multiprogramming-Executive-System zur Verfügung (siehe "Einführung in die Meßdatenerfassung in der Medizin" S. 52ff).

Die Mindestausrüstung für die diskutierte Aufgabenstellung ist eine Zentraleinheit mit 8 K Worten, ein Plattenspeicher mit einem Laufwerk, ein Drucker mit Tastatur sowie eine Karteneinheit. Bei Benutzung des Time-Sharing-Executive-Systems ist ein Kernspeicher von 16 K Worten empfehlenswert sowie ein Schnelldrucker. Bei Benutzung des Multiprogramming-Executive-Systems sind 24 K Worte sowie eine zweite Magnetplatte empfehlenswert bzw. notwendig.

Zusammenfassung

Es wurde gezeigt, wie vier verschiedene Systeme günstig zur selbsttätigen elektronischen Datenerfassung und -verarbeitung in einem klinisch-chemischen Laboratorium herangezogen werden können (weitere Systemkombinationen siehe (8)).

Das System IBM 1080 gestattet die direkte Erfassung der Meßwerte von automatisch arbeitenden Analysengeräten, von Einzelphotometern und von Zählgeräten. Gleichzeitig werden die Probennummern am Proben-Nehmer automatisch gelesen bzw. bei den Einzelphotometern über eine Lochkartenlesevorrichtung gelesen. Mit dem angeschlossenen Locher oder Lochstreifenstanzer werden alle erfaßten Daten (Patientennummern, Analysen, Eich- oder Meßwerte) in Lochkarten bzw. Lochstreifen gestanzt. Die so erhaltenen Datenträger können dann auf einem vorhandenen System zur Berechnung, Korrektur und Ausgabe der Analysenergebnisse benutzt werden.

Das System IBM 1070 ist ein Datenerfassungs- und Übertragungssystem. Die im Laboratorium anfallenden elektrischen Signale werden über Telefonleitungen zu einem Rechner übertragen, mit dem das System 1070 verbunden ist. Die fertigen Analysenergebnisse können auf einem Drucker im Laboratorium wieder ausgegeben werden. Die Übertragung zum Rechner erfolgt über beliebige Entfernungen mit einer Geschwindigkeit von maximal 66,6 Zeichen pro Sekunde.

Das System IBM 1130 ist ein schneller Binärrechner, an den die Laboratoriumsgeräte über eine Sondereinrichtung (Storage-Access-Channel) angeschlossen werden können. Erforderlich sind weitere Sondereinrichtungen wie Analog-Digitalumwandler, Multiplexer und Anpassungsglieder.

Die Analysen- und Eichwerte sowie Probenummern werden erfaßt, die Ergebnisse berechnet und sofort auf der Magnetplatte gespeichert bzw. in Form von Listen oder Tabellen ausgedruckt. Da über die Sondereinrichtung auch Signale ausgegeben werden können, ist ein steuerndes Eingreifen in den Laboratoriumsablauf möglich (Warnmeldungen, Abschalten von Geräten).

Das System IBM 1800 gestattet - wie das System 1130 - die direkte Datenerfassung und -verarbeitung. Wegen der hohen Verarbeitungsgeschwindigkeit, der enormen Ausbaufähigkeit und der Möglichkeiten der Programmunterbrechung und Vorrangverarbeitung ist es sehr günstig zur Lösung der in einem Laboratorium gestellten Aufgaben geeignet.

Die Entwicklung auf dem Gebiet der Labordatenverarbeitung nimmt ihren Fortgang. Neue Programmsysteme wurden entwickelt. Datenverarbeitungssysteme wurden schneller und ausbaufähiger (z.B. IBM 1130). Die ersten Geräte zur Probenidentifikation bzw. Datenerfassung werden durch elegantere Methoden abgelöst. Computer werden auch bald das Anbringen der Identifikation am Probenröhrchen selbst steuern.

In der Routine des Krankenhausbetriebes sind bereits Computer eingesetzt, die von der "on-line-Patientenaufnahme" über die Anforderung von Analysen bis zur Qualitätskontrolle und dem umfassenden Berichtswesen den gesamten Arbeits- und Informationsfluß steuern. Das Erstellen der Umdruckmatrize durch den Computer gehört genau so dazu wie die optimale Arbeitsplatzauslastung und das automatische Abschalten von Analysengeräten und Ausschreiben von Warnmeldungen. Die Medizinisch-Technische Assistentin sieht in dem elektronischen Datenverarbeitungssystem schon heute heute nur noch den "Apparat", der ihr hilft, mit weniger Aufwand zu besseren Ergebnissen zu gelangen.

Wohin die Entwicklung noch gehen wird ist nicht vorauszusehen, starke Impulse werden von der Entwicklung immer besserer diagnostischer Verfahren und Methoden ausgehen. Schon heute aber ist zu erkennen, daß elektronische Datenerfassungs- und Verarbeitungssysteme im klinisch-chemischen Laboratorium selbständige, integrierte Bestandteile umfassender Krankenhaussteuerungs- und Krankenhausinformationssysteme sein werden.

Literatur

1. KNEDEL, M.: Gedanken über Aufgaben und Möglichkeiten chemischer und radiochemischer Diagnostik im Krankenhauslaboratorium. Der Krankenhausarzt. 8 (1968).

2. BOCK, H.E., EGGSTEIN, M.: Automationsprobleme in der Medizin. Dtsch. Med. Wschr. 20, 985-990 (1968).

3. RAPPOPORT, A.E., GENNARO, W.D., CONSTANDSE, W.J.: Cybernetics Enters the Hospital Laboratory. The Modern Hospital. April 1967.

4. HJELM, M., SCHNEIDER, W., VUILLE, J.C., WALLENIUS, G.: Automated Acquisition, Processing, and Communication of Laboratory Data in a Hospital. World Hospitals. Vol. 3 (1967).

5. LARSEN, T.J., Smith Kline & Frenz Lab., Philadelphia, Pennsylvania. Internationales Technicon Symposion, Frankfurt /M., Okt. 1965.

6. BLAIVAS, M. A., Kings County Research Laboratorien, Brooklyn, N.Y. Internationales Technicon Symposion, Frankfurt/M., Okt. 1965.

7. An On-Line Real-Time Monitoring System for the Intensive Care Unit Patient, IBM Form Nr. Z77-6224.

8. Das Klinisch-Chemische Labor, IBM Form Nr. 80695

9. 1130 Automated Chemistry Program for the 1080 Daga Acquisition System, IBM Form Nr. H20-0482.

10. System /360 Automated Chemistry Programs for the 1080 Data Acquisition System, IBM Form Nr. H20-0475.

Elektrokardiogramm-Analyse mit Hilfe des Computers

H.P. Ammende und P. Bünte

Die Elektrokardiographie ist ein diagnostisches Verfahren, das dank seiner Aussagekraft seit Jahren in der gesamten Medizin breite Anwendung findet. Die für die manuelle Auswertung der tagtäglich geschriebenen Elektrokardiogramme aufgewandte Zeit und Mühe sind erheblich; daher ist der Wunsch, Erfassung und Auswertung des Elektrokardiogramms von elektronischen Rechenautomaten durchführen zu lassen, durchaus berechtigt.

Welche Geräte sind nun zur automatischen Elektrokardiogramm-Auswertung erforderlich? Als Ergebnis einer routinemäßigen, praktisch brauchbaren Elektrokardiogramm-Verarbeitung wird man einmal quantitative Aussagen über bestimmte Kenngrößen des Elektrokardiogramms, wie Herzfrequenz, PQ-Zeit usw., verlangen, zum anderen verbale diagnostische Aussagen und meist auch eine Möglichkeit der Patientenidentifizierung, jedenfalls immer dann, wenn von einer zentralen Stelle Elektrokardiogramme für eine Klinik oder einen größeren Bereich angefertigt werden. Weitere Wünsche zielen auf die Berücksichtigung herzwirksamer Medikamente und bestimmter biologischer Daten wie Alter und Geschlecht. Vielleicht möchte man auch die Ergebnisse der Elektrokardiogramm-Auswertung einem Krankenhaus-Informationssystem zur weiteren Verarbeitung (Ausdrucken von Krankenblättern, Statistik usw.) unmittelbar eingeben. Daraus folgt, daß Analogrechner, die ihre Rechenergebnisse in Form von Registrierkurven ausgeben, für die routinemäßige klinische Elektrokardiogramm-Verarbeitung nicht in Frage kommen. Von den verfügbaren Digitalrechnern sind für die Elektrokardiogramm-Erfassung und -Auswertung nur diejenigen brauchbar, die entweder serienmäßige Einrichtungen für die Umwandlung der aus dem Elektrokardiographen kommenden elektrischen Spannungen in Ziffernwerte, kurz "Interface" genannt, besitzen, also Prozeßrechner wie z. B. das System IBM 1800, oder aber Computer, die den Anschluß eines solchen Interface gestatten, wie etwa die IBM 1130. Da Elektrokardiogramm-

Auswertungsprogramme meist recht umfangreich sind, ist entweder ein Rechner mit einem so großen Kernspeicher erforderlich, der das ganze Programm auf einmal fassen kann, oder ein Computer mit geringerer Kernspeicherkapazität und einem Magnetplattenspeicher, der eine phasenweise Ausführung des Programms unter Steuerung durch ein Betriebssystem gestattet.

In einer Klinik, in der täglich zahlreiche Elektrokardiogramme anfallen, wird man oft der optimalen Ausnutzung des Computers wegen den Elektrokardiographen nicht an den Rechner selbst anschließen, sondern an ein geeignetes Analogmagnetbandgerät, wo die Elektrokardiogramme bis zum Zeitpunkt ihrer gemeinsamen Auswertung gespeichert werden. Es ist grundsätzlich auch möglich, den Elektrokardiographen zusammen mit anderen Meßgeräten (Photometer, Extinktionsschreiber für chemische Analysen usw.) an einen dafür eingerichteten Computer anzuschließen. Soll der Elektrokardiograph mobil auf Krankenstationen eingesetzt werden, kann man die Elektrokardiogramme entweder mit Hilfe eines mitgeführten Magnetbandgeräts speichern oder aber telemetrisch zum Computer oder einem stationären Bandgerät übertragen.

An einen für die elektronische Datenverarbeitung brauchbaren Elektrokardiographen sind einige Anforderungen zu stellen, die keineswegs von allen handelsüblichen Geräten erfüllt werden:

1. Der Elektrokardiograph muß für jeden Meßkanal einen asymmetrischen niederohmigen Ausgang zum Anschluß an den Computer bzw. das Magnetbandgerät besitzen.

2. Die Verstärker des Geräts sollen möglichst rauschfrei sein; dies gilt insbesondere für Störungen höherer Frequenz, die zwar von den Schreibwerken kaum mehr wiedergegeben werden, aber doch mit voller Amplitude zum Computer gelangen.

3. Die Eicheinrichtung muß ein einwandfreies, nicht durch andere Spannungen (z.B. EKG) überlagertes Rechtecksignal liefern, das in seiner Höhe auf den Verstärkereingang bezogen ist, das also in gleicher Weise verstärkt wird wie das Elektrokardiogramm.

Die Eingabe einer Patienten-Identifikationszahl in den Computer läßt sich auf verschiedene Weise bewerkstelligen. Die I-Zahl kann bei der On-line-Elektrokardiogramm-Verarbeitung (d.h. der Elektrokardiograph ist direkt an den Computer angeschlossen) über eine Tastatur oder einen Kartenleser in den Rechner eingegeben werden; beim

Off-line-Verfahren (also bei der intermediären Speicherung des Elektrokardiogramms auf Band) muß, um Verwechslungen auszuschließen, das Kennzeichen zusammen mit dem Elektrokardiogramm auf das Magnetband gebracht werden. Dazu ist ein in den Elektrokardiographen eingebauter Zifferngeber erforderlich, der die I-Zahl in codierter Form (z. B. im BCD-Code) auf das Magnetband bringt und die Identifikationssignale zugleich auf das Registrierpapier schreibt, wenn man die Registrierkurven mit der vom Rechner ausgegebenen Elektrokardiogramm-Diagnose vergleichen will. Ob ein 1-Kanal-Elektrokardiograph oder ein mehrkanaliger Verwendung findet, hängt davon ab, ob das Elektrokardiogramm skalar oder vektoriell verarbeitet werden soll.

Bei der herkömmlichen skalaren Methode werden mehrere Elektrokardiogramm-Ableitungen nacheinander (oder auch teilweise synchron) geschrieben. Es werden dann manuell die einzelnen Abschnitte der elektrokardiographischen Registrierkurve nach Höhe und Dauer ausgemessen, die Höhe der Zacken mit Hilfe des Eichsignals in Spannungswerte umgerechnet und schließlich festgestellt, ob die Kurvenform in den einzelnen Ableitungen irgendwelche Abweichungen vom normalen Verlauf aufweist. Der sich anschließende diagnostische Prozeß läßt sich durch BOOLEsche Ausdrücke der Form

$$D = Q_{11} \wedge Q_{12} \vee Q_{13} \wedge Q_{21} \vee \bar{Q}_{22} \ldots$$

darstellen, wobei D ein Symbol für eine bestimmte Diagnose sein soll, Q_{ik} Zeichen für bestimmte Veränderungen (Index k) in einer Ableitung (Index i) oder in den gemessenen Zeiten oder Spannungen. Die Aussagen Q_{ik} sind hier durch logisch UND, ODER und NICHT verknüpft; in der Praxis treten auch andere logische Verknüpfungen auf, die sich jedoch auf die drei genannten Grundverknüpfungen zurückführen lassen.

Im folgenden sei nun der Aufbau eines Programms zur skalaren Elektrokardiogramm-Erfassung und -Verarbeitung durch einen Digital-Rechner kurz skizziert: Das Programm hat zuerst dafür zu sorgen, daß die elektrokardiographischen Meßwerte, die in Form einer Spannung zum Analog-Eingang des Rechners gelangen, in den Kernspeicher des Computers gebracht werden. Dazu steuert das Programm den Analog-Digital-Umwandler (ADU) des Rechners an, der daraufhin die augenblicklich anliegende Spannung in einen Zahlenwert (Digitalwert) umsetzt, der anschließend auf einen Tabellenplatz im Kernspeicher gebracht wird. Nach einer bestimmten Zeitspanne (z. B. 4 msec) veranlaßt die Echtzeituhr (Timer) des Computers den gleichen Vorgang; der resultierende Digitalwert wird gleichfalls in die Tabelle gebracht. Das alles wiederholt sich nun so lange, bis eine Anzahl von Meßwerten im Hauptspeicher steht, die etwa einer elektrokardiographischen Laufzeit von 10 Sekunden entspricht. Die Abtastfrequenz, d.h. die Häufigkeit der Analog-Digital-Umsetzungen, darf ein bestimmtes Minimum nicht unterschreiten, nämlich das Doppelte der höchsten Frequenz, die in der umzusetzenden Spannung vorkommt. Nimmt man für das Elektrokardiogramm eine obere Grenzfrequenz von 100 Hz an, ist eine Abtastfrequenz von mindestens 200 Hz zu wählen, besser noch 250 Hz. Höhere Abtastfrequenzen bringen kaum noch bessere Auflösung, dafür aber größere Datenmengen, deren Bewältigung größere Speicher und längere Rechenzeiten bedingt. Die eingelesenen Daten werden nun in einen externen Speicher (Magnetplatte oder Bandgerät) gebracht und die folgenden elektrokardiographischen Ableitungen in gleicher Weise eingelesen.

Der nächste Schritt ist wie bei der manuellen Auswertung des Elektrokardiogramms das Erkennen der elektrokardiographischen Signale, also die Festlegung von Anfang und Ende der einzelnen Zacken und Intervalle, das Ausmessen ihrer Dauer und Höhe unter Berücksichtigung der in der Meßspannung enthaltenen Störspannung (Noise) und des Gleichspannungsanteils.

Sind alle Abteilungen in dieser Weise durchgemessen, kann man eine Rhythmusanalyse anschließen. Hier wird z.B. festgestellt, ob zu jeder erkannten P-Zacke ein QRS-Komplex existiert, ob die zeitlichen Abstände der P-Wellen innerhalb vorgegebener Toleranzen liegen oder stärker variieren, ob eine systematische Abweichung vorliegt usw. Wird eine bestimmte Abweichung von der Norm festgestellt, setzt das Programm einen Indikator, der einem Q_{ik} in dem oben angegebenen BOOLEschen Ausdruck entsprechen würde und der später bei der Zusammenstellung der Diagnose abgefragt wird. Stellt der Computer z.B. fest, daß die PQ-Intervalle in allen Ableitungen sich monoton vergrößern, wird ein Indikator gesetzt, der in einem nachfolgenden Programmteil das Ausdrucken des Textes WENCKEBACHSCHE PERIODEN veranlaßt.

Die nächste Programmphase möge die formale Analyse der elektrokardiographischen Signale sein. Um Aussagen über die Formstabilität der Herzzyklen einer Ableitung zu gewinnen, kann man etwa die einzelnen Komplexe gewissermaßen in Richtung der Zeitachse verschieben, so daß die Spitzen aller R-Zacken übereinander zu liegen kommen, d.h. ihre Zeitkoordinaten gleich sind. Dann werden die Höhen- und Zeitkoordinaten von Anfang, Spitze und Ende aller P-Zacken gemittelt und die zweidimensionale Abweichung für die interessierenden Koordinaten der einzelnen Wellen vom Mittel bestimmt. In gleicher Weise wird bei den Zacken des QRST-Komplexes und in allen Ableitungen verfahren. Weiter kann man feststellen, ob die Gestalt des elektrokardiographischen Signals einem vorgegebenen Normalmuster entspricht. Dazu werden die einzelnen Komplexe durch Umrechnung der Koordinaten so verschoben, daß ein bestimmter Fixpunkt, z. B. die Spitze der R-Zacke mit dem Fixpunkt des in einer Tabelle niedergelegten Normalmusters zur Deckung kommt. Liegen die Abweichungen zwischen Normalmuster und dem zu untersuchenden Elektrokardiogramm innerhalb vorgegebener Toleranzen, wird das Elektrokardiogramm als normal klassifiziert, d.h. ein entsprechender Indikator gesetzt. Überschreitung der Toleranzen führt zum Ansprechen anderer Indikatoren, etwa für die Anhebung oder die Absenkung der ST-Strecke. In diesem Fall kann man das elektrokardiographische Signal noch mit typischen pathologischen Mustern, z. B. einem Infarkt-Muster, vergleichen und bei Übereinstimmung die entsprechenden Indikatoren setzen.

Mit Ablauf dieser Programmphase hat man eine Reihe von Aussagen gewonnen, die nun dem oben skizzierten diagnostischen Prozeß unterworfen werden. Das Programm stellt also fest, welche der vorgesehenen Indikatoren eingeschaltet sind, und erarbeitet mit Hilfe BOOLEscher Ausdrücke die endgültige Diagnose. Es werden dabei wiederum neue Indikatoren gesetzt.

Die letzte Programmphase gibt die Auswertungsergebnisse über den Schnelldrucker oder eine Schreibmaschine aus. Zunächst werden die Mittelwerte der diagnostisch relevanten Kenngrößen wie Herzfrequenz, PQ-Zeit, QT-Zeit usw. ausgedruckt, sodann die Diagnose-Indikatoren ihrer Rangfolge nach abgefragt und die zugehörigen Texte gedruckt.

Die kurze Beschreibung eines möglichen Computerprogramms zur skalaren Elektrokardiogramm-Auswertung läßt erkennen, daß der erforderliche Rechenaufwand nicht unerheblich ist und daß Rechenzeit und Anzahl der zu speichernden und zu verarbeitenden Meßwerte mit der Zahl der analysierten Ableitungen zunehmen; bei 12 Ableitungen je Elektrokardiogramm sind rund 24 000 Meßwerte zu verarbeiten.* Außerdem erfordern unterschiedliche Ableitungen auch verschiedene Programme. Der Aufwand an Programmen, Speicherplatz und Rechenzeit läßt sich erheblich reduzieren, wenn man das Elektrokardiogramm nicht skalar sondern vektoriell erfaßt und auswertet.

Die vektorielle Elektrokardiographie, kurz Vektorkardiographie, erfordert andererseits einen etwas größeren Instrumentationsaufwand. Man kommt hier nicht mehr mit

---

* Abtastfrequenz x Laufzeit x Anzahl der Ableitungen

einem 1-Kanal-Elektrokardiographen aus, es müssen 2, besser noch 3 elektrokardiographische Ableitungen synchron erfaßt werden, wobei die Ableitungen, bezogen auf ein im Körper des Patienten liegendes Koordinatensystem, unterschiedliche Richtung haben müssen. Sie können dann als Komponenten eines Spannungsvektors angesehen werden, der seine Größe und Richtung in bezug auf das körperfeste Koordinatensystem im Verlauf der Herzaktion gesetzmäßig ändert. Bei der manuellen Elektrokardiogramm-Auswertung wird vielfach aus den Standard-Ableitungen der Vektor zum Zeitpunkt des Maximums der R-Zacke in einem schiefwinkligen Koordinatensystem, dem EINTHOVENschen Dreieck, graphisch ermittelt und als elektrische Herzachse bezeichnet, doch ist die graphische Methode ziemlich ungenau. Eine andere Methode der vektoriellen Elektrokardiogramm-Verarbeitung ist die Darstellung der Kurve, den die Spitze des im Ursprung des Koordinatensystems fußenden Vektors während der Herzaktion durchläuft, auf einem X/Y-Oszilloskop. Da diese Art der Vektordarstellung immer nur je 2 Koordinaten des Vektors erfaßt, sind jeweils nur 2 simultane Ableitungen erforderlich. Nun stehen die Ablenkplattenpaare der Kathodenstrahlröhren in der Regel senkrecht zueinander, daher setzt eine unverzerrte Darstellung der Vektorschleife auch korrigierte orthogonale, d.h. paarweise aufeinander senkrecht stehende und hinsichtlich ihres Spannungspegels gleichwertige Ableitungen voraus, es sei denn, man schaltet einen Analogrechner zwischen Elektrokardiograph und Wiedergabegerät, der die nötige Winkel- und Pegeltransformation vornimmt. Für die Auswertung des Vektorkardiogramms durch Digitalrechner ist diese Koordinatentransformation vor der Meßwerterfassung nicht erforderlich, da die Meßwerte ja durch das Auswertungsprogramm zur Entzerrung umgerechnet werden können, sie ist jedoch zweckmäßig, weil man damit Rechenzeit spart. Für den speziellen Zweck der Herstellung korrigierter orthogonaler Ableitungen genügt nun ein ganz einfacher Analogrechner, der nur aus einem Widerstandsnetz besteht, das zwischen die Ableitungselektroden und die Verstärkereingänge geschaltet wird. Es sind schon mehrere Systeme ausgearbeitet worden, die drei korrigierte orthogonale Ableitungen erzeugen und die sich in der Zahl der verwendeten Elektroden, deren Position und der Struktur des Widerstandsnetzwerkes unterscheiden. Im Rahmen dieser Übersicht kann auf die konstruktiven Merkmale und die Leistungsfähigkeit der einzelnen Systeme nicht eingegangen werden. Das bekannteste System dieser Art ist das von FRANK, das 7 Elektroden und ein Netzwerk mit 12 oder 13 Widerständen verwendet und 3 Ableitungen liefert, nämlich eine transversale (X), eine vertikale (Y) und eine sagittale, also in Längsrichtung liegende (Z).

Bei der vektoriellen Auswertung des Elektrokardiogramms mit einem Digitalrechner verwendet man, um die elektrokardiographische Information möglichst komprimiert zu erfassen, drei simultane Ableitungen, man braucht dazu also einen 3-Kanal-Elektrokardiographen mit vorgeschaltetem Entzerrungsnetzwerk. Das oben beschriebene Computerinterface zur Analog-Datenerfassung muß nun um einen Meßstellenumschalter (Multiplexer) erweitert werden, der programmgesteuert schnell nacheinander die Ableitungen X, Y und Z zum ADU durchschaltet. Die Spannungswerte werden, wie schon besprochen, in Digitalwerte umgesetzt, und der Vorgang mit Einschaltung einer kleinen Pause zyklisch wiederholt. Steht kein ausreichend schneller Multiplexer zur Verfügung, kann man den Synchronismus bei der Abtastung der 3 Ableitungen durch spezielle Halteschaltungen (Sample-and-Hold-Schaltung) erreichen, die auf ein von der Zentraleinheit des Computers kommendes Signal hin die augenblicklich anliegende Spannung so lange festhalten, bis alle 3 Ableitungsspannungen digitalkonvertiert und in den Kernspeicher gebracht worden sind. Das Ergebnis der Elektrokardiogramm-Erfassung ist jetzt also eine Zahlentabelle im Kernspeicher, welche die Meßwerte in der Reihenfolge X1, Y1, Z1, X2, Y2, Z2 ... enthält. Das Auswertungsprogramm kann nun fortlaufend den Spannungsvektor nach Betrag und Richtung im Raum errechnen und die so gewonnenen Vektorschleifen auf pathologische Abweichungen von der Norm untersuchen. Als Kenngrößen einer Vektorschleife kommen z. B. die Parameter der Grenzflächen eines Quaders in Frage, die die Schleife als Tangentialflächen umschließen und paarweise auf dem größten bzw. kleinsten Durchmesser senkrecht stehen. Die Flächenparameter entsprechen Aussagen über Größe, räumliche Orientierung und Verwindung der Schleife. Die Kenngrößen der einzelnen Schleifen, die sich mit Vorbehalt der P- und T-Zacke und dem QRS-Komplex des skalaren Elektrokardiogramms zuordnen lassen, können innerhalb einer Herzaktion mathematisch miteinander verknüpft werden, woraus sich dann neue Kenngrößen von diagnostischer Relevanz ableiten. Eine andere Möglichkeit, Beurteilungskriterien für das Vektorkardiogramm zu gewinnen, ist die Approximation der Vektorschleifen durch periodische komplexe Funktionen analog zur Approximation des skalaren Elektrokardiogramms durch Tschebyscheff-Polynome. Die Rhythmusanalyse wird bei der Vektorkardiographie ähnlich durchgeführt wie bei der skalaren Elektrokardiogramm-Auswertung, jedoch mit erheblich geringerem Rechenaufwand; die eigentliche Diagnostik verläuft ebenfalls nach dem schon dargelegten Schema.

Wer Vor- und Nachteile der Computerauswertung des Elektrokardiogramms nach dem skalaren und vektoriellen Verfahren abwägt, muß feststellen, daß die Vektorkardiographie der elektronischen Datenverarbeitung wegen des geringen Speicherbedarfs und Rechenaufwands weit besser entspricht als die skalare Methode und daß der etwas höhere Instrumentierungsaufwand für die Vektorkardiographie dagegen kaum ins

Gewicht fällt. Umgekehrt kann man sagen, daß die Vektorkardiographie erst mit dem Einsatz elektronischer Rechenautomaten zur klinisch brauchbaren Routinemethode werden konnte. Ein weiteres Argument zugunsten der Vektorkardiographie sind die kürzeren elektrokardiographischen Aufnahmezeiten, die sich im einzelnen bei unruhigen Patienten und Kindern positiv auswirken und insgesamt die quantitative Leistung der Elektrokardiographie steigern. Was die Aussagekraft der Computer-Vektorkardiographie anlangt, kann man wohl sagen, daß heute drei vektoriell verarbeitete Ableitungen die gleichen Informationen liefern wie 12 skalar verarbeitete Ableitungen. Die Tatsache, daß die Computer-Vektorkardiographie erst einige Jahre alt ist, läßt eine weitere Leistungssteigerung in der nächsten Zeit erwarten.

Die hier gegebene Übersicht über die technischen Voraussetzungen und Methoden der Computerauswertung des Elektrokardiogramms ist keineswegs vollständig, so wurde z.B. die Erfassung des Elektrokardiogramms mit Multielektroden-Systemen und die Darstellung der Isopotentiallinien auf der Körperoberfläche nicht behandelt.

Leistungsfähigkeit verschiedener elektrokardiographischer Abteilungssysteme

A.H. Lemmerz

Von den verschiedenen elektrokardiographischen Ableitungssystemen seien den konventionellen die korrigierten orthogonalen gegenübergestellt. Aus letzteren werden die nach FRANK herausgegriffen, um darzulegen, daß ihr als vollkommen geltender Informationsinhalt nach unseren Erfahrungen zumindest der gleiche wie der 12 konventioneller, in nicht seltenen Fällen jedoch umfassender ist.

Über was informiert das Elektrokardiogramm?

Während des Erregungsablaufs baut der "Generator Herz" ein sich ständig änderndes elektrisches Feld auf, das durch von der Körperoberfläche abgeleitete Potentiale beschrieben wird. Diese Oberflächenpotentiale sind je nach Ableitungsart verschieden groß, denn jede Ableitung beinhaltet andere Distanz- und Winkelbeziehungen zum "Generator", die durch den Begriff Ableitungsvektor oder transfer impedance beschreibbar sind. Elektrische Korrekturmaßnahmen verfolgen das Ziel, drei orthogonale Ableitungen mit einheitlichem Ableitungsvektor zu schaffen. Dazu werden von REJLANT 72 Elektroden verwendet, bei FRANK nur 7, beim konventionellen Minimalprogramm 9. Aus den quantitativ vergleichbaren Amplituden, den skalaren x y z -Komponenten wird die räumliche Richtung und Größe der Informationsvektoren geometrisch bestimmt oder mit Computer algebraisch berechnet. Durch derartige Informationsvektoren, die nach FRANK mit Herzvektoren identisch sind, wird der Herzerregungsablauf beschrieben.

Proximitätseffekt und Desintegrationspotentiale

Frank-Ableitungen setzen die Gültigkeit der Dipolhypothese und der Vektortheorie voraus. Dabei wird ein ortsfester Einzeldipol postuliert, um den komplizierten Generator im komplizierten Körperfeld in erster mathematischer Näherung "in den Griff zu bekommen". Durch dieses Vorgehen werden allerdings klinisch bedeutsame, von Dipolen höherer Ordnung stammende Informationen unterdrückt. Diese physikalischen Tatbestände bleiben auch bei der konventionellen klinischen Elektrokardiographie, die z.B. die elektrische Herzachse für einen Herzvektor hält, unberücksichtigt. Sie ist nichts mehr als die Konstruktion einer gerichteten Strecke aus Amplituden, die nicht quantitativ vergleichbar sind.

Empirisch gewonnene Informationsinhalte

Für klinische Bedürfnisse treten theoretische Überlegungen in den Hintergrund, wenn bestimmte Elektrokardiogramm-Formvarianten in einer Vielzahl konventioneller Ableitungen möglichst eng mit dem klinischen Befund korrelieren. Das konventionelle Elektrokardiogramm ist jedoch leider mit einer beachtlichen Zahl falsch positiver und falsch negativer Aussagen belastet. Frank-Ableitungen sind relativ leicht der automatischen Elektrokardiogramm-Analyse zugänglich, die quantitative Parameter aufzudekken vermag, welche der formale Kurvenzug nicht ohne weiteres preisgibt. Solchermaßen ermittelte quantitative Parameter sind geeignet, an großen Kollektiven die empirisch gewonnenen Informationsinhalte auf ihre Aussagekraft zu überprüfen, ohne der Klinik theoretische Überlegungen über multidipolare Generatoreigenschaften des Herzens aufzubürden.

Deutung des Frank-Elektrokardiogramms ohne elektronische Hilfsmittel

Es ist ein weitverbreiteter Irrtum, Frank-Ableitungen seien nur in Verbindung mit elektronischer Datenverarbeitung praktikabel! Alle aus der herkömmlichen Elektrokardiogramm-Interpretation bekannten Formkriterien finden sich auch in den nur drei korrigierten orthogonalen Ableitungen nach FRANK, wie sich aus Vergleich zwischen beiden Registrierergebnissen mühelos erkennen läßt.

Amplitudenvergrößerung: Der aus Brustwandableitungen bestimmte Sokolow-Lyon-Index entspricht etwa der Summe synchroner Amplituden in x und z und gibt in dieser Form nur die Horizontalprojektion des Momentanvektors an. Seine aussagefähige Magnitude erhält man erst bei gleichzeitiger Berücksichtigung der Ableitung y.

Extreme Leitungsstörungen im Sinne des Schenkelblocks: Die verbreiterte plumpe S-Zacke des sogenannten Rechtsschenkelblocks und die M-Form des sogenannten Linksschenkelblocks ist beim FRANK-Elektrokardiogramm nicht minder deutlich erkennbar.

Der sogenannte R-Verlust als Erscheinung des von WILSON so bezeichneten "elektrischen Loches": Bei transmuralen Infarktnarben der Vorderwand fehlt die normalerweise in Ableitung z vorhandene Q-Zacke. Bei Narben der Lateralwand tritt das narbenbedingte Q in Ableitung x auf, bei Narben im inferioren Bereich das narbenbedingte Q in Ableitung y. Abb. 1 zeigt schematisch die Zusammenhänge zwischen Lokalisation und Elektrokardiogramm-Formvarianten in x y z.

Manchen Elektrokardiogramm-Experten leuchtet nicht ein, daß eine in nur ein oder zwei Brustwandableitungen auftretende Formbesonderheit, der klinisches Gewicht beigemessen wird (z. B. eine abnorme Nachschwankung), auch in nur drei Frank-Ableitungen erfaßbar sein soll. Abb. 2 steht als Beispiel für viele weitere, die nicht nur die Leistung, sondern auch die Überlegenheit der Frank-Ableitungen offensichtlich machen.

Während 18 konventionelle Ableitungen weder eine Verlagerung der ST-Strecke noch andere sicher abnorme Veränderungen zeigen, ist Ableitung x als sicher abnorm zu bezeichnen, denn die ST-Strecke ist nach oben verlagert und T biphasisch terminal negativ. Daß die abnorme Nachschwankung in Ableitung x kein Kunstprodukt als Folge eines Registrierfehlers ist, wird durch vergleichende Ableitungen in einem Intercostalraum tiefer und höher belegt, in denen sich ebenfalls eine abnorme Nachschwankung darstellt. 18 konventionelle Ableitungen deckten in diesem Fall nichts Abnormes auf. Nur 3 Ableitungen nach FRANK zeigten eine klinisch relevante abnorme Nachschwankung, die erst nach Registrierung weiterer 12 Brustwandableitungen ebenfalls nachgewiesen werden konnte! Die hieraus möglichen und notwendigen Schlußfolgerungen zu ziehen, bleibt dem Leser überlassen.

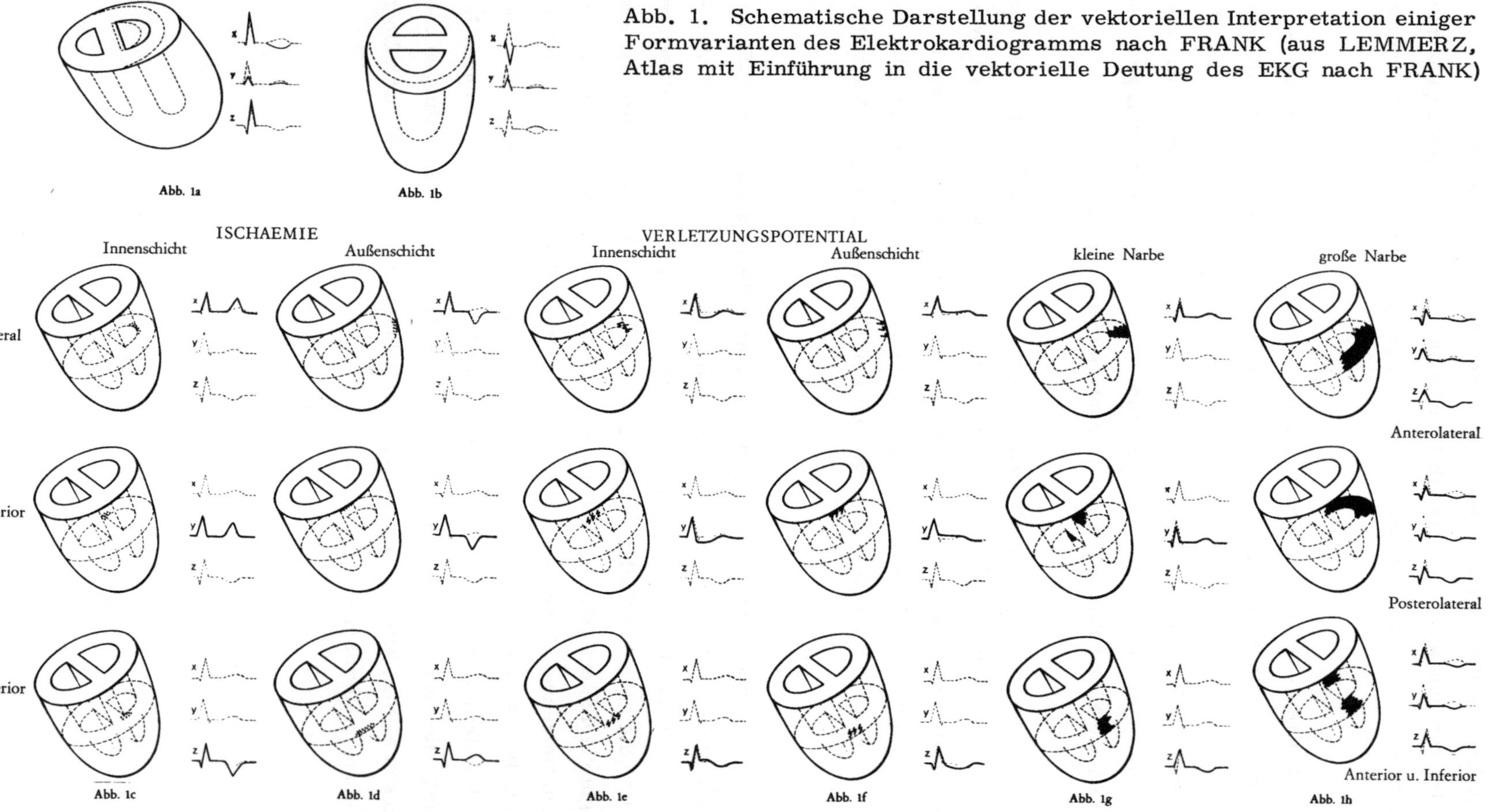

Abb. 1. Schematische Darstellung der vektoriellen Interpretation einiger Formvarianten des Elektrokardiogramms nach FRANK (aus LEMMERZ, Atlas mit Einführung in die vektorielle Deutung des EKG nach FRANK)

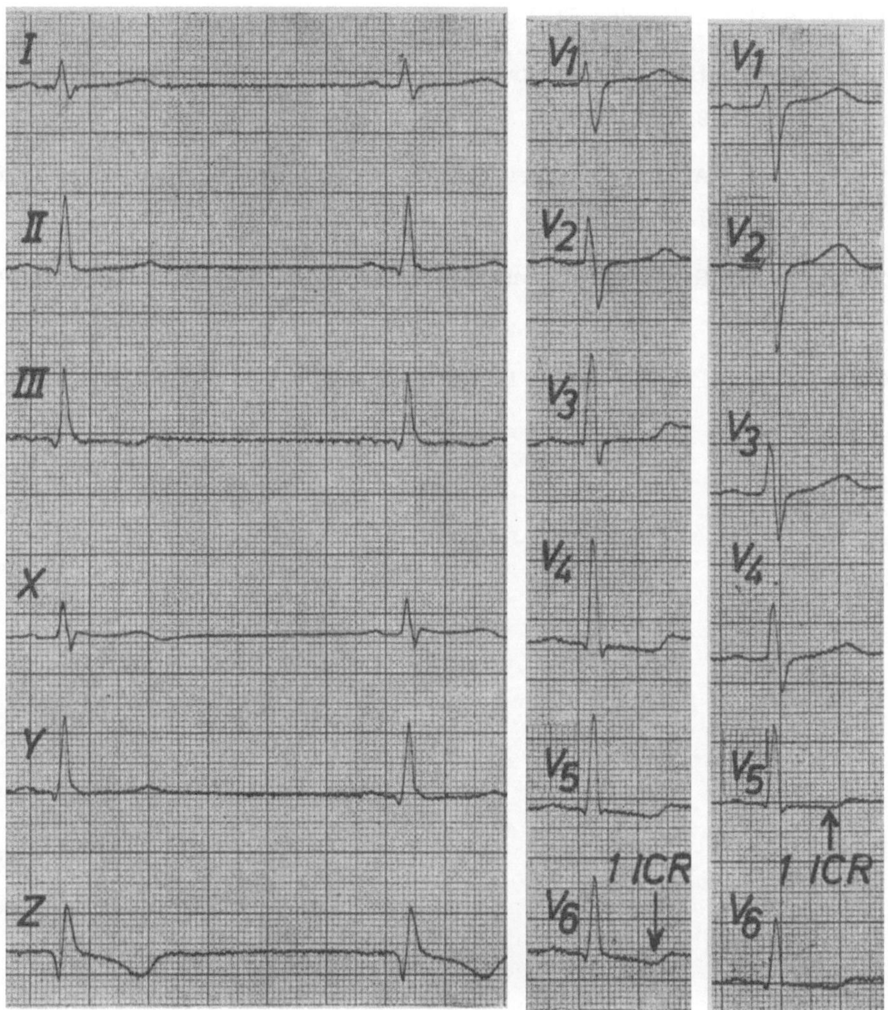

Abb. 2. Subepikardiale Außenschichtschädigung. In x ST-Hebung mit terminaler T-Negativität. Während 18 konventionelle Ableitungen keinen sicher verwertbaren abnormen Befund zeigen, ist in x die abnorme Nachschwankung unverkennbar. Sie wird in V_4 und V_5 1 ICR tiefer bestätigt.

Literatur

1. ABEL, H.: IBM-Seminar "Datenverarbeitung und Medizin" vom 25. bis 27. Oktober 1967 in Bad Liebenzell.

2. LEMMERZ, A.H.: Das Orthogonale EKG-Ableitungssystem im Routinebetrieb. 2. erw. Aufl., PERI'MED, Erlangen 1969.

3. LEMMERZ, A.H.: Atlas des EKG nach FRANK, PERI'MED, Erlangen 1969.

4. LEMMERZ, A.H.: Elektrokardiogramm oder Vektorkardiogramm? Acta Medicotechnica Nr. 7, 1969.

5. LEMMERZ, A.H.: Aussagefähigkeit des EKG nach FRANK. Herz Kreislauf 1, 35-41 (1969), 2, 100-103 (1969).

6. LEMMERZ, A.H.: Registriertechnik der FRANK-Ableitungen. Herz Kreislauf 3, 157-161 (1969).

7. LEMMERZ, A.H.: Zur Frage des Posteroseptalinfarkts. Herz Kreislauf 6, (1969).

Programmgesteuerte Patientenüberwachung
Ein Konzept der Zukunft

H. KUHLENDAHL *

Vielleicht ist es nützlich, ein paar Vorbemerkungen über die Position zu machen, von der aus meine Ausführungen verstanden werden wollen. Ich bin Kliniker und nicht Datenverarbeitungs-Fachmann. Nur mit einiger Mühe habe ich mir das Verständnis für die Grundlagen der elektronischen Datenverarbeitung und für die Terminologie erwerben können. Aber als operativ tätiger Kliniker bin ich, glaube ich, einigermaßen frühzeitig auf die Notwendigkeit gestoßen, daß wir im Rahmen der immer komplizierteren ärztlichen Verantwortung und der risikoreicheren chirurgischen Aufgaben besondere Überwachungsmaßnahmen für Schwerkranke brauchen. Als Neurochirurg habe ich vielleicht den Vorzug gehabt, auch ziemlich bald die Ineffektivität der konventionellen Überwachungsbemühungen zu erkennen.

Wie war es bis vor kurzem? Der Patient kam vom Operationssaal mit der Anweisung an die Schwester, viertelstündlich Puls zu zählen, Blutdruck zu messen, vielleicht sogar noch mit der Pulsuhr die Atmung zu zählen. Es ist jetzt gute sechs bis acht Jahre her, seit der Boom für die automatische apparative Überwachung einsetzte. Das bisherige Resümee ist in meinen Augen, daß das, was da mit viel Aufwand und mit hohem finanziellen Einsatz verkauft bzw. gekauft worden ist, sich als ziemlich unbrauchbar für die eigentlichen Bedürfnisse, um die es geht, erweist. Ist neulich als Meldung aus einer operativen Klinik zu lesen gewesen, daß mit Hilfe der automatischen apparativen Überwachung die Mortalität, sei es auf einem Sektor der Traumatologie oder in anderem Bereich, um 50 % gesenkt wurde, dann habe ich dazu meine eigene Meinung. Ich weiß nicht, ob wir überhaupt in die Lage kommen werden, durch unsere Überwachungsbemühungen die Mortalität in so wesentlichem Maße zu senken. Zum mindesten sollten wir zunächst einmal uns darum bemühen, wirklichkeitsnah überhaupt

---

* Unter Mitwirkung von Dr. Dr. J. SCHULZE, Max-Planck-Institut für Arbeitsphysiologie, Dortmund

mehr Verständnis für das Ziel und die speziellen physiologisch-pathophysiologischen Aufgaben zu bekommen. Mit dem, was wir bisher konventionell als Überwachung betreiben, erfassen wir ja nur rein statische Querschnitte. Wir wollen aber wissen, wann und in welchem Bereich die Homöostase im Krankheitsverlauf in den Gefährdungsbereich gelangt, und das können wir mit den bisherigen Mitteln - und seien sie noch so automatisiert und noch so apparateaufwendig - nicht erreichen. Deswegen das Drängen nach dem Hilfsmittel der elektronischen Datenverarbeitung, um den Informationsfluß, den wir mit dem Apparateaufwand gewinnen, sofort und in einer praktisch verwertbaren Form verfügbar zu machen.

HARTWIG (vgl. S. 40) hat die Unterteilung in die drei Gruppen der Meßdaten-erzeugung, der Meßdatenerfassung und Meßdatenverarbeitung herausgestellt. Ich werde mich hauptsächlich mit den Problemen der Meßdatenerzeugung und der Meßdatenerfassung zu beschäftigen haben. Ich muß weiterhin vorausschicken: Das, was ich vortrage, ist im großen und ganzen Planung für die Zukunft. Es gibt zwar hier und da in der Welt schon elektronisch laufende Überwachungssysteme. Ich kenne sie nicht aus eigener Anschauung. Im wesentlichen handelt es sich aber um eine im Entwicklungs- bzw. Experimentierstadium befindliche Aufgabe. Allerdings kann ich sagen, daß die Konzepte, mit denen wir uns seit geraumer Zeit beschäftigen, doch so weit durchgeplant und durchgearbeitet sind, daß es wohl berechtigt sein mag, einen Überblick unter dem Thema, das mir gestellt worden ist, zu geben.

Die Schwerkrankenüberwachung impliziert ja die langfristige, kontinuierliche oder zumindest möglichst kontinuierliche Beobachtung und Registrierung und sofortige diagnostische Analyse von am Patienten abgenommenen Meßdaten, die über die sogenannten Vital- oder Elementarfunktionen Aufschluß geben sollen. Was sind die "Vitalwerte" und was nutzt uns überhaupt ihre Erfassung für die Überwachungsaufgabe? Gewöhnlich versteht man darunter nur die Kontrolle von Kreislauf und Atmung. Gewiß, Kreislauf und Atmung entscheiden sozusagen akut über Leben und Tod. Aber daß eine möglichst sorgfältige Kontrolle der Hirntätigkeit, daß eine Kontrolle über eine ganze Reihe von Stoffwechselfaktoren für eine langfristige Überwachung von Gefährdungssituationen von nicht geringer Bedeutung sind, muß man doch sehr deutlich herausstellen. Damit wird der technische Aufwand natürlich sehr viel größer. Selbst wenn wir aber ein so überaus umfangreiches Beobachtungssystem aufbauen und fortgesetzt zahlreiche Einzeldaten sammeln, gewinnen wir im wesentlichen Zustandsdaten, die kaum nähere Informationen über die Dynamik des Verlaufes geben. Sie ermöglichen keine mittelfristige prognostische Beurteilung - ganz abgesehen davon, daß die Überfülle von Einzeldaten schwer überschaubar wird und die Sichtauswertung von Analogregistrierungen auf sehr enge Grenzen stößt.

Um nicht nur den aktuellen Zustand des Patienten mit Elementar-Daten genauer zu erfassen, sondern aus der Summe der fortlaufend anfallenden Funktionsdaten eine echte prospektive Trend-Erkennung zu gewinnen, müssen diese synchron aufgenommenen Meßwerte unverzüglich und fortgesetzt miteinander in Beziehung gesetzt, also korreliert werden, und außerdem müssen die Analog-Aufzeichnungen unter bestimmter Fragestellung rechnerisch verarbeitet werden.

Sicherlich wird die Krankenüberwachung um so effektiver, je größer die Zahl der gleichzeitig beobachteten Parameter von Elementarfunktionen und der fortlaufend gewonnenen Meßwerte ist. Aber sowohl vom ärztlichen Ziel her wie aus technischen und ökonomischen Gründen ist eine sinnvolle, auf die Krankheit und sonstige Gegebenheiten abgestellte Auswahl und Kombination der Beobachtungsgrößen erforderlich. Art und Zahl der notwendigen oder wünschenswerten Messungen müssen variieren und in einem automatischen System variierbar sein. -

Hinsichtlich der technischen Realisierung einer automatisierten Beobachtung muß man die zu kontrollierenden Funktionen unabhängig von ihrem physiologischen Zusammenhang zunächst in zwei Gruppen einteilen; einmal die sogenannten bioelektrischen Signale, z. B. Elektrokardiogramm, Elektroenzephalogramm, Elektromyogramm, die unmittelbar als Potentialdifferenzen am Körper abzugreifen sind und als Analogsignale anfallen. Es muß dabei hervorgehoben werden, daß analog aufgezeichnete bioelektrische Signale grundsätzlich verschlüsselte Informationen darstellen, deren diagnostische Auswertung ein Problem für sich ist. Es sei aber hinzugefügt, daß vieles dafür spricht, daß die elektronische Verarbeitung dieser Biosignale uns wahrscheinlich mehr und neue Informationen liefern wird, als die empirische Sichtauswertung bisher vermochte. Zum anderen sind es Meßwerte, die erst durch mechanoelektrische, photoelektrische oder thermoelektrische Wandler in elektrische Potentialdifferenzen umgewandelt werden. Auch bei einer Reihe letzterer wird eine primäre Analogregistrierung sinnvoll sein wegen des kontinuierlichen Verlaufs der zugehörigen Funktion, z. B. "Atemkurve", "Pulskurve" etc., während eine Reihe ohnehin diskontinuierlicher Messungen, z. B. unblutiger Blutdruck, Pulsfrequenz, Körpertemperatur sowie die chemischen Laboratoriumsdaten schon primär als Digitalwerte anfallen bzw. als solche aufzubereiten sind.

Welches sind die Aufgaben der "Programmierung" in diesem Rahmen? Vorab ist es die Wahl der geeigneten Parameter, die zu grundsätzlichen physiologischen und pathophysiologischen Überlegungen zwingt. Danach folgen die Forderungen an die eigentliche Programmierung:

1. die Bändigung des enormen Datenanfalls auf verschiedene Weise: Reduktion, einmal durch eine gezielte und geplante Auswahl, durch Mittelwertbildungen, wo das angängig oder angezeigt ist; dann durch Korrelierung; dadurch, daß versucht wird, Wesentliches von Unwesentlichem zu scheiden und Unwesentliches zu eliminieren, schließlich durch Umarbeitung analoger Registrierung in digitale Daten.

2. die Festlegung von Toleranzbereichen, was ja auch noch zur Aufgabe der Datenreduktion gehört und außerordentlich wichtig ist.

3. die fortgesetzte Meßwertkontrolle: Jeder einzelne Meßwert sollte ständig auf seine Wertigkeit und seine Richtigkeit kontrolliert werden. Die Kontrolle bezieht sich auch auf den Vergleich mit vorhergehenden Meßwerten der gleichen Art und mit Werten aus anderen Meßbereichen. Dazu ist erforderlich

4. die zeitweise Speicherung, die nicht nur für die korrelierende Verarbeitung, sondern vor allem für die Trenderfassung die Voraussetzung bildet. Möglicherweise wird es sich dabei um die Speicherung der Originalmeßwerte handeln, nach Möglichkeit jedoch um bereits durch Verrechnung komprimierte Daten.

5. Den größten Programmieraufwand erfordert zweifellos die Signalanalyse. Die hier erfaßten periodischen und aperiodischen Biopotentiale, vor allem Elektrokardiogramm und Elektroenzephalogramm, müssen in Unterprogrammen vorverarbeitet werden.

6. Bei der automatischen Erfassung und Verarbeitung von Biopotentialen ist die automatische Erkennung und Ausblendung von Störimpulsen besonders wichtig.

7. Unerläßlich ist schließlich die selbsttätige Dokumentierung in Gestalt automatisch ausgedruckter Protokolle. Der Ausgabezyklus muß sich dabei nach den Bedürfnissen des einzelnen Falles selbsttätig steuern.

8. Eine gewisse Vorrangsteuerung in Abhängigkeit von den erhaltenen Daten muß außerdem beim Anschluß mehrerer Patienten (was die Regel sein wird) hinsichtlich des Abfragezyklus in Abhängigkeit von vorgegebenen Grenzwerten programmierbar sein. Die Programmierung muß auch den Aufruf und die Steuerung von Unterprogrammen einschließen. Selbstverständlich muß eine Eingriffsmöglichkeit von außen in das System gegeben sein.

9. Schließlich ist für die Protokollierung eine Echtzeit-Markierung nötig. -

Das sind im großen und ganzen vom ärztlichen Standpunkt aus die notwendigen Voraussetzungen für oder die Forderungen an die Programmierung der automatischen Überwachung. Was über längere Zeit gleich bleibt, infolgedessen für die Trendbeobachtung nicht interessant ist, muß automatisch eliminiert werden. Andererseits muß bei Überschreitung von vorgegebenen Toleranzen das Erfassungs- und Verarbeitungsprogramm sich automatisch erweitern können, sei es durch Hinzunahme weiterer Meßgrößen, durch erweiterte Korrelierung, durch Einschaltung von Unterprogrammen oder dergleichen.

Sinn und Zweck der Überwachung ist die Früherfassung von Komplikationen und vor allem die Trendbeobachtung des Krankheitsverlaufes. Aus welchen Meßgrößen oder Meßwert-Korrelationen das zu erfassen ist, wird sehr unterschiedlich sein. Es kann deshalb keine für alle Zwecke geeignete standardisierte apparative Überwachungseinheit geben. Die zur Zeit von der Industrie angebotenen Apparaturen zur automatischen Überwachung haben aus verständlichen Gründen nur sehr begrenzte Anwendungsmöglichkeiten. Wir brauchen aber natürlich für die Beobachtung von chirurgischen Patienten eine andere Konzeption als auf einer Infarkt-Station oder dort, wo komatöse Stoffwechselkranke zu beobachten sind, oder in der Neurochirurgie, wo die gestörte Hirnfunktion besondere Voraussetzungen schafft, als etwa bei Herzkranken, so daß das Programm der Überwachung jeweils durchaus anders aufgebaut werden muß.

Es bedarf eingehender Überlegungen, welche Parameter für jedes Programm nützlicherweise auszuwählen sind. Diese Kombinationen richtig zusammenzustellen, ist die erste Aufgabe für die Patientenüberwachung. Einige Untersuchungsmethoden leisten bereits gute Dienste; aber ihre Anwendungsbereiche sind beschränkt. Für die Kardiologie liegt der Sachverhalt insofern ziemlich einfach, als mit der Herzfrequenz-Überwachung wesentliche Aufgaben für die "Infarkt-Station" und auch andere Bedürfnisse der Kardiologie zu erfüllen sind. Aber was fangen wir mit der Herzfrequenz und der automatischen Erfassung und Analyse von Rhythmusstörungen in vielen anderen Bereichen an? So ziemlich nichts. Selbst die Pulsfrequenz nutzt uns nicht viel. - Gewiß ist der Blutdruck eine kardinale Größe. Aber wenn er absinkt, ist es ja meistens schon reichlich spät, da der Blutdruck eine verhältnismäßig hartnäckig verteidigte Körperkonstante ist. Diese Standardwerte sind also im Prinzip für viele Aufgaben der Überwachung unzureichend. Die Schwergewichte müssen sehr unterschiedlich verteilt werden: In nicht wenigen Fällen können Atmungsgrößen viel wichtiger sein als Kreislaufgrößen. Das trifft in der Chirurgie und besonders in der Neurochirurgie für viele Fälle zu, weil wir wissen, daß Veränderungen der Atmung (auch diskrete Veränderungen, die nicht ohne weiteres zu entdecken sind) häufiger und oft schwerwiegender in Erscheinung treten als Störungen am Kreislauf. Das gilt für andere Krankheitsgruppen sicherlich auch.

Ganz ohne Zweifel ist für die langfristige Beobachtung ferner natürlich die Erfassung einer ganzen Reihe von Stoffwechselgrößen von elementarer Bedeutung. Nicht nur die Atemgaswerte, die Blutgaswerte, die Elektrolytwerte, die Flüssigkeitsbilanz sind Größen, die bei den oft ja über viele Tage notwendigen Dauerüberwachungen von immer größerer Bedeutung werden, und aus den Korrelationen zwischen ihnen möchten wir unsere Trendbeurteilung ableiten.

Sind Herz und Kreislauf nicht primär am Krankheitsprozeß beteiligt, kommt der Erfassung vasomotorischer und peripherer Kreislaufgrößen eine maßgebliche Rolle in der Überwachung zu. In welcher Weise mit Hilfe der Methoden der Zeitreihenanalyse aus der On-line-Verarbeitung des Elektrokardiogramms diesbezüglich Beobachtungsmaßstäbe gewonnen werden können, hat neuerdings B. McA. SAYERS gezeigt. Da sich im übrigen in der Veränderung des Blutdruckes die Trenderkennung eigentlich zu spät manifestiert, ist zu fragen, welche anderen Kreislaufparameter außerdem zur Verfügung stehen bzw. welche Untersuchungsmethoden von Kreislaufgrößen noch zu entwickeln sind, um unseren Forderungen zu entsprechen.

Für die spezifischen Aufgaben der Trenderfassung bieten sich vor allem die Pulsvolumenkurve, die Pulswellengeschwindigkeit und das Herzminutenvolumen an, die man ohne übermäßigen technischen Aufwand in eine etwas anspruchsvollere apparative Anlage einbeziehen kann und die selbstverständlich über eine elektronische Verarbeitung zur Auswertung kommen müssen, denn wie bei allen anderen Analogaufzeichnungen können wir nur etwas daraus gewinnen, wenn über Mittelwertbildung und über den ständigen Vergleich mit den vorhergehenden Phasen eine Trendbeurteilung abzulesen ist. Auf die Bedeutung der automatischen Herzfrequenzüberwachung für die Kardiologie brauche ich nicht näher einzugehen.

Zur kontinuierlichen Beobachtung bieten sich weiterhin neben der Atemfrequenz die Atemvolumenkurve und die Bestimmung der Strömungsdrucke an; denn wir würden ja gern - auch wieder von unserem Standpunkt aus der Neurochirurgie her gesehen, wo die Atmung eine viel größere Rolle spielt, als im allgemeinen berücksichtigt worden ist - die Dynamik der Atmung erkennen. Wir möchten schließlich auch die Periodik der Atmung erfassen, denn wir wissen, daß Störungen in der Atemperiodik verhältnismäßig frühzeitige Veränderungen bei bestimmten Hirnkrankheiten sind. Das gilt nicht nur für die Neurochirurgie und die Neurologie. In der inneren Medizin ist die Überwachung der Hirntätigkeit ja sicherlich für viele Fragestellungen von einer zentralen Bedeutung. Über die Erfassung der Atemperiodik etwa oder über die Erfassung von Werten der Atemdynamik (z. B. die Anstiegsteilheit der Atemvolumenkurve) können wir zweifellos indirekt Rückschlüsse auf die zentrale Steuerung gewinnen. Die letzteren Vorgänge, z. B. die Atemperiodik, sind selbstverständlich wieder nur über eine elektronische Datenverarbeitung zu erfassen und auszuwerten.

Als nächstes ist die Beobachtung der Hirntätigkeit zu würdigen, für die ja nur das Elektroenzephalogramm zur Verfügung steht. Die Elektroenzephalographie ist verhältnismäßig aufwendig, apparativ sowohl wie hinsichtlich der Abnahme am Patienten. Deswegen spielt sie wahrscheinlich bisher nicht die Rolle, die ihr eigentlich zukommt - auch außerhalb der Neurologie und Neurochirurgie, z. B. für die gesamte chirurgische Traumatologie, für die Intoxikationskranken und für Kranke mit anderen komatösen Zuständen. Wenn man sich damit vertraut macht, das Elektroenzephalogramm grundsätzlich mit Nadelelektroden abzuleiten, entfallen die Einwände, die gegen den unsicheren Elektrodenansitz bei solchen Patienten vorgebracht werden. Aber über die technischen Probleme der Sensoren werde ich nachher noch kurz sprechen.

Außer dem Elektroenzephalogramm spielt für uns noch speziell der intrakranielle Druck eine Rolle. Auch da sind technische Probleme, die bearbeitet werden müssen.

Schließlich der Stoffwechsel: Wir sind heute schon dankbar, daß wir unsere Wachstation mit einer automatischen Temperaturmeßanlage versehen haben, so daß das Pflegepersonal nicht mehr von Patient zu Patient gehen muß, sondern einfach einen Knopf dreht und die Temperatur abliest. Aber das ist ja das Allersimpelste. Was uns letzten Endes fehlt, ist zweifellos die Möglichkeit einer langfristigen kontinuierlichen

Mikroblutentnahme, um an die entscheidenden Punkte der Stoffwechseldiagnostik für die langfristige Überwachung heranzukommen. Vielleicht gibt es eines Tages einmal eine solche Methode. Einstweilen müssen wir uns mit der kontinuierlichen pCO_2-Registrierung mit Hilfe des URAS, mit den Versuchen der kontinuierlichen Oxymetrie und den intermittierend zu gewinnenden Blutgasanalysen begnügen. -

Ein außerordentlich wichtiges Problem sind die Sensoren. Wir stoßen immer wieder auf große Schwierigkeiten, wenn wir bedenken, daß wir es zu einem nicht kleinen Teil mit bewußtseinsgestörten, mit unruhigen Kranken zu tun haben. Dann versagen sehr viele von den Sensoren, die wir zur Zeit zur Verfügung haben. Wir verwenden zur Gewinnung der Biopotentiale grundsätzlich Nadelelektroden, wo das überhaupt nur geht. Aber beispielsweise ist man bis jetzt nicht einmal in der Lage, bei einem nur etwas unruhigen Patienten die Atemfrequenz zuverlässig über längere Zeit zu registrieren. Atemdehnungsmeßgürtel taugen nichts, die Thermistoren sind - außer beim intubierten Patienten - schwierig anzubringen. Wir verfügen zur Zeit nicht einmal über ein zuverlässiges technisches Gerät, um die Atemfrequenz, eine der primitivsten Kontrollnotwendigkeiten, bei bewußtseinsgestörten Patienten zu bestimmen, ganz zu schweigen von der Möglichkeit, das Atemvolumen am nicht intubierten Patienten zu messen. Die kontinuierliche (Mikro-) Blutentnahme zur fortgesetzten Beobachtung der Blutgase und der Glukose muß unbedingt methodisch erreicht werden.

Sie sehen, was für eine große Zahl von schwerwiegenden, rein technischen Problemen auf dem Gebiete der Fühler noch gelöst werden müssen, damit wir überhaupt in der Lage sind, die Datenerzeugung in der nötigen Weise zu beherrschen.

Für eine effektive Schwerkranken-Überwachung müssen kontinuierlich erfaßt und der elektronischen Datenverarbeitung zugeführt werden können:

A. Kreislaufgrößen:
- Elektrokardiogramm
- Pulsvolumenkurve (rheographisch oder plethysmographisch)
- Pulswellengeschwindigkeit

B. Atmungswerte:
- Atemvolumenkurve
- Atemfrequenz
- Atmungsperiodik
- Strömungsgeschwindigkeit (z. B. aus dem Anstiegwinkel der Atemkurve)

C. die Hirnaktivität

Kurz zusammengefaßt stellen sich dabei die wesentlichen Aufgaben für die elektronische Datenverarbeitung folgendermaßen heraus:

1. Datenreduktion,
2. komprimierte Darstellung quantitativer Werte, teils digital, teils in analoger Form,
3. Korrelierung sowohl in jedem Meßbereich für sich, als auch noch wichtiger zwischen den verschiedenen Beobachtungsbereichen,
4. geeigneter Display: selbstverständlich die digitalen Werte mit dem Drucker und/ oder auf Sichtschirm, analoge Ausgabe auf Sichtschirm oder Plotter.

Die so wichtige Datenreduktion ist in erster Linie zu erreichen:

durch programmierte Selektion,

durch Unterdrückung gleichbleibender Abläufe bzw. Werte und Grenzwertvorgabe,

durch Anwendung signalanalytisch-statistischer Methoden (Autokorrelation beim Elektrokardiogramm, Zeitreihenanalyse beim Elektroenzephalogramm).

Als die für die Überwachung wichtigsten Korrelierungen werden gelten müssen:

1. Elektrokardiogramm mit Atmungsgrößen sowie mit Blut-pO_2/pCO_2,
2. Kreislauf-Parameter (Blutdruck, Frequenz, Volumen) mit dem Elektroenzephalogramm,
3. Atmungsgrößen (Volumen, Periodik, pCO_2) mit dem Elektroenzephalogramm,
4. Elektrokardiogramm und Elektroenzephalogramm mit Blutgaswerten und anderen blutchemischen Meßgrößen.

Selbstverständlich wird sich das Korrelierungs-Programm nach den jeweiligen Krankheitsumständen und der Überwachungssituation richten. Für den Display wird verlangt die jederzeit abrufbare Ausgabe digitaler Meßwerte auf Sichtschirm oder Drucker, die jederzeit abrufbare Analogdarstellung auf Sichtschirm oder XY-Schreiber.

Das alles wird für eine voll wirksame Überwachungsanlage einfach unerläßlich sein. Um es zu erreichen, ist noch sehr viel wissenschaftlich grundlegende Arbeit wie auch technische Entwicklungsarbeit notwendig. Dann ist zu erwarten, daß aus einer in solcher Weise programmierten Verfügbarmachung bzw. Beobachtung von schon minimalen, aber in einer Richtung tendierenden Veränderungen, insbesondere aber aus der frühzeitigen Erfassung korrelativer Beeinflussungen eine echte Trendbeobachtung möglich werden wird. Wir brauchen sie nicht nur für die "Infarkt-Station" und die internistische Intensivpflege, sondern mindestens ebenso dringlich unter anderem für die Überwachung in der Hirnchirurgie, insbesondere auch für die Hirnverletzten, sowie in anderen Bereichen.

Eine kurze Bemerkung zum Schluß: Angesichts der "Computer-Welle", die auf die Medizin zuzurollen beginnt, bemüht man sich andererseits mit Recht, der wachsenden Technologisierung die auf Wissen und Erfahrung beruhende "intuitive" ärztliche Kunst entgegenzustellen. Der Kranke sei "kein Hort vieler physikalisch-chemischer Daten", betonte unlängst BUDELMANN. Nun, selbstverständlich müssen die Hilfsmittel Hilfsmittel bleiben und auch der Computer kann nicht über die Rolle eines vom Arzt beherrschten Hilfsmittels hinauswachsen. Erlauben Sie mir dennoch zu sagen, daß der Schwerkranke in der Überwachungssituation in gewisser Hinsicht ein Datenspender ist und für unsere methodischen Bemühungen um eine wirksame Überwachung so etwas wie ein von physikalischen und chemischen Daten gesteuertes Funktionssystem verkoppelter Einzelfunktionen, deren Quantifizierung und wertbare Korrelierung ein sehr nüchternes technologisches Problem ist. In dieser Phase hängt sein Leben am Zügel des Störpegels seiner "Elementarfunktionen", echt ablesbar an einer Skala von nüchternen physikalisch/chemischen Daten, jenseits emotionaler und psychosomatischer Aspekte. Sofern wir die Technologie beherrschen, bleiben wir trotzdem Arzt im Rahmen ärztlicher Kunst.

Erfassung und Bearbeitung der Daten in der Nuklearmedizin

W.E. ADAM UND W.J. LORENZ

Die Probleme der Erfassung und Bearbeitung von Daten in der Nuklearmedizin dekken sich weitgehend mit denen, die auch in einem klinischen Laboratorium auftreten. Der Nuklearmediziner hat dabei den Vorteil, daß seine Daten überwiegend bereits in digitaler Form vorliegen, so daß eine Analog-Digital-Wandlung nicht notwendig ist. Um also hier Gesagtes nicht noch einmal wiederholen zu müssen, möchte ich mich auf ein Teilgebiet der Nuklearmedizin beschränken, das grundlegend neue und dem klinischen Laboratorium noch nicht geläufige Fragen aufwirft. Es handelt sich dabei um die bildliche Darstellung von Radioaktivitätsverteilungsmustern, die sogenannte Szintigraphie. Dabei möchte ich in Erinnerung rufen, wie ein solches szintigraphisches Bild entsteht:

Eine Meßsonde fährt den gesamten Untersuchungsbereich mäanderförmig ab, und zwar kontinuierlich oder schrittweise. Über einen Entenschnabelmechanismus wird die Strahlendichte über den verschiedenen Teilbereichen des Gesamtbeobachtungsareals in Form von mehr oder minder dichten Strichanhäufungen oder wechselnden Farben dargestellt. Nachdem der Detektor den gesamten Bereich abgefahren hat, liegt das gesamte Muster der Radioaktivitätsverteilung im Körper bzw. in einem Organ vor. Der Arzt kann anhand des Musters Form und Größe von Organen, etwa der Schilddrüse, der Leber und der Nieren, erkennen und Störungen der Radioaktivitätsverteilung in einem parenchymatösen Organ, sogenannte kalte oder warme Bereiche, feststellen. Häufig sind die Differenzen zwischen normalen und sogenannten kalten oder warmen Bereichen aber so gering, daß eine Beurteilung schwierig wird. Es erhebt sich dann die Frage, ob man eine solche Differenz objektivieren, also statistisch signifikant machen kann. Dazu bietet sich ein Computer an. Das Prinzip der Methode ist leicht zu durchschauen:

4 000 Speicherplätze eines Computers sollen in Rechteckform so angeordnet sein, daß jeder Speicherplatz einen Teilbereich des szintigraphischen Bildes von etwa 6 mm Kantenlänge repräsentiert. Wenn der Detektor also eine Zeile abfährt, wird er alle Impulse, die auf einer Weglänge von 6 mm ankommen, in den ersten Speicherplatz abgeben, die folgenden 6 mm werden dem zweiten Speicherplatz zugeteilt usw. Nachdem der gesamte Bereich abgefahren ist, druckt der Computer die gesamte Bildmatrix aus. Dabei ist jedem Teilbereich von 6 mm Kantenlänge eine Ziffer zugeordnet, die der Impulsdichte in diesem Teilbereich entspricht. Es können nun auch statistische Signifikanzprüfungen darüber angestellt werden, ob benachbarte Teilbereiche unterschiedliche Impulshäufigkeiten aufweisen, die vielleicht mit dem Auge nicht erkannt werden können. Darüber hinaus gestattet die Flexibilität des Computers eine Datenverarbeitung im Sinne einer Mittelung. Da beim einmaligen Abfahren aller Teilbereiche für den einzelnen Teilbereich die natürlichen Impulsschwankungen mit eingehen, wird jeder Speicherplatz einer Mittelung durch die umliegenden Speicherplätze unterzogen, eine Prozedur, die eine Fülle von Rechnungen in sich birgt, aber vom Computer in kürzester Zeit für alle Speicherplätze durchgeführt wird. Die bisher geschilderten Verfahren sind durchaus gängig und werden in breitem Rahmen routinemäßig angewandt. Der Weg bis zur Auffindung der praktischen Anwendbarkeit dieses Prinzips war freilich nicht so einfach, wie diese Darstellung den Anschein erweckt. Es dürfte von allgemeinem Interesse sein, die Zwangsläufigkeit, mit der diese Entwicklung zur Anwendung eines Computers geführt hat, darzustellen.

Im Jahre 1964 kam nach Heidelberg eine sogenannte Szintillationskamera nach ANGER. Das ist ein Szintigraphiegerät mit stehendem Detektor. Dieser Detektor von etwas mehr als 25 cm Durchmesser registriert simultan die Radioaktivität im gesamten Beobachtungsbereich und stellt sie lokalisationsrichtig auf einem Oszillographenschirm dar. Bei Anwendung einer hohen Aktivität kann die Verteilung der Radioaktivität und die Änderung der Verteilung auf dem Oszillographenschirm direkt beobachtet werden. Mit Hilfe einer Polaroidkamera lassen sich Serienaufnahmen anfertigen, die die Änderung der Aktivitätsverteilung in einer Bildfolge festhalten. Es war nun naheliegend, die Bildpunktdichte in Teilbereichen des Gesamtbildes quantitativ, d.h. durch Auszählen, zu bestimmen, um die Radioaktivität in verschiedenen Teilbereichen festzustellen.

Zu diesem Zweck ritzten wir in eine Scheibe ein Koordinatensystem ein, dessen einzelne Quadrate gleiche Kantenlänge hatten. Das Koordinatenraster wurde dann auf dem Polaroidfilmbild aufgelegt und die Punktdichte pro Teilbereich bestimmt. Die ersten

Untersuchungen führten wir bei Schilddrüsen durch. Wir zählten die Punkte der gesamten Schilddrüse auf dem szintigraphischen Bild nach zwei Stunden, nach 24 und nach 48 Stunden und trugen diese in einem Zeit-Aktivitätskoordinatenraster auf. Das gleiche, an einem sogenannten heißen Knoten innerhalb der Schilddrüse durchgeführt, ergab eine vollkommen andere Zeit-Aktivitätskurve. Damit war gezeigt, daß es mit Hilfe der Szintillationskamera möglich ist, Teilbereiche von Organen getrennt zu erfassen und aus ihnen Funktionskurven zu gewinnen (1). Allerdings war das Verfahren, das wir 1964 anwandten, recht zeitraubend. Die von uns zu Rate gezogenen Physiker empfahlen, das Verfahren durch Anwendung eines sogenannten zweidimensionalen Vielkanalanalysators zu mechanisieren. Das Prinzip dieses Verfahrens habe ich eingangs beschrieben: In einem zweidimensionalen Vielkanalanalysator wird jeder Kanal einem Quadrat des szintigraphischen Bildes eindeutig zugeordnet. Alle in diesem Bereich auftauchenden Impulse werden gezählt, am Ende der Untersuchung liegt das Radioaktivitätsverteilungsmuster in Form von Ziffern vor.

Dieses Verfahren an sich arbeitete recht gut, allerdings galt es, nun noch weitere Schwierigkeiten zu überwinden. Der Detektor der Szintillationskamera weist Inhomogenitäten auf, die zu Verzerrungen des Radioaktivitätsverteilungsmusters führen. Es war wünschenswert, diese Verzerrungen zu korrigieren. Dazu mußte jedem Kanal ein Korrekturfaktor zugeordnet werden. Die Errechnung dieses Korrekturfaktors setzte wiederum das oben bereits beschriebene Mittelungsverfahren voraus. So kam eine Fülle von Rechenarbeit auf uns zu, die schließlich nurmehr mit einem Computer zu bewältigen war.

Abb. 1 zeigt Ihnen die Operationen, die der Computer durchführt. Es ist ein homogenes Phantom dargestellt, d.h. eine plane radioaktivitätsgefüllte Wanne unter dem Detektor positioniert. Bei regelrechter Registrierung müßte die Ebene plan sein. Es ergeben sich jedoch starke Inhomogenitäten, die durch eine ungleichmäßige Sensibilität des Detektors über den Gesamtbereich verursacht wird (A). Nach Mittelung aller Punkte der Matrix mit dem Nachbarn ergibt sich eine Glättung (B) (2). Es wird nunmehr der Mittelwert über alle Punkte gebildet und der Quotient $\frac{\text{akuter Wert}}{\text{Mittelwert}}$ für jeden einzelnen Kanal berechnet (3). Die richtige Berechnung der Korrekturfaktoren zeigt sich an der planen Darstellung, nachdem der Inhalt der Kanäle mit ihren eigenen Korrekturfaktoren multipliziert wurde.

Eine Reihe von Programmen ermöglicht Bildanalysen und Funktionsanalysen der Gesamtuntersuchung. Es gelingt die Gewinnung von "Konturszintigrammen", d.h. der

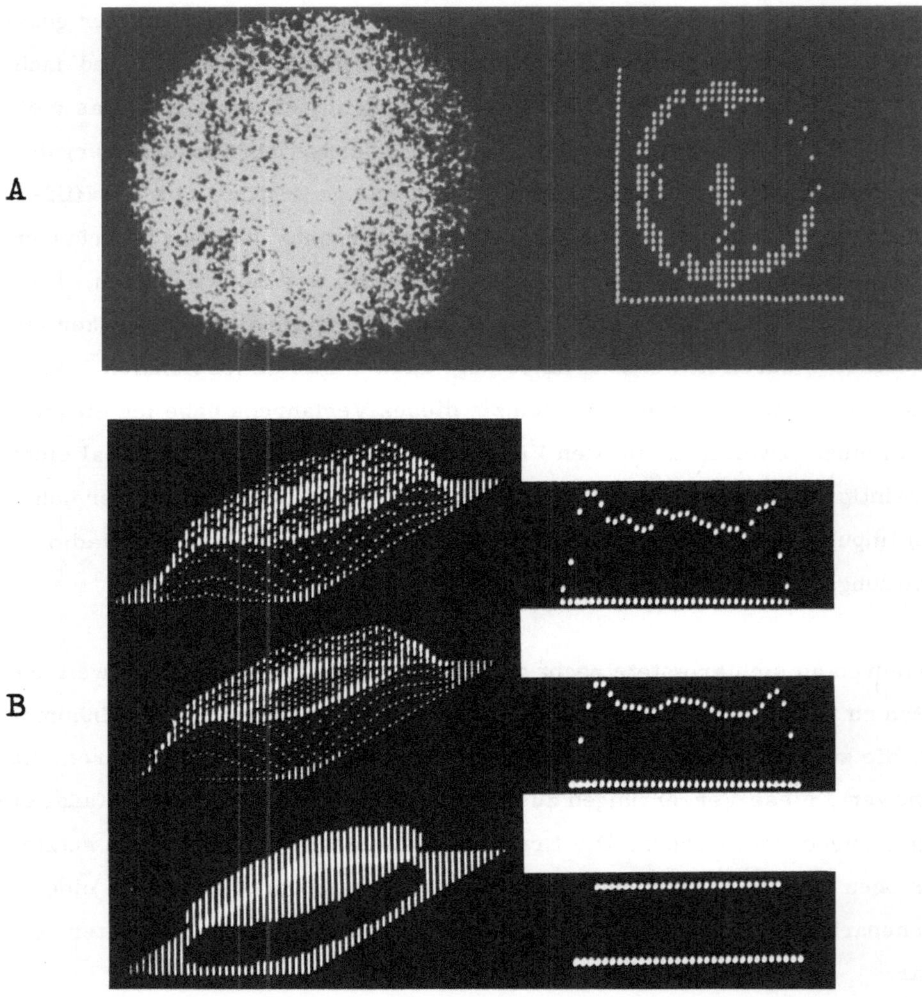

Abb. 1

Darstellung szintigraphischer Bilder nach Festlegung einer unteren Impulsgrenze; dabei werden lediglich die Kanäle dargestellt, deren Inhalt über der vorgewählten Impulsgrenze liegt. Darüber hinaus können Aktivitätsprofile von jedem Teilbereich des Bildes gewonnen werden. Es ist schließlich möglich, Isoaktivitätslinien aufzuzeichnen. Der Computer teilt den Gesamtimpulsbereich in zwölf gleiche Unterbereiche ein und ordnet jedem Bereich ein Symbol zu, so daß schließlich ein sogenanntes "Symbolszintigramm" resultiert, das einfacher zu beurteilen ist als Originalszintigramme (4, 5).

Für Funktionsuntersuchungen haben wir ein Programm entwickelt, dessen Bedeutung ausführlicher dargestellt werden möge: Anhand eines Konturszintigramms legen wir die Teilbereiche fest, die uns besonders interessieren, etwa die linke und rechte Herzkammer, Leberperipherie und Gallenblasenbereich, Nieren und Nierenbecken, pathologisch veränderte Bereiche der Leber und der Lungen, linke und rechte Hirnhälfte. Dazu legen wir mittels Programm die gewünschten Zeitschritte fest, etwa eine Sekunde (6). Es ist theoretisch bei unserem Computer möglich, Zeitschritte von 10 msec vorzuwählen. Nach diesen Vorbereitungen wird die Gesamtuntersuchung, die auf einem Analogmagnetband gespeichert ist, in den Computer eingespielt. Der Computer speichert nun die Impulssumme je Teilbereich und je Teilstück in seinem Gedächtnis ab. Nach Beendigung der Untersuchung schreibt er für jeden Teilbereich eine Zeit-Aktivitätskurve aus. Auf diese Weise konnten wir eine Reihe von Untersuchungen an verschiedenen Organen durchführen, die bisher nuklearmedizinisch lediglich einer Globalbetrachtung durch einen von außen blind aufgesetzten Detektor zugänglich waren.

Der Durchgang von Hippuran durch die Nieren und seine Ausscheidung in das Nierenbecken konnten getrennt beobachtet werden. Bengalrot - J 131 ließ sich während des Transportes durch das Leberparenchym in die Gallenblase verfolgen. Die Transportzeit von der Peripherie bis zur Gallenblase konnte bestimmt werden. Die differente Kinetik der Substanz im normalen und durch Rückstau geschädigten Leberbereich war erfaßbar (7). Die Perfusionsszintigraphie ließ sich quantitativ erfassen, d.h. das Verhältnis der Durchblutung von Lungenteilbereichen war in Zahlen ausdrückbar (8). Darüber hinaus konnte der Vorgang der Einschwemmung der radioaktiv markierten Makroalbuminaggregate analysiert werden. Ganz neue Aspekte ergaben sich in der Cardio-Angiologie: Wenn man einen radioaktiven Bolus in die Vena cubiti injiziert, dann läßt sich der Durchgang der Radioaktivität durch die verschiedenen Herzkammern verfolgen. Es gelingt nun mit dem Verfahren der "interessierenden Teilbereiche", Durchflußkurven für die verschiedenen Herzbinnenräume zu gewinnen. Bisher war es lediglich möglich, eine Globalkurve für das gesamte Herz zu bekommen. Eine Fülle wichtiger Daten läßt sich exakter als bisher durch die übliche Radiokardiographie erheben (9): Auswurfsvolumen des linken und rechten Ventrikels, unter bestimmten Bedingungen auch die Auswurfsrate und das enddiastolische Füllungsvolumen einzelner Herzbinnenräume sowie die Lungenzirkulationszeit. Es ist darüber hinaus grundsätzlich in der Nuklearmedizin möglich, Füllungsschwankungen des Herzens in Systole und Diastole als Impulsschwankungen zu erfassen. Wenn also das Blut gleichmäßig mit einer radioaktiven Substanz vermischt ist, lassen sich Systole und Diastole im szintigraphischen Bild erkennen. Allerdings sind die Impulsschwankungen so gering, daß dies vielfach nicht möglich ist. Um aber darauf nicht verzichten zu müssen, wenden wir ein zeitliches Mittelungsverfahren an. Zu diesem Zweck nehmen wir gleichzeitig ein Elektrokardiogramm auf. Eine szintigraphische Darstellung des Herzens während der beginnenden Systole läßt sich z.B. dadurch erzielen, daß lediglich die

Impulse im Zeitraum 0 - 100 msec nach der R-Zacke des Elektrokardiogramms zur Gewinnung des Bildes zugelassen werden. Die diastolische Phase kann - selbstverständlich mit der Herzfrequenz variierend - in der Zeit 600 - 700 msec dargestellt werden. Per Programm und mit Hilfe der Zeituhr werden die Impulse gleicher Phasen vieler Herzrevolutionen aufeinanderaddiert. Es resultiert eine Serie szintigraphischer Bilder des Herzens in verschiedenen Phasen der Systole und Diastole.

Die Weiterentwicklung der Software sollte die faszinierende Möglichkeit der Szintillationskamera berücksichtigen, funktionelle und anatomische Einheiten von außen zu erfassen. Der Durchfluß radioaktiver Substanzen durch solche Compartments läßt sich relativ leicht im Modell an einem Computer nachbilden. Wir haben solche Nachbildungen am Herzen und an der Leber gemacht. Das einfachste Instrument dazu stellt der Analog-Computer dar. In praxi verfahren wir so, daß wir die am Analog-Computer im Herzmodell gewonnenen Kurven den in-vivo-Kurven approximieren, bis beide möglichst weitgehend übereinstimmen. Wir können dann am Analog-Computer die entscheidenden Parameter, etwa Volumina und Auswurfsraten des Herzens, ablesen. Unser Ziel ist die Nachbildung der vorhandenen Modelle in einem <u>Digitalcomputer</u>. Der Computer hätte also zwei Aufgaben: einmal die Gewinnung der Funktionskurven (Zeit-Aktivitätskurven), wie ich sie oben geschildert habe als in-vivo-Kurven, zum anderen die Gewinnung idealer Kurven aus den computerintern gebildeten Modellen. Die Modellkurven werden durch schrittweise Änderung der Parameter den in-vivo-Kurven angenähert. Bei optimaler Approximation erfolgt die direkte Ausgabe der entscheidenden Parameter. Allerdings bleiben bis zur Vollendung dieser Versuche noch einige Voraussetzungen zu klären, so z.B. grundlegende Fragen der Kurvenverzerrung durch Strahlenabsorption im Gewebe sowie der Wahl repräsentativer Teilbereiche. Die Kapazität und die Schnelligkeit der zur Zeit verfügbaren Computer reichen auf jeden Fall aus.

Es liegt an uns, das vielseitige und flexible Werkzeug Computer für unsere Belange voll auszunutzen.

Notwendigkeit und Problematik einer Computer-Diagnostik

A. PROPPE

1. Eine herausfordernde These

Einem Menschen zu helfen, der sich in bezug auf sein physisches und psychisches Sein in Not befindet, ist die ursprüngliche und eigentliche Aufgabe des Arztes. In dieser Sinnbezeichnung des ärztlichen Berufs ist zum Ausdruck gebracht, daß es sich um die Not einer bestimmten Person handelt. Diese Not also ist offensichtlich subjektiv bezogen und gekennzeichnet. Um seine Aufgabe erfüllen zu können, muß der Arzt die besondere Art dieser Not erkennen. Das ist deswegen unerläßlich, weil es darauf ankommt, unter allen zur Verfügung stehenden sehr unterschiedlichen Möglichkeiten die im gegebenen Falle wirksamste Maßnahme zur Hilfe auszuwählen. Eine alte Weisheit: Vor die Therapie haben die Götter die Diagnose gestellt.

Unstreitig wird in dieser aphoristischen Formulierung unter den Diagnosen die Ansprache bestimmter abgrenzbarer Krankheitsbegriffe verstanden. Klinisch spricht man einfach von Krankheiten schlechthin. Man meint damit eine Vielzahl von unterscheidbaren Krankheiten eigener Art. Im Unterricht und am Krankenbett geht man mit diesen Krankheitsbegriffen um, als ob es sich dabei um reale Entitäten handelte. Tatsächlich spielt diese Fiktion gegenüber der Wirklichkeit im Alltag auch kaum eine Rolle. Aber in einer Theorie der Medizin müßte man die Sache genauer nehmen. Will man dagegen die Möglichkeiten der elektronischen Datenverarbeitung zur Lösung differentialdiagnostischer Probleme am Krankenbett ausnutzen, so ist die Klärung dieses Sachverhaltes allerdings eine unerläßliche Voraussetzung.

In den Diskussionen dieser Fragen - das wird man sogleich sehen - erweist es sich immer wieder, daß es anscheinend uralte angebetete Götter sein müssen, die den Zugang zur Entwicklung einer modernen Medizin durch eine Unzahl von - als Zerberusse verkleideten - Diagnosen versperren. Um also auf dem Weg der modernen Medizin fortschreiten zu können, muß man die Götter stürzen. Die konventionelle Diagnostik ist antiquiert. Man muß sie aus dem Wege räumen. In der Dynamik einer modernen Medizin sind Diagnostik und Therapie in einen kybernetischen Prozeß eingefügt.

2. Der Plan des Referates

Götter stürzen heißt Tabus verletzen. Das ist zu keiner Zeit ungefährlich. Dennoch liegt mir daran, in einer sachlichen Atmosphäre Notwendigkeit und Problematik der Computer-Diagnostik in den grundsätzlichen Aspekten auszubreiten. Es erscheint dabei im Interesse eines besseren Verständnisses zweckmäßig, zunächst einen Überblick über den Plan des Referates zu geben.

Den Ausgangspunkt soll ein Traummodell einer Computer-Diagnostik darstellen. Man wird sehr schnell verstehen, daß es nicht als Ganzes verwirklicht werden kann. Was wir in der ärztlichen Praxis nämlich als Diagnose bezeichnen, ist seiner Natur nach ein Terminus technicus. Inwieweit die jeweils zusammen gruppierten, immer sehr komplexen Tatbestände als eine diagnostische Einheit eigener Art aufgefaßt werden, ist dabei rein pragmatisch bestimmt. Es handelt sich um zeitbedingte, daher auch bei gewandelten Ansprüchen sich ändernde Konventionen. Ein definierter Bezug auf ein geschlossenes System einer medizinischen Theorie fehlt. Er allerdings wäre die Voraussetzung für das Traummodell einer Computer-Diagnostik. Verfolgen wir in der Geschichte die zahlreichen Bemühungen um eine nosologische Systematik, so finden wir sie alle als gescheitert. Daher drängt sich die Vermutung auf, daß dieses Problem grundsätzlich unlösbar ist.

Die Unmöglichkeit, eine Traumidee zu verwirklichen, pflegt eine Enttäuschung zu hinterlassen. Zu deren Überwindung greift man am besten auf die Realität der eigenen Erfahrungen zurück. Um dabei die Begründung der herausfordernden These nicht aus den Augen zu verlieren, sollen in der Folge von den Stationen des eigenen Entwicklungsweges jeweils - analog dem "Closed loop" eines Computer-Programms - die Bezugslinien zu den Problemen der Diagnostik gezogen werden. Man wird dabei - so hoffe ich - aus der Entwicklung unserer Befunddokumentation ersehen können, welche unterschiedliche Bedeutung der Bezug jeweils auf die Person, auf den Krankheitsbegriff, auf den biologischen Zustand und auf die sozialen Trends für die Definition der physischen und psychischen Not eines Menschen besitzt.

Am Ende darf dann die Rückblende auf das klassische nosologische System der ärztlichen Tradition erwartet werden. Man wird nicht daran vorübergehen können, daß die früher imponierende Leistungsfähigkeit dieses alten Systems heute einer Kritik gegenüber sehr anfällig geworden ist.

3. Das Traummodell einer Computer-Diagnostik

Die einfachste Vorstellung, die man sich im allgemeinen über die Hilfe eines Computers in der Diagnostik macht, gründet sich auf die gegenwärtigen Unterrichtsmethoden in der klinischen Medizin. Man geht davon aus, daß das klinische Wissen in Lehrbüchern oder Handbüchern gespeichert ist. So genau wie erforderlich sollten daraus alle Fakten, kennzeichnenden Merkmale, häufigen Attribute und typischen Zufälle zu jedem Krankheitsbild zusammengestellt werden. Aus den kritischen Exzerpten der Literatur ließe sich ein solcher Katalog laufend verbessern und ergänzen. Er wäre jederzeit à jour, aktuell.

Es ist kein technisches Problem, dieses Lehrbuchwissen vollständig auf einen externen Magnetspeicher eines Computers mit kurzer Zugriffszeit zu bringen. Nun kann man die Befunde, die sich aus der Vorgeschichte und der Untersuchung eines Kranken ergeben haben, in den solchermaßen vorbereiteten Computer einlesen lassen mit der Anweisung, sie mit den gespeicherten Daten zu vergleichen. Findet sich dort eine diagnosenbezogene Kombination von Daten, die genau mit der beim Kranken beobachteten Gruppierung übereinstimmt, so druckt der Computer bei entsprechender Programmierung die zugehörige Diagnose aus. Maschinentechnisch ist die Durchführung dieses Planes eine Sache von ungewöhnlich kurzer Zeit.

4. Die Fermate zum Bedacht des Traummodells

Führen wir uns die außerordentlichen Vorzüge dieses Modells einer automatisierten Diagnostik nur mit aller Deutlichkeit vor Augen! Die ständig gesicherte Aktualität! Die unmittelbare Verfügbarkeit der einschlägigen Kenntnisse und Erfahrungen der jeweils besten Experten! Die jederzeit uneingeschränkte Präsenz des Gedächtnisses! Der praktisch ohne Zeitverlust arbeitende Service bei Erinnerungslücken oder fehlender Übersicht entsprechend dem Durchblättern von Lehrbüchern oder der Suche in Inhaltsverzeichnissen und in Zentralblättern! Über eine Datenstation, die an einen einschlägig getrimmten Computer angeschlossen ist, besitzt auch der Arzt am entferntest liegenden Ort den unmittelbaren Zugriff zu all diesen Vorteilen. Das höchstentwickelte medizinische Spezialwissen ist damit universell verfügbar geworden. Der Allgemeinpraktiker ist im Besitz der Kenntnisse der besten Fachärzte.

Umgekehrt wird diese Leistungsfähigkeit des Computer-Systems in einer grotesken Weise offenkundig, wenn man sie mit den Methoden vergleicht, die in jüngster Zeit aufgekommen sind, um das zur Ausübung des ärztlichen Berufs notwendige Fundament eines Kandidaten der Medizin zu erstellen und zu prüfen. Wie ein Quizmeister beispielsweise bietet man auf eine Frage mehrere Antworten zur Auswahl an, von denen aber nur eine als richtig gelten soll - ohne daß es den Prüfern immer gelänge, die hierbei notwendige Eindeutigkeit der vorgegebenen Antworten zu formulieren -, oder man besteht auf der Aufzählung von Daten, von denen - ohne daß die Examinatoren dies immer hinreichend begründen könnten - behauptet wird, sie würden den Zustand der Gesundheit, der "Norm", und dessen Grenzen kennzeichnen, oder man läßt - ohne die dabei auftauchenden Schwierigkeiten des Bayes'schen Theorems selbst zu kennen - die prozentischen Häufigkeiten von Symptomen-Kombinationen schätzen, oder man läßt sich unter Zeitwertung - womit man also wirklich nur noch einem verängstigten Examenskandidaten imponieren kann - numerisches Rechnen mittels komplizierter Algorithmen vorexerzieren.

In allen diesen Fällen wird - mit tiefem Ernst in strengen Klausuren - eine Leistung abverlangt, die eine elektronische Datenverarbeitungsanlage unvergleichlich besser und schneller erfüllt. Dieses Geschäft eines Tests auf die Eignung zur ärztlichen Tätigkeit kommt einem unbeteiligten Zuschauer ähnlich absurd vor wie die Absicht, die Findigkeit und Zuverlässigkeit eines Menschen, zu einer bestimmten Zeit an einem weit entfernten Ort zu sein, dadurch prüfen zu wollen, daß man die Geschwindigkeit oder die Zeitdauer mißt, mit der er hinter einem Schnellzug oder einem Sportwagen oder gar hinter einem Flugzeug her zu spurten versucht. In den Kategorien des repetitiven und kombinatorischen Denkens ist der Computer kraft der elektronischen Simulation der formalen Logik, der sogenannten Maschinenalgebra, dem Menschen um ein gewaltiges Vielfaches überlegen. In den Klausuren der Kandidaten der Medizin werden daher neuerlich keineswegs mehr spezifisch menschliche Leistungen, geschweige denn die Logik der ärztlichen Diagnostik und die Regeln ihrer praktischen Anwendung geprüft. Gewiß ist es lustig, in einem Quiz die Konkurrenzfähigkeit eines Menschen auf technisierbaren Gebieten gegenüber maschinellen Leistungen zu testen. Aber angesichts der Entwicklung der elektronischen Technik ist es nicht nur dumm, sondern auch in hohem Grade unwürdig, einen Menschen nach dem dabei gewonnenen Ergebnis zu qualifizieren und seine Lebenschancen zu beeinflussen.

5. Die Irrealität des Traummodells

Die Voraussetzung unseres Modells einer automatisierten Diagnostik besteht in der Annahme von Krankheitseinheiten, die sich durch bestimmte Merkmale oder Merkmalskombinationen eindeutig erkennen lassen. Aber einen systematischen Krankheiten-Katalog, wie man ihn für die Verwirklichung unserer Computer-Diagnostik benötigte, mit "Symptoms" (Klagen) und "Signs" (Befunden), mit "weichen" und "harten" Daten, mit deren Bedeutungscharakteristik, ob normal oder krankhaft, spezifisch oder allgemein, vorübergehend oder unveränderlich, ob gutartig, anhaltend bösartig oder nur augenblicklich gefährlich, einen Krankheiten-Katalog überhaupt mit den Kriterien zu der für unerläßlich gehaltenen Unterscheidung von Symptomen und Krankheitseinheiten gibt es bisher noch gar nicht. In bezug auf die logischen Operationen eines diagnostischen Vorgangs, wie sie beim Versuch einer Programmierung schonungslos offenbart werden müssen, erscheint unser Lehrbuchwissen unsystematisch, willkürlich, äußerst lückenhaft, voll von Zufälligkeiten.

Diese Kritik ist gewiß nicht ohne weiteres allgemein verständlich. Sie bedarf der Erläuterung. Es erscheint mir der Anschaulichkeit wegen zweckmäßig, dazu den Umweg aufzuzeigen, den wir gegangen sind, um zu dieser Erfahrung zu kommen. Wie kurz oder lang, wie notwendig oder überflüssig auch immer ein solcher Weg für jeden sein mag, das Ziel besteht in der Gewinnung der Erkenntnis, daß das Problem einer allgemeinen Computer-Diagnostik in der Unklarheit darüber steckt, was eigentlich diagnostiziert werden soll.

Meint man damit wirklich die sowohl gegen einzelne Symptome oder Symptomengruppen oder auch gegeneinander differenzierbaren Krankheiten, so muß man sich schon zu sagen bemühen, an welchen Kriterien man erkennen könne, wann eine Naturerscheinung eine solche Krankheit darstelle und wann nicht. Die Enthusiasten einer Computer-Diagnostik sind nach den gescheiterten ersten einfältigen Versuchen freilich über die Schwierigkeiten bestürzt, denen sie sich auf dem Gebiet der nosologischen Systematik so unvermutet gegenübergestellt sehen; für die Gegner der modernen Entwicklung, denen die Erfolglosigkeit solcher Bemühungen schon von vornherein "natürlich" klar war, dürfte es jedoch immer schwieriger werden, glauben zu machen, daß ein Morbus sui generis einen axiomatischen Begriff darstellt. Wir warten auf die immer noch ausstehenden Beweise, daß die alte Lehre von den Krankheitseinheiten, die sich aus den Symptomen herausheben, keine Fata Morgana ist, die nur die Diskussionen der modernen Zeit verwirrt.

6. Der Anfang

Als wir am 1. Januar 1951 an der Hautklinik in Kiel begonnen haben, medizinische Daten maschinengerecht zu dokumentieren, gab es auf dem Markt noch keine Computer. Aber es scheint sich heute noch ebenso zu bewähren wie damals, den Anfang einer maschinellen Datenverarbeitung mit Zahlen zu versuchen, die in den Laboratorien erstellt werden. Es gibt dabei keine Definitionsprobleme von schwierigen Begriffen. Man tut gut, Klassifikationen von Zahlenreihen grundsätzlich zu vermeiden. Dazu würde beispielsweise die Versuchung gehören, einen "Normbereich" aus einer Häufigkeitsverteilung herauszuschneiden. Auch sollte man es mit der goldenen Regel halten, die gewonnenen Werte unmittelbar zu dokumentieren, nicht etwa die aus ihnen berechneten Größen einer gezauberten Dimension, die nur zur Informationsverschleierung führen (PROPPE).

Es gab für uns damals noch eine weitere Überlegung, unter den Ergebnissen des Laboratoriums zunächst gerade die Daten des Blutbildes auszuwählen: Aus dermatologischer Sicht nämlich schafft das Blutbild einerseits dem Statistiker sehr schnell viele Zahlen ohne große diagnostische Bedeutung, womit zum Ausdruck gebracht sei, daß es damals nicht darauf ankam, ob der Versuch einer maschinengerechten Dokumentation klinischer Befunde gelang oder nicht; andererseits konnten wir uns auf diese Weise völlig frei mit den revolutionierenden organisatorischen Problemen befassen, die eine maschinelle Datenverarbeitung in einer Klinik nach sich zieht.

Dies freilich ist heute grundsätzlich anders: Man kann eine kostspielige elektronische Datenverarbeitungsanlage nicht gut installieren, ohne vorher zu wissen, ob die Erfüllung der klinischen Erfordernisse mit ihr gelingt oder nicht. Der finanzielle Aufwand läßt inzwischen die - an sich zu schöpferischen Taten notwendige - fröhliche Unbefangenheit gegenüber der neuen Materie als beklagenswerte Einfalt erscheinen. Die seither gesammelten Erfahrungen können nicht mehr übergangen werden; man muß sie studieren.

Es hat den Anschein, als ob damit in der zukünftigen Entwicklung zwei verschiedene Wege ärztlicher Tätigkeit beschritten werden. Einerseits wird in - wahrscheinlich nicht mehr allzu ferner - Zukunft der praktizierende Arzt damit rechnen können, daß ihm anstatt Lehrbücher erprobte, allgemeine und spezielle Programmsysteme für die Computer zur Unterstützung seiner diagnostischen und therapeutischen Entscheidungen zur Verfügung stehen. Außer biologischen, nosologischen und soziologischen Grundkenntnissen bedarf er zum Gebrauch solcher Systeme einer Schulung in der Logik ihrer Anwendungsprinzipien. Andererseits muß es notwendigerweise an den führenden Stellen in der Erforschung diagnostischer und therapeutischer Methoden Ärzte geben, die in der Lage sind, auf solche Programmsysteme gestaltenden Einfluß auszuüben.

Der Arzt, der selbst zur Lösung seiner spezifischen Aufgaben beitragen, der sein Metier prägen und fortentwickeln will, kann dies angesichts der mechanisierten und automatisierten Informationsverarbeitung im medizinischen Bereich nicht mehr länger ohne Kenntnis der Methodik tun, die einer modernen elektronischen Informatik zugrunde liegt. Es muß aber auch solchermaßen geschulte Ärzte geben, weil für die Entwicklung der Programmsysteme die medizinische Sachkenntnis, die Bedeutung der Fakten und die Absicht des ärztlichen Tuns die unerläßliche Voraussetzung bilden. Damit ihnen dabei in technischer Hinsicht geholfen werden kann, müssen sie in der Lage sein, die logischen Schritte, die zur Verwirklichung ihres Wollens notwendig sind, darzustellen. In der Fachsprache würde man sagen: Sie müssen ihre Absichten in einem Flußdiagramm formulieren können. Das Flußdiagramm bildet die Arbeitsgrundlage für den Programmierer, und nicht zuletzt ist es auch das Flußdiagramm, das unter den vielfältigen Möglichkeiten die optimale Maschinenkonfiguration bestimmt - wenn man so will: die Wirtschaftlichkeit des finanziellen Aufwandes.

Was unsere Frage anbetrifft, nämlich inwieweit die Technik einer elektronischen Datenverarbeitung zur Unterstützung der diagnostischen Arbeit des Arztes genutzt werden könnte, so wäre an dieser Stelle zu bemerken, daß man nicht umhin kann, die logischen Schritte, die von den Daten der Anamnese, der Untersuchungsbefunde, der Verlaufsbeobachtungen und gegebenenfalls der therapeutischen Effekte zur Diagnose führen, im einzelnen so präzise und eindeutig zu formulieren, daß ihre Transformation in die Formalismen der Maschinenalgebra - man könnte hier auch sagen: in die formale Logik der modernen Denkmethoden - ermöglicht wird.

7. Die Verschiedenheit der diagnostischen Probleme in den medizinischen Disziplinen

Wir haben natürlich nicht nur Blutbilder dokumentiert. In schneller Folge wurden immer mehr Datenkategorien der maschinellen Auswertung zugänglich gemacht. Und man darf sehr wohl nach dem diagnostischen und therapeutischen Nutzen, also nach dem Nutzen am Krankenbett oder in der Sprechstunde fragen, den wir aus dieser Datensammlung gezogen haben.

Ich muß hier gestehen, daß uns diagnostische Probleme im Sinne einer Krankheitserkennung in unserem Vorhaben zunächst überhaupt nicht interessiert hatten. Zum Verständnis dieser Einstellung möge der Hinweis dienen, daß dank der Effloreszenzenlehre in der Dermatologie die Diagnostik der verschiedenartigen Hautkrankheiten in der Regel keine Schwierigkeiten bereitet. Die morphologischen Unterscheidungskriterien erlauben die Erkennung des Krankheitstyps a prima vista.

Unsere diagnostischen Probleme liegen vielmehr auf einer gänzlich anderen Bezugsebene, nämlich in der Auffindung der wirksamen Umweltfaktoren einerseits und in der Bestimmung der individuellen kutanen Toleranzgrenze gegenüber deren Einflußgröße andererseits. Es handelt sich um spezielle diagnostische Fragen der individuellen Gefährdung durch Faktoren der Umwelt. Deren Behandlung ist uns bisher in keinem einschlägigen Denkmodell der automatisierten Diagnostik begegnet.

Man sollte hier zunächst einmal in vorläufiger Form resümieren, daß das, was dem Arzt aus prognostischen oder therapeutischen Gründen zu erkennen Mühe macht, was ihm - wenn möglich - eine Unterstützung durch elektronische Datenverarbeitungstechniken willkommen sein läßt, in den einzelnen Disziplinen der praktischen Medizin offenbar von kategorieller Verschiedenheit ist.

8. Personenbezogene und personenunabhängige Diagnostik

In dem damals für uns völlig freien Spiel mit den Dingen trat jedoch eine uralte Polarität der ärztlichen Aspekte krankhafter Erscheinungen in den Vordergrund: der Bezug der dokumentierten Daten einerseits auf die Person, andererseits auf personenunabhängige Systeme. Wir schätzen die fundamentale Bedeutung dieser Differenzierung so hoch ein, daß wir glauben, mit allem Nachdruck empfehlen zu sollen, sie bei der Bearbeitung von Problemen der Computer-Diagnostik in keinem Moment aus den Augen zu verlieren.

Die klinischen Bedürfnisse erzwingen eine Garantie dafür, daß die maschinengerecht dokumentierten Daten einer bestimmten Person jederzeit unverwechselbar wiedergefunden werden können. Dieses Problem ist nur mittels einer Identifikationsziffer - der sogenannten I-Ziffer - zu lösen. Wir sahen uns daher schon 1953 gezwungen, eine solche Kennzeichnung der ambulanten und stationären Kranken unserer Klinik einzuführen. Seitdem werden unsere Kranken mit einer mit eins beginnenden, vollständigen und fortlaufenden Reihe von ganzen Zahlen, den "Hollerith-Nummern" markiert.

In der Folge hat sich diese Art der Personen-Kennzeichnung als eine entscheidende Hilfe für die Erstellung und zeitsparende Nutzung einer Datenbank erwiesen. Die im "Allgemeinen Krankenblattkopf" später empfohlene Form der "I-Zahl", die aus dem Geburtsdatum, einem Namensschlüssel und aus einer Signatur des Geschlechts besteht, enthält zwar zugleich auch einige Informationen über die Person selbst, aber ihrer statistischen Eigenschaften wegen ist sie für die elektronische Informationsverarbeitung mittels einer Datenbank gänzlich unbrauchbar (JAINZ).

Man sollte sich jedoch inzwischen vergegenwärtigen, daß durch die Verknüpfung mit einer solchen I-Ziffer eine maschinengerecht dokumentierte anamnestische Aussage, ein klinischer Befund oder ein Laboratoriumsergebnis historische Attribute erhält: Einmaligkeit, Eigentümlichkeit, Ableitung aus der Vergangenheit, Voraussetzung für die Zukunft.

Sind einstweilen unsere Daten - die morphischen Kennzeichen ausgenommen - in der Regel auch noch zu grob, um aus den personalen Parametern viel mehr als eine Beziehung zum Geschlecht, zum Alter, zur Größe, zum Gewicht, zur Gravidität verfolgen zu können, so dürfte doch im Hinblick auf die Entwicklung immer differenterer Arzneimittel und der Erforschung der Lebensfunktionen anhand der Strukturen und Korrelationen im molekular-biologischen Raum schon in naher Zukunft mit der Notwendigkeit zu rechnen sein, in verbindlicher und allgemeiner Weise Befunde zu dokumentieren, die sehr viel genauer die Eigentümlichkeit einer Person erfassen. Man denke hier beispielsweise nur an die Fortentwicklung differenzierter Methoden zur Bestimmung der Blutgruppen und der Immunkörper.

Die Entdeckung individueller Reaktionsweisen zu Beginn unseres Jahrhunderts (RICHET, Anaphylaxie, 1902; PIRQUET, Allergie, 1907), die Entdeckung der Tatsache, daß ein Mensch anders ist und lebt als die Fiktion eines rechnerisch konstruierten Normwesens, bedeutet nichts anderes, als daß die medizinische Wissenschaft in ihrem heiligen naturwissenschaftlichen Gebäude etwas Fremdem, nämlich einem historischen Element, konfrontiert worden ist: der Person.

Die sichere Diagnostik der persönlichkeitsgebundenen anatomischen, physiologischen und funktionellen Besonderheiten eines Kranken wird der therapeutischen Folgerungen wegen eine Forderung an den praktischen Arzt von morgen sein. Ohne die Hilfe eines Computers kann man sich diese Entwicklung schon heute nicht mehr vorstellen.

9. Die "objektive" Auswertung der Daten

Natürlich lassen sich die Daten auch unabhängig von den Personen, von denen sie gewonnen worden sind, auswerten. Das geschieht bisher sogar in weit überwiegender Weise. Man gerät dabei aber in eine völlig andersartige Vorstellungswelt.

Hierher gehören die Gütekontrollen der Daten, die Bestimmung ihrer Vertrauensgrenzen. Bezieht man die Daten - anstatt auf den zugehörigen Kranken - auf die Ärzte oder die technischen Assistentinnen, die sie erhoben haben, so erhält man unterscheidbare Kollektive von Ergebnissen, an deren Parametern - etwa den Mittelwerten und Varianzen - man den Untersucher identifizieren kann. Auch lassen sich biologisch bemerkenswerte Phänomene darstellen, beispielsweise die zeitliche Differenz des Blutkalkspiegel-Anstiegs zwischen Düsseldorf und Kiel während der Sommermonate (PROPPE und GERAUER). Es ist im Rahmen unseres Themas bemerkenswert, daß die signifikant unterschiedliche Kalkspiegelhöhe in der ersten und zweiten Jahreshälfte in der Bewertung beim Kranken praktisch überhaupt keine Rolle spielt, daß aber ihre Vernachlässigung in personenunabhängigen Bezugssystemen zu falschen Aussagen führen kann. Das haben die Erfahrungen in der unmittelbaren Nachkriegszeit gezeigt, als nach dem Wiederaufbau der klinischen Laboratorien die Durchschnittswerte der Kalkspiegel höher lagen als vor dem Kriege, einfach deswegen, weil in der zweiten Jahreshälfte 1945 im Verhältnis zur ersten die Anzahl der Bestimmungen der äußeren Umstände wegen unvergleichlich größer war und nicht etwa weil - wie behauptet wurde - die Ernährung damals den körperlichen Bedarf nicht ausreichend deckte (vgl. PROPPE 1950).

Zu den personenunabhängigen Bezugssystemen ist auch die Abgrenzung des Normbereichs zu rechnen (PROPPE 1954). Die Charakteristiken der Norm sowohl aus den klinischen Meßgrößen als auch aus den Daten des Laboratoriums werden in der Diagnostik erstaunlicherweise enorm hoch bewertet. Von allen Merkmalen, die am Menschen selber meßbar oder wägbar sind, lassen sich Durchschnittswerte berechnen, die man - als Folge von Ideen der Französischen Revolution ("Egalité") unter dem Einfluß von QUETELET (1796 - 1874; die arithmetische Darstellung der zu lobenden Eigenschaften des homme moyen) seit etwa gut 100 Jahren - mit dem Status der Gesundheit identifiziert. Die genaue Abgrenzung gegen die als krankhaft gedeuteten Werte, die oberhalb oder unterhalb dieser Norm liegen, bildet ein unendlich weites Feld der Diskussion. Die Wunschvorstellung, dabei auf irgendeine Weise - und sei es mit einem finsteren Trick - die naturgegebene Streuung der kennzeichnenden Eigenschaften eliminieren zu können, ist bisher immer noch nicht ausgeträumt, obgleich bereits in der griechischen Mythologie der Versuch zur Verwirklichung solcher Vorstellungen als ein Verbrechen gegen die Menschlichkeit mit dem Tode geahndet worden ist (siehe das Schicksal des Prokrustes).

Schon immer hat man sich aus dieser Lage mit Schätzwerten der Wahrscheinlichkeit zu befreien versucht. Da solche Wahrscheinlichkeiten auch von sehr zahlreichen klinischen oder laboratorischen Bestimmungsgrößen sich mit Computern rechnerisch sehr leicht bewältigen lassen, spielen sie vielfach in den Ansätzen zu einer Computer-Diagnostik eine große Rolle. Daher sollte es sich empfehlen, einige kritische Anmerkungen dazu zu überlegen.

10. Anmerkungen zur Anwendung und Effektivität mathematisch-statistischer Verfahren in der Medizin

Operiert man bei den Merkmalen eines begrifflich definierten Sachverhaltes mit den Parametern einer Häufigkeitsverteilung, so sollte man sicher sein, daß die Häufigkeiten der betrachteten Merkmalsgrößen "normal" oder "logarithmisch normal" verteilt sind. Es ist QUETELETs Verdienst, die Übereinstimmung der biologischen Streuung mit dem GAUSS'schen Fehlerverteilungsgesetz erkannt zu haben. Seither ist man jedoch bei der Sammlung von Daten sehr vielfältigen Formen von Häufigkeitsverteilungen begegnet und AUGUSTE BRAVAIS (1811 - 1863) hatte schon unter dem 17. Januar 1854 zur Theorie der Mittelwerte an QUETELET geschrieben, daß "das Gesetz der Möglichkeiten e^{-hx^2}" nicht notwendig zweigipflige Verteilungen ausschließe.

Vom Standpunkt der mathematischen Statistik aus ist die Bevorzugung der Normalverteilungen nicht einzusehen, wenngleich sich aus den sogenannten stabilen Gesetzen ein Recht dazu ableiten würde (IHM und LIBAU). Man geht vielmehr immer mehr dazu über, die Signifikanzen statistischer Urteile auf parameterfreie Verteilungsformen zu gründen. Im Hinblick auf eine Computer-Medizin halte ich diese Entwicklung jedoch deswegen für bedenklich, weil dabei die Eindeutigkeit der Aussage eingebüßt wird.

Der Nutzen beispielsweise, das durchschnittliche Gewicht und dessen Varianz aus undefinierten Elementen zu bestimmen, die sich in einem Korb Obst befinden, ist nicht einsehbar. Mittelwert und Varianz treten dabei gar nicht als mathematisch-statistische Definitionen, sondern als Ausdruck der Zufälligkeit in Erscheinung, mit der die Obstsorten - etwa Ananas, Äpfel und Trauben - im Korb gemischt sind, wenn sich das Mischungsverhältnis ändert oder wenn sich ganz andere Obstsorten im Korb befinden.

Die Parameter einer Häufigkeitsverteilung enthalten als Hilfsmittel zur Identifikation eines gesunden oder krankhaften Merkmals in der Diagnostik überhaupt nur dann einen Sinn, wenn sie sich auf eine Normalverteilung ersten oder zweiten Grades beziehen, was korrespondierenderweise zur Voraussetzung hat, daß die Definition der entsprechenden Merkmale ein Attribut zum Inhalt hat, an dem man die Reinheit der Art, die Homogenität des Datenkollektivs, erkennt. PIETSCH hat einmal formuliert, daß in der Dokumentation die Begriffe "spektralrein" definiert sein müßten. Es sei in diesem Zusammenhang daran erinnert, daß vor 60 Jahren schon JOHANNSEN an der Normalverteilung der gemessenen Merkmale die genetische Reinheit der biologischen Arten erkannt hat. Wir würden sagen wollen, daß die Definition eines ärztlich interessierenden Merkmals, etwa einer gesunden oder krankhaften Erscheinung, sich an der Normalverteilung ihrer charakteristischen Meßgrößen orientieren sollte.

Eine fundamentale Frage für jegliche diagnostische Beurteilung eines Zusammenhangs ist die Differenzierung der beobachteten Phänomene gegen den Zufall. Am umfassendsten stellt sich uns dieses Problem in der praktischen Herausforderung, das gleichzeitige Auftreten mehrerer verschiedenartiger krankhafter Veränderungen entweder als Syndrom oder als Krankheitseinheit aufzufassen, entweder als zufällige Zusammenwürfelung oder als systematische Zusammengehörigkeit der Symptome. Die Kennzeichnung von Konstitutionstypen durch Merkmalskorrelationen ist ein wesentliches Kapitel dieses Themas.

Hier ist vordringlich zu untersuchen, inwieweit wir uns dabei mit den Regeln der Kombinatorik in eine Welt von Scheinfragen verstrickt haben. Ein Charakteristikum der Individuation des Lebendigen ist die Morphe, die biologisch strukturierte - mit GOETHE - als dynamisch zu betrachtende Gestalt. Sie ist den Gründen nach nicht nur in ihrer Gesamtheit vom Zufall unterschieden, sondern auch ihre betrachteten Einzelteile haben grundsätzlich Bezug auf das Ganze, können also niemals als unabhängige Elemente in statistischem Sinn betrachtet werden. Außerdem wird in einer Zusammenhangsuntersuchung das, was dabei als Zufall zu betrachten ist, nicht primär durch eine Rechenoperation, sondern durch die Fragestellung bestimmt. Die Ergebnisse vieler statistischer Analysen auf diesem Gebiet bleiben einfach deshalb ohne Interesse, weil dabei lediglich die in der Voraussetzung bereits gegebene ebenso signifikante wie selbstverständliche Differenz der Struktur gegen den Zufall, des fertigen Mosaiks gegen die ursprünglich ungeordnete und unausgewählte Menge von Steinchen getestet worden ist. Ein Erkenntnisgewinn ist damit meist nicht verbunden.

Wessen der Kliniker jedoch in moderner Zeit anstatt irgendeiner Differenzierung gegen den Zufall schlechthin der Erkennung von Gefährdungen und des optimalen Einsatzes von Therapeutika wegen bedarf, ist eine Typen-Differenzierung, die zu geeigneteren Aufgliederungen der Gesamtheit führt, als dies mit den beschränkten Möglichkeiten des einfachen Aspektes oder der Staturmasse je gelingen könnte. Man kann dabei von vornherein keine allgemein gültigen Standardtypen erwarten. Vielmehr wird die Klassifizierung der Individuen je nach dem Kriterium - etwa der Reaktionsformen auf klimatische Einwirkungen, der Resorptionsarten von Nahrungsmitteln, der metabolischen Verteilungsmuster von Arzneimitteln im Organismus, dem Durchhaltevermögen bei Arbeitsbelastungen, der Toleranzen der Haut gegen Umweltfaktoren - höchst verschieden und jeweils andersartig ausfallen.

Man darf dabei auf die Methoden der Diskriminanz-Analyse einige Hoffnungen - wenn man diese nicht zu hoch schraubt - setzen. Freilich bestätigt die Erfahrung, daß die Trennung in homogene Anteile einer Gesamtheit mittels diskriminanzanalytischer Verfahren um so besser gelingt, je mehr Merkmale in die Untersuchung einbezogen werden, nur die Tatsache, daß eine identifizierbare charakteristische morphische Struktur auch ohne Rechnung immer die beste Differenzierung erreicht, einfach deshalb, weil die Morphe der sichtbare Ausdruck des Maximums an zugehörigen Einzelmerkmalen ist. Immerhin jedoch wird die Diskriminanz-Analyse - die graphischen Verfahren der Häufigkeits-Analyse von DAEVES und BECKEL hier eingeschlossen - den Weg zur Auffindung solcher Strukturen ebnen können.

Endlich ist unter den hier erörterten grundsätzlichen Schwierigkeiten noch auf die Vielzahl der Periodizitäten in den gesunden und krankhaften Lebenserscheinungen hinzuweisen. Die zeitabhängig mehr oder weniger regelmäßig oszillierenden Meßgrößen lassen sich nicht in einfache - der "elementaren Statistik" angehörende - korrelative Beziehungen zwingen. Dabei würden ähnliche Probleme auftreten wie bei der von LISSAJOUS in der Akustik beschriebenen Überlagerung zueinander senkrechter Schwingungen. Die errechneten Regressionskurven und Korrelations-Koeffizienten würden unter diesen Umständen keine repräsentativen oder analogen Größen für die Natur des Zusammenhangs zu sein brauchen.

11. Spezielle Anmerkungen zur Unterscheidung "objektiver" Krankheitseinheiten im mathematisch-statistischen Verfahren

Zu den personenunabhängigen Systemen, nach deren Prinzipien die dokumentierten Befunde der Kranken ausgewertet werden können, gehört auch die Diagnostik der "objektiven" Krankheiten.

Was beim subjektiven Krankheitserleben wesentlich erscheint: Hinfälligkeit, Unbehagen, Übelkeit, Schmerzen, Fieber, Einschränkung der Aktivität und des Bewußtseins, das gilt in der Charakterisierung der Krankheit an sich nur noch als akzessorisches Attribut, als mehr oder weniger unzuverlässiges Symptom. Die eigentliche Krankheit als solche, die Krankheitsindividualität - wie GOTTRON zu sagen pflegt -, der Morbus sui generis besitzt zur Person im Grunde nur zufällige Beziehungen.

Der Nachweis von "Krankheitserregern", von Defekten in der Kreislaufpumpe, dem Herz, von Verlegungen oder Brüchen in den Rohrleitungen des Blutumlaufs, von ungehörigen chemischen Körpern, der Nachweis der geweblichen Autonomie, des "Go in" ungezügelter, "narzißtischer" Zellen beispielsweise führt unmittelbar zur sicheren und vollständigen Diagnose von Infektionskrankheiten, von Kreislaufkrankheiten, von Stoffwechselkrankheiten, von bösartigen Geschwulstkrankheiten, ohne daß es dazu noch irgendeines Charakteristikums der Person bedürfte.

In der diagnostischen Praxis liegt der Weg zu solchen "Krankheitsursachen" allerdings sehr oft nicht so offen vor Augen, daß er sofort betreten werden könnte. Er muß dann aus Hinweisen, die der Vorgeschichte, den subjektiven Beschwerden und den Untersuchungsbefunden, manchmal überhaupt erst dem Verlauf zu entnehmen sind, gesucht werden. Es geschieht dabei nicht selten, daß man vor ähnlichen Konstellationen steht, wie man sie scherzhafterweise Vexierbildern zugrunde legt: Dieselbe Kontur in einem Bild ist gleichwertiger Bestandteil der einen wie der anderen Figur. Gerade der Überwindung der hieraus erwachsenden differentialdiagnostischen Schwierigkeiten dienen vor allem die Laboratoriumsbefunde. Infolgedessen ist eine umfangreiche, maschinengerecht dokumentierte Sammlung von "objektiven" Laboratoriumsdaten eine willkommene Ausgangsbasis für Versuche zu einer Automation der Diagnostik von personenunabhängig gedachten "objektiven" Krankheiten, zur Automation einer nosologischen Taxometrie (vgl. dazu ÜBERLA, IHM). Die Verlockung zu solchen Versuchen ist um so größer, als es seit der Einführung elektronischer Rechenautomaten keine Mühe mehr macht, zur Lösung praktischer Fragen mehrdimensionale statistische Verfahren anzuwenden.

Beispielsweise - auch hier halte ich mich an den eigenen Weg - ist es vorstellbar, daß man eine Datenmenge, die aus den Werten ganz verschiedenartiger, zählbarer, wägbarer und meßbarer Merkmale von Menschen mit unterschiedlichen Krankheiten besteht, auf ihre Homogenität prüfen könnte. So wie man bei einem einzelnen Merkmal aus einer Häufigkeitsverteilung seiner Meßzahlen mit zwei oder mehr Gipfeln schließt, daß die betrachteten Elemente nicht zu einer homogenen Population gehören, so läßt sich auch bei Prüfung vieldimensionaler medizinischer Daten aus der Erkennung signifikanter Gruppierungen folgern, daß die Menge der Merkmalsträger, von denen die Daten gewonnen wurden, inhomogen ist.

Dieser den diskriminanzanalytischen Verfahren (R.A. FISHER) zugrunde liegende Gedankengang, in einer speziellen Weise von IHM abgewandelt, hatte uns seinerzeit fasziniert. WAGNER hatte daher von unseren Doktoranden ARMIN LIBAU bestimmt, unter IHMs Anleitung - damals noch am Forschungszentrum der Europäischen Atomgemeinschaft in Ispra - die differentialdiagnostische Leistungsfähigkeit dieser Methode an Hand von maschinengerecht dokumentierten Laboratoriumsuntersuchungen von WAGNER, OPPERMANN und BLESSIEN zu testen. Wie veröffentlicht, hat das Verfahren ausschließlich durch Auswertung von Körpertemperaturen, Blutbildern, Blutkörperchensenkungsgeschwindigkeiten, Meinicke-Klärungsreaktionen, Bilirubinwerten im Urin und sieben Varianten der sogenannten Serumlabilitätsreaktionen mit größerer Zuverlässigkeit als bei den vorausgegangenen ärztlichen Beurteilungen Kranke mit dekompensierten Leberzirrhosen von solchen mit Apoplexien getrennt. Wohlgemerkt: Außer einer Identifikationsziffer sind Daten persönlicher Art zu dieser differentialdiagnostischen Entscheidung nicht herangezogen worden.

Noch ein zweites Beispiel eigenen Miterlebens sei angeführt: Ein Doktorand GRIESSERs, KURT ENGELKE, hat einerseits mit einer Diskriminanzanalyse, andererseits mit einer Faktorenanalyse getestet, inwieweit sich die an der Hautklinik dokumentierten quantitativen Laboratoriumsergebnisse - hier speziell die Blutbilder, Blutkörperchensenkungsgeschwindigkeiten, die Werte der Elektrophorese und außerdem die Staturmaße - den beiden Gruppen von 171 "Ekzematikern" und 342 "Nicht-Ekzematikern" zuordnen lassen.

Weil sich die Meßwerte eines Merkmals zweier verschiedenartiger Kollektive etwa bei Gesunden oder Kranken meist stark überschneiden, ist man in der Entwicklung diskriminanzanalytischer Methoden bestrebt, die Meßwerte möglichst vieler Merkmale zu einer "Diskriminanzfunktion" oder "Trennfunktion" zusammenzufassen. Die Häufigkeitsverteilungen dieser Funktionen in zwei verschiedenartigen Gruppen überdecken sich unter gegebenen Umständen weniger als die Einzelmerkmale, woraus sich eine bessere Möglichkeit der Differenzierung ergibt.

Bei der Faktorenanalyse versucht man eine unübersehbare Fülle von Daten mittels mathematischer Operationen auf Basisvektoren, die sogenannten Faktoren, zurückzuführen. Man stellt sich dabei vor, daß diese Faktoren Zahl und Art der zugrunde liegenden Einflüsse - etwa Krankheitsursachen - unmittelbar angeben könnten. Man könnte in diesen Faktoren vielleicht die Kriterien zur Definition von Krankheitseinheiten sehen (siehe bei ÜBERLA).

In der ENGELKEschen Dissertation (1969) ist durch befriedigende Trennung der betrachteten völlig unspezifischen Merkmale in den beiden Krankengruppen - soweit wir wissen - zum ersten Mal an Laboratoriumsergebnissen die Leistungsfähigkeit der verkürzten quadratischen Diskriminanzanalyse dargetan worden.

Ich unterdrücke hier die Kritik an der usuellen Anwendungstechnik dieser Verfahren. Sowohl die Diskriminanzanalyse als auch die Faktorenanalyse fordern normale Verteilung der jeweiligen Merkmalsgrößen (sic!). In der Praxis pflegen diese ohne Rücksicht auf die Frage ihrer Homogenität durch "Gewalttransformationen" in Normalverteilungen überführt zu werden.

Trotz solcher immerhin eindrucksvoller Belege für die differentialdiagnostische Leistungsfähigkeit dieser Verfahren hat sich im allgemeinen ein unmittelbarer Nutzen für die Diagnostik in der Sprechstunde oder am Krankenbett bisher noch nicht abgezeichnet. Es hat den Anschein, als ob die ersten praktischen Früchte in der Erstellung einer kritischen Rangordnung bestünden, aus der die jeweilige Unerläßlichkeit der einzelnen - zu einer Diagnose routinemäßig durchgeführten - Laboratoriumsanalysen erkennbar wäre. Diese Verfahren liefern nämlich unter Umständen auch das Gewicht, mit dem die einzelnen Merkmale oder Reaktionen jeweils zur diagnostischen Entscheidung beigetragen haben. Eine systematische Untersuchung dieser Frage könnte zu einem Minimum an Entscheidungskriterien für differentialdiagnostische Probleme führen. Eine solche Datenreduktion würde in der immer umfangreicher werdenden Routineuntersuchung den computertechnischen Aufwand bereits lohnen. Für die weitere Zukunft verbinden sich damit - worauf schon hingewiesen wurde - die Hoffnungen auf eine Typisierung individueller Reaktionsweisen auf externe Einflüsse und auf die Definition der Umstände, die die Ursachen für die Varianten der Arzneimittelverträglichkeit bilden.

Unter den grundsätzlichen Problemen jedoch, die sich der Automation einer nosologischen Taxometrie entgegenstellen, begegnet man zuerst der Schwierigkeit, die bei alternativen Entscheidungen so einfach erscheinenden Rechenansätze auf die Verhältnisse einer allgemeinen Diagnostik zu übertragen. Im Falle der Trennung des komatösen Zustandes einer dekompensierten Leberzirrhose von der Benommenheit bei einem apoplektischen Insult genügt eine äußerst geringe Anzahl von Laboratoriumstests - vielleicht nur ein einziger -, um die ausreichende Sicherheit der Differenzierung zu gewährleisten. Sobald man aber auf beiden Seiten dieser alternativen Möglichkeit die gleichwertige Differenzierung auch aller übrigen ähnlich aussehenden Krankheitsbilder fordert, etwa zugleich die Unterscheidung aller in ihrer Genese höchst verschiedenartigen apoplektiformen Phänomene und der Vielzahl der Lebererkrankungen, wird das Problem für uns vorerst unlösbar. Vollends ist es unlösbar, wenn wir die Gesamtheit der Krankheiten betrachten.

Auch die faktoriellen Analysen führen keineswegs zu eindeutigen oder zwingenden Schlußfolgerungen. Ebenso wie bei der vulgären Korrelationsrechnung ergibt sich auch bei der Faktorenanalyse aus den errechneten Kenngrößen keineswegs an sich, ob eine im "Factor pattern" in Erscheinung getretene Beziehung für uns sinnvoll sein könnte oder nicht. Die mathematisch-statistischen Rechenoperationen lassen auch hier ebenso aus falschen wie aus richtigen Voraussetzungen und Ansätzen operational einwandfreie Ergebnisse erstehen.

Bedenklich erscheint dabei vor allem die Sorglosigkeit, mit der "plausibel" erscheinende Korrelationen als echte Aussagen bewertet werden, als ob solche Rechenergebnisse nicht grundsätzlich anders ausfallen könnten, wenn in den Ansätzen für uns zur Zeit zwar unbekannte, aber die Fragestellung dennoch berührende Einflußgrößen eingeführt würden. Beispielsweise würde von vornherein eine Kritik gegenüber Ergebnissen der korrelativen Betrachtung von biologischen Merkmalen oder Reaktionsweisen berechtigt erscheinen, bei denen - man erlasse mir die Zitate - die Analyse das Lebensalter vernachlässigt hat. Ein lebendiger, zwischen Anfang und Ende eingespannter Organismus verändert sich mit der fortschreitenden Zeit in allen seinen Stücken. In aller Regel sind die Veränderungen von solcher Größenordnung, daß sie in keinem mathematisch-statistischen Verfahren außer Betracht bleiben sollten. Aber auch die gleichen Altersklassen aufeinanderfolgender Generationen entsprechen nicht dem statistischen Begriff der Zugehörigkeit zur gleichen Menge. Es sei nur an das Problem der Akzeleration erinnert, um darzutun, daß sie durch zeitliche Trends ihrer Merkmale unterschieden sind. Umfassen Analysen unserer dokumentierten Befunde einen

Zeitraum, der die Spanne von nur 10 Jahren überschreitet, so finden wir uns fast immer einem signifikant in Erscheinung tretenden Trend gegenübergestellt. Wir sind angesichts der Altersveränderungen der Personen und der zeitabhängigen Wandlungen der Umstände, angesichts also der Dynamik in der Natur unserer Untersuchungsgegenstände äußerst zurückhaltend gegenüber der Möglichkeit, in der Medizin Kollektive zu definieren, deren Merkmale in bezug auf die zu untersuchende.Fragestellung als unausgewählt betrachtet werden könnten.

Läßt sich an Beispielen, bei denen die Berücksichtigung der Alterskorrelation unterlassen worden ist, eine Korrektur des Ergebnisses auch nachträglich erreichen, so müssen wir dennoch fürchten, daß die Ergebnisse grundsätzlich unzulänglich sein könnten, weil wir infolge des Stückwerks unseres Wissens möglicherweise niemals sicher sind, ob der Rechenansatz wirklich alle belangvollen Einflußgrößen enthält.

Die Vielzahl der hier aufgeworfenen Probleme bildet keinen Grund, sich in den Bemühungen zur Entwicklung einer automatisierten diagnostischen Hilfe entmutigen zu lassen. Es handelt sich um Fragen, die bei den Möglichkeiten der elektronischen Informationsverarbeitung keineswegs unlösbar erscheinen. Gesetzt nun den Fall, sie wären schon alle gelöst, so fragt sich, ob wir das Ideal-Modell einer Computer-Diagnostik dann ohne Enttäuschung träumen könnten. An dieser - man erinnere sich: vom programmierten "closed loop" markierten - Stelle wäre zu bemerken, daß auch eine hohe Wahrscheinlichkeit einer aus statistischen Argumenten errechneten Diagnose dem Arzt nicht die alternative Entscheidung darüber abnimmt, ob diese Diagnose bei seinem Kranken zutrifft oder nicht. Die Chance einer richtigen Entscheidung ist dabei nicht anders als auch sonst bei alternativer Formulierung einer Frage: nämlich entweder 0 oder 1; man gewinnt nichts oder alles; man hat recht oder unrecht.

Oft genug wird dies nicht begriffen. Es erscheint daher zweckmäßig, die Sachlage anhand der Deutung des Ergebnisses einer Wassermann'schen-Reaktion - als Pars pro toto der klassischen, für die Syphilis charakteristischen serologischen Reaktionen angesprochen - zu veranschaulichen. Man schreibt ihr einen sehr hohen Spezifitätsgrad zu. Im floriden Stadium einer rezenten Syphilis ist sie fast immer positiv; bei Menschen in unseren Breitengraden ohne syphilitische Infektion fast immer negativ. In Zahlen ausgedrückt ist die als "fast" formulierte Häufigkeit wesentlich geringer als 1 %. Man hat aber noch zu bedenken, daß es einerseits von der Ansteckung an gerechnet trotz Ausprägung der ersten sichtbaren Krankheitszeichen in der Regel 1 1/2 bis 2 Monate dauert, bis die Wassermann'sche-Reaktion überhaupt positiv wird, und daß es andererseits klinisch stumme Infektionen gibt, bei denen es außer dem positiven Ausfall der Wassermann'schen-Reaktion keine Argumente für das Vorhandensein einer syphilitischen Ansteckung gibt. Fällt in den frühen Krankheitsstadien die Wassermann'-sche-Reaktion nun negativ aus, so ist offenbar der syphilitische Charakter nicht ausgeschlossen, jedoch können unschuldige Veränderungen, sogenannte schankriforme Pyodermien, eben genau diesen frühen Krankheitsstadien zum Verwechseln ähnlich sehen; sind bei positiver Reaktion dagegen am Körper keine krankhaften Zeichen nachweisbar, so kann zwar eine syphilitische Reaktion vorliegen, aber der positive Reaktionsausfall kann auch auf anderen Gründen beruhen. In beiden Fällen ist unsere Chance, bei einem Rat suchenden Kranken den Ausfall der Wassermann'schen-Reaktion entweder richtig oder falsch zu deuten, gleich groß. Eine richtige Diagnose muß hier ausschließlich aus anderen Argumenten gewonnen werden.

12. Die Anamnese-Erhebung als Paradigma für diagnostische Fragestellungen

Diesen methodischen Mängeln kann nun keinesfalls durch den - oft erlebten, immer wieder wie eine Erleuchtung vorgetragenen - naiven Entschluß abgeholfen werden, zunächst einmal gewaltige Massen von Beobachtungswerten und Ereignissen zu sammeln in der Hoffnung, daß sich neue Erkenntnisse allein in der zahlenmäßigen Größe eines Sammelsuriums an sich finden ließen. Aus einer Materialsammlung, die ohne Bezug auf eine bestimmte Fragestellung durchgeführt worden ist, lassen sich kaum je befriedigende Ergebnisse gewinnen. Findet sich zufälligerweise dennoch einmal ein Zusammenhang oder ein Trend, so läßt sich in der Regel keine bindende, der Kritik standhaltende Schlußfolgerung daraus ziehen, weil die stochastische Struktur des Materials infolge der unsystematischen Sammlungsmethoden meist nicht beurteilbar ist. Nichts kennzeichnet die methodische Unzulänglichkeit, die Willkür, die Lückenhaftigkeit und Zufälligkeit unseres Lehrbuchwissens oder unserer bisherigen allgemeinen und speziellen medizinischen Erfahrungssammlung, die ohne Berücksichtigung der Abhängigkeit des Erfahrungswissens von einer Fragestellung zustande gekommen sind, mehr, als daß der Forschungsstab der IBM nach jahrelangen Bemühungen die Arbeit an der spezifizierten Charakterisierung eines Krankheitenkatalogs hat aufgeben müssen. Hier liegen die Gründe, die dazu geführt haben, statt dessen das Clinical Decision Support System (CDSS) aufzubauen. Das Bild der angeschauten Natur ist immer total. Ihre gestaltenden Kräfte werden erst durch differenzierende Fragestellungen erkennbar.
Bei aller forschenden Analyse hängt der Erfolg immer davon ab, daß der Fragestellung der Primat eingeräumt wird. Das gilt auch für die Sammlung von Daten (PROPPE 1960).

Am anschaulichsten ergibt sich dies aus den Methoden der Anamnesenerhebung. Indem man die Vorgeschichten von Krankheiten maschinengerecht zu dokumentieren versucht, steht man vor der Unmöglichkeit, jeden Kranken alles Erdenkliche fragen zu können. Man sieht sich gezwungen, sich auf das "Wesentliche" zu beschränken. Das "Wesentliche" ist hier offenbar als eine Funktion des Ziels zu verstehen, wobei als Ziel die Diagnose gilt. Einfältigerweise wird der Weg der Anamnesenerhebung also zunächst durch die zu diagnostizierende Krankheit bestimmt. Bei Erbkrankheiten beispielsweise durchforscht man die Familiensippe. Bei Unfallfolgen versucht man einerseits die näheren Umstände des Unglücks zu erfassen und andererseits sich ein Bild über den gesundheitlichen Status vor dem Unglück zu verschaffen. Bei Berufskrankheiten bedarf man genauer Vorstellungen über die Gefahren und die Tätigkeiten am Arbeitsplatz sowie über die Einwirkungsdauer dieser Momente. Bei Partnerschaftskrankheiten ist die Exploration der Intimitäten notwendig.

Es ist durchaus möglich, typisierte Schemata einer Anamnesenerhebung jeweils für die einzelnen Krankheiten oder Krankheitsgruppen zu entwerfen. Greifen wir jedoch auf eine besonders häufige Krankheitsart in der Dermatologie zurück, nämlich auf das Ekzem, so stehen wir vor der Tatsache, daß es in diesem Fall eine allgemeine auf die Krankheit bezogene Anamnese, die zur Diagnostik etwas beitragen würde, überhaupt nicht gibt. Zur Aufklärung des ursächlichen Zusammenhangs kommt es dabei in der Praxis vornehmlich auf die Erforschung der individuell gegebenen äußeren Umstände an.

Bei einer zu dokumentierenden Anamnesenerhebung hat man sich offenbar zwischen zwei extrem verschiedenen Fragestellungen zu entscheiden: Entweder man systematisiert die anamnestischen Untersuchungen nach epidemiologischen Gesichtspunkten oder nach höchst individuellen, auf die spezielle Person bezogene Umstände. Natürlich lassen sich beide Wege simultan beschreiten, wenn sie methodisch nur streng getrennt behandelt werden.

Für die epidemiologische Fährte bietet sich die Fragebogentechnik an. Dabei entscheidet das statistische Prinzip der Auswahllosigkeit das Vorgehen. Der Fragebogenkatalog muß festgelegt sein. Die Voraussetzungen für die Formulierungen der Fragen bilden die Allgemeinverständlichkeit und die Ausschließlichkeit einer eindeutigen Beantwortung. Man händigt dem Kranken den Text zur Beantwortung aus oder liest ihn wörtlich vor. Kommentare zu den Fragen sind nicht erlaubt; sie würden das Ergebnis - je nach der Persönlichkeit des Interviewers - tendenziös verfälschen (vgl. C. M. FLETCHER).

Man muß hier wirklich konsequent bleiben. Will man für die automatisierten Verfahren einer Wahrscheinlichkeitsdiagnostik - wie sie etwa auf der Basis des Bayes'schen Theorems oder der Neyman-Verteilung versucht werden - brauchbare Grundlagen erstellen, so bleibt in der Tat nichts anderes übrig, als die Häufigkeiten der "Symptoms" (Klagen) und "Signs" (Befunde) in der Bevölkerung mit der Fragebogentechnik in ähnlicher Weise zu bestimmen, wie man etwa die Ausgangsdaten für eine Ernteschätzung erhebt. Ist beispielsweise der Bauer angewiesen, den zu erwartenden Ertrag einer definierten Flächeneinheit an einer bestimmten Stelle seines bestellten Ackers quantitiert anzugeben und steht zufälligerweise dort ein Baum, so darf er sich nicht verleiten lassen, "sinnvollerweise" eine andere Stelle seines Ackers seinen Angaben zugrunde zu legen. Wie gut auch sein Acker bestellt sein möge, er hat zu melden, daß in der Gesamtschätzung bei ihm mit einem totalen Ernteausfall zu rechnen ist. Denn würde jeder Bauer zur Auszählung des zu erwartenden Ernteertrages immer die optimale Stelle seines Ackers aufsuchen, so müßte die Gesamtschätzung der erwarteten Ernte zu einem unwahrscheinlichen Höchstbetrag führen. Ebenso wenig können uns in einer automatisierten Wahrscheinlichkeitsdiagnostik grundsätzlich nur auf optimale Weise erhobene Anamnesen und Befunde helfen, wie absolut unvereinbar auch jedes echt ärztliche Gemüt das statistische Prinzip der Auswahllosigkeit mit der Erkennung und Behandlung der Krankheiten seiner Patienten hält.

Die hier gezeichnete epidemische Beobachtung von Krankheitszeichen ist es im Grunde gewesen, die THOMAS SYDENHAM (1624 - 1689) zur Abgrenzung der Infektionskrankheiten geführt hat. Sie hat die Unterscheidung von Symptomen - hier jetzt als Krankheitszeichen verstanden - und eigentlichen Krankheiten mit sich gebracht. Die Person, die von solchen "Krankheitseinheiten" befallen wird, ist dabei irrelevant geworden. SYDENHAM wird deswegen als der moderne Hippokrates gerühmt. Zwar verbinden wir mit einer hippokratischen Auffassung gefühlsmäßig die Hinwendung des Arztes eher zur erkrankten Person als zur objektiven Krankheit; aber in der Darstellung der 193 Krankengeschichten im Corpus hippocraticum ist durchaus an einem Schema festgehalten. Außer der Kennzeichnung der Person ist immer die Dauer der Krankheit - in Tagen - sowie die alternative Beurteilung des Krankheitsausgangs - Heilung oder Tod - dokumentiert. Daher lassen sich diese Krankengeschichten ohne Schwierigkeiten statistisch in epidemiologischem Sinn auswerten (s. bei PROPPE). Bemerkenswert ist dabei der hohe Prozentsatz eines tödlichen Verlaufs: 62 % der Fälle; erschütternd die Häufigkeit der Puerperalsepsis unter den Frauen: 40 %, damals fast ohne Aussicht auf Heilung.

Ganz im Gegensatz zur epidemiologischen Krankheitserforschung ist für die Aufklärung des Zusammenhangs bei einem krankhaften Zustand, der auf zufällige Umstände zurückzuführen ist, die Fragebogentechnik wertlos. Beim Ekzem beispielsweise kommt man nur zum Ziel, wenn man die Anamnese-Erhebung - wie bei der Verbrechensaufklärung - nach detektivistischen Methoden betreibt. Der Kranke besitzt sehr oft keinerlei Vorstellung über die möglichen Ursachen seines Ekzems; daher hat sich die "Inquisition", um der zur Erkrankung führenden Materia peccans auf die Spur zu kommen, auf alles zu erstrecken: auf die Erforschung der allgemeinen und speziellen Gewohnheiten der Lebensart, der Kleidung, der Hygiene, der Körperpflege, der alltäglichen Umgebung des Berufslebens und der Liebhaberbeschäftigung, des Kontaktes mit anderen Menschen, der Intimsphäre. Die Dialogtechnik oder das Kreuzverhör sind die adäquaten Methoden. Dokumentationsfähig und für eine Krankheitslehre auswertbar ist davon nur das Ergebnis der Anamneseuntersuchung.

Sind wir im Anschluß an die nach epidemiologischen Gesichtspunkten ausgerichteten Fragestellungen der Anamnesen-Erhebung SYDENHAM als einem Beschreiber der Epidemiologie von Krankheiten begegnet, so ist nach unserer Betrachtung der personenbezogenen Fragestellungen der Anamneseerhebung gerechterweise FRIEDRICH KRAUS (1856 - 1936), der Autor der "Allgemeinen und speziellen Pathologie der Person", zu zitieren. Indem wir uns mit der Abhängigkeit der Anamnesenerhebung von der Fragestellung beschäftigt haben, sind wir unversehens wieder der methodisch streng zu trennenden, sogenannten objektiven gegenüber der personenbezogenen Krankheitenbeschreibung begegnet.

In der modernen Entwicklung der Medizin greift aber die Bedeutung der Zusammenhangserfassung für die Krankheitsdiagnostik weit über diese historischen Linien hinaus. Bei der wachsenden Gefährdung der biologischen Substanz des Menschen durch die fortschreitende Zivilisation - dem "Incremental insult" (FARR): Als pars pro toto seien die Entwicklung der Arzneimittel und der Insektenbekämpfung oder der Gebrauch strahlender Energien zitiert - kann die Zuverlässigkeit einer Anamnesenerhebung nicht mehr dem Zufall überlassen bleiben. Es scheint unerläßlich zu sein, alsbald die gesamten biologisch interessierenden Daten eines Menschen aus gesunden und kranken Tagen an einer Stelle zusammenzuführen (H. L. DUNN 1946: Record linkage). Nur die momentane Übermittlung des Ergebnisses einer elektronischen Informationsauswertung aus dieser Quelle an den ordinierenden Arzt kann beispielsweise das Risiko vermindern, eine etwa schon einmal erfahrene allergische Reaktion auf ein Arzneimittel durch dessen zufällige erneute Verschreibung zum wiederholten Male auszulösen.

E. D. ACHESON hat auf der Jahrestagung der Deutschen Gesellschaft für Medizinische Dokumentation und Statistik in Bochum 1968 ausgesprochen, daß in etwa fünf bis zehn Jahren ein Arzt nicht mehr zu exkulpieren sein wird, wenn ihm bei einem Kranken die Kenntnis einer in der Anamnese einmal festgestellten Allergisierung entgeht.

Eine ebenso dringende Aufgabe besteht aber auch in der Erfassung langfristig wirkender Einflußgrößen und in deren fortlaufender Korrelierung mit den biologischen Staten repräsentativer Menschengruppen. Es gibt heute schon auf dem Gebiet der Arzneimittel einige Beispiele dafür, daß man in Zukunft in gehäuftem Maße damit rechnen muß, erst nach Jahrzehnten oder gar nach Generationen die gefährliche oder harmlose Natur neuer Substanzen abschätzen zu können. In besonderem Maße ist dabei die Frage nach der biologischen Bedeutung von neuen Substanzen gemeint, deren Dosen zwar weit unterschwellig liegen, aber deren Existenz ständig gegenwärtig ist. Anhand der bisher auf die Dauer noch unbekannten Bedeutung des Fallout nach Atomexplosionen für Lebewesen hat FARR den methodischen Aufwand zur Lösung solcher Probleme dargestellt. M.F. COLLEN hat an der Organisation der Untersuchungen von vielen Zehntausenden praktisch demonstriert, wie man mit Hilfe automatisierter Techniken und Computern viele klinische und laboratorische Ausgangswerte von repräsentativen Bevölkerungsanteilen erstellen und durch wiederholte nachfolgende Untersuchungen darauf aufgebaute epidemiologische Langzeit-Studien durchführen kann.

Wir stehen hier vor Perspektiven und Praktiken in der Erkennung und Beurteilung von gesundheitlichen Veränderungen - also durchaus legitimen Aufgaben des Arztes -, die in der konventionellen Medizin völlig unbekannt sind. Es handelt sich um Entwicklungen von Fragestellungen der Futurologie, der Lehre von der Beschäftigung mit der Zukunft, eines Sachgebietes, für das OSSIP K. FLECHTHEIM 1943 den Begriff geprägt hat (s. bei GALL und SCHIPPERGES). Experimente vermögen hier kaum noch etwas auszurichten. Das Kalkül auf der Basis der beobachteten Gegebenheiten und die Abschätzung der Wahrscheinlichkeiten, mit der sich die Ergebnisse in der Zukunft realisieren werden, die Berechnung der Prognose also, stellt das zugehörige methodische Rüstzeug dar.

In bezug auf die Technik einer elektronischen Informationsverarbeitung zur Untersuchung der diagnostischen Arbeit des Arztes am Kranken muß man akzeptieren, daß es offenbar unmöglich ist, krankhafte Erscheinungen nach den logischen Grundzügen ausschließlich eines Ordnungssystems zu definieren und zu klassifizieren. Die ärztliche Praxis bedarf deren, je nach den Zwecken, mehrere. Es folgt daraus, daß die gleichen Krankheitserscheinungen eines Kranken je nach den Zwecken verschieden bewertet, verschieden eingeordnet und in extremen Fällen sogar mit verschiedenen Termini technici belegt werden. Es handelt sich um eine kybernetische Logik der Diagnostik, wobei der Zweck - die Therapie, die Prognostik, die Epidemiologie, die Beurteilung der Leistungsfähigkeit, die soziale Bewertung - den Kurs festlegt. Schon die Art und Weise, mit denen Anamnese und Befund erhoben werden, hängen von diesem Kurs ab. Ich habe daher von einer kybernetischen Anamnese-Status-Erhebungs-Logik, der KASEL, gesprochen.

13. Das Problem der Krankheitseinheiten

Überblicken wir den Stand der Entwicklung, so kann uns nicht entgehen, daß es schon jetzt, aber erst recht in der Zukunft eine ganze Menge mehr zu diagnostizieren und zu differenzieren gibt, als im klassischen Diagnosen-Katalog, mit dem wir den Computer zur Verwirklichung unseres Traummodells laden wollten, enthalten ist. Die Mangelhaftigkeit der nosologischen Systematik stellt eine historische Schuld dar, die lange Zeit nicht ernst genommen worden ist. Die Art und Weise, wie sie bei uns plötzlich eingeklagt werden sollte, ist bemerkenswert.

1961 hat eine Arbeitsgemeinschaft im Rahmen der Deutschen Gesellschaft für Medizinische Dokumentation und Statistik die Einführung eines allgemeinen Krankenblattkopfes empfohlen. Die Hoffnung auf eine begeisterte Aufnahme dieses Vorschlags wurde enttäuscht. Die Kritik konzentrierte sich dabei auf ein Moment: auf den Mangel eines Krankheitenschlüssels, einer allgemeinen verbindlichen nosologischen Systematik. Ohne eine solche Signaturanweisung zur maschinengerechten Krankheitendokumentation sei die Idee, allenthalben einen einheitlichen Krankenblattkopf anzuwenden, sinnlos.

Die überraschende Aktualität dieses Problems ist erstaunlich. Es gab schon im 18. Jahrhundert Versuche, die Krankheiten zu systematisieren. Sie haben in den Darstellungen der Geschichte der Medizin - solange das Experiment angebetet worden ist - eine sehr bescheidene Behandlung erfahren. Obgleich gesuchte und hervorragende Kliniker, sind die hallensischen Systematiker FRIEDRICH HOFFMANN (1660 - 1742) und GEORG ERNST STAHL (1660 - 1734) in ihren Bemühungen um Fragen der nosologischen Klassifikation nicht richtig gewürdigt worden. Zu Unrecht wird den geschichtlichen Leistungen WILLIAM FARRs (1807 - 1883), des Begründers der Medizinalstatistik, die gebührende Anerkennung vorenthalten. Überhört wurde die in der Präsidialansprache zur Eröffnung des Internationalen Dermatologenkongresses in London (1896) ausgesprochene Mahnung Sir JONATHAN HUTCHINSONs (1828 - 1913), daß in einer Zeit, in der billiges Reisen und billiges Drucken die Intensität wissenschaftlicher Kommunikation steigert, die Klassifikation der Krankheiten zu den dringlichsten Problemen der modernen medizinischen Wissenschaft zählt. Freilich ist hier auch zu sagen, daß die Internationalen Todesursachen-Verzeichnisse und die nationalen Nomenklaturen den modernen Anforderungen, wie sie eine Computer-Medizin stellt, keineswegs genügen.

Der Notschrei nach einer maschinengerecht dokumentierbaren nosologischen Systematik, der durch die Empfehlung des Allgemeinen Krankenblattkopfes ausgelöst worden ist, hat zur Herausgabe des "Klinischen Diagnosenschlüssels" von HERBERT IMMICH - kurz des "Immich-Schlüssels" - geführt. Die Kritik, die dem Immich-Schlüssel von allen Disziplinen widerfahren ist, darf nicht falsch gedeutet werden. Eine solche Kritik widerfährt grundsätzlich jedem Versuch einer nosologischen Systematik - in der Dermatologie speziell zeigt dies auch das Echo auf die "Classificatio generalis et aetiologica" von E.H. HERMANS -; sie ist ein sicheres Zeichen dafür, daß es eine befriedigende Lösung einer nosologischen Systematik bisher nicht gibt.

Die Gründe für diese verfahrene Entwicklung der Situation sind vielfältig. Man nimmt nicht wahr, daß es überhaupt keine Kriterien gibt, nach denen eine Krankheitseinheit definiert werden könnte. Wie oft wird anhand kasuistischer Arbeiten die inhaltsleere Frage gestellt, ob das dargestellte Krankheitsbild zu den Syndromen oder den selbständigen Krankheiten zu rechnen sei! Die Gewohnheit, in der praktischen und wissenschaftlichen Medizin die Krankheitsbegriffe in einer naiven begriffsrealistischen Weise zu benutzen, läßt auch bei vertiefter Diskussion sehr oft unbemerkt, daß man im Grunde genau wie die Nominalisten und Realisten im Universalienstreit des frühen Mittelalters argumentiert. Überlagert wird diese logisch schlecht fundierte Vorstellungswelt von der abergläubischen Meinung, daß die Basis des Arzttums die Naturwissenschaft sei. Es wird kaum verstanden, daß die entscheidenden polaren Begriffe, in denen das Arzttum beruht, nämlich Gesundheit und Krankheit, als anthropozentrische Wertungen Begriffe nicht einer naturwissenschaftlichen, sondern einer ästhetischen Kategorie darstellen. Es wäre nur folgerichtig, aus dieser Sachlage wahrzunehmen, daß ein "objektiver" Befund erst durch eine wertende Interpretation als krank oder gesund - was heißt hier schon "normal"? - verstanden werden kann. Erst die Hermeneutik macht aus den Naturgegebenheiten eine Krankheitslehre.

Immer mehr verdichtet sich der Verdacht, daß es eigentlich nur der fahrlässig gepflegte, morsche Grund der Lehre von den selbständigen Krankheitseinheiten ist, aus dem allein unser Traummodell einer Computerdiagnostik erwachsen konnte. Besonderes Interesse besitzt daher der Einfluß, den die usuelle Denkweise in selbständigen Krankheitseinheiten auf die Struktur von Klassifikationsordnungen besitzt. Soweit die bisherigen Versuche, aus den Nomenklaturen der Krankheiten durch Gruppierungen zu Klassifikationen zu gelangen, erkennen lassen, stellt man sich im allgemeinen ein hierarchisches Ordnungsprinzip als Lösung der Aufgabe vor. Man schreitet vom Allgemeinen über Untergruppen zu den speziellen selbständigen Krankheitseinheiten fort. Die Stufenleiter erscheint dabei zugleich als Bewertungsskala für den Genauigkeitsgrad der Diagnose (vergl. H. SEEMANN). Es wäre fatal, wenn hierbei - was allerdings sehr zu vermuten ist - der Semantik der diagnostischen Termini technici, der Sinndeutung der doch sehr zufälligen Namensgebung bei den selbständigen Krankheitseinheiten, eine das Arrangement korrigierende Hand eingeräumt sein würde.

Wesentlich zukunftsträchtiger jedoch als diese Versuche zu einer hierarchisch gegliederten nosologischen Systematik erscheinen Vorstellungen, die - soweit ich sehe - zuerst von LOUIS BROCQ (1856 - 1928) konzipiert worden sind. Die Entwicklung der Gedankengänge wird uns verständlicher werden, wenn wir zunächst auf VON HEBRA (1816 - 1880) zurückgreifen. Er hat zwar geschrieben, daß man "nach der heutzutage geltenden Auffassung des Begriffs einer Krankheit die Ontologie fallen lassen muß" und daß man "in den Krankheiten keine Wesen sui generis, also keine Individuen, sondern nur Veränderungen an Naturprodukten, an Individuen zu beobachten der Ansicht ist"; aber er vertrat dennoch die Auffassung, daß "nichtsdestoweniger die Methode, nach welcher die Naturprodukte zufolge der Idee der natürlichen Systeme eingeteilt werden, diejenige ist, welche wir bei der Klassifikation der Hautkrankheiten überhaupt ..... zu adoptieren bemüßigt sind" (l.c. S. 116). Es ist denn auch eben dieser methodische Ansatz, der es verständlich macht, daß die Darstellung der krankhaften Erscheinungen im HEBRA'schen Lehrbuch trotz der Einsicht in den Sachverhalt oft genug in der Fiktion erfolgt, als ob dennoch die ontologische Krankheitsauffassung die richtige sei.

In der Konzeption von BROCQ - zuerst 1904 veröffentlicht - kommt es dagegen darauf an, der individuellen Varianz klinischer Bilder einen Ausdruck zu verleihen. Wir stehen - so sagt BROCQ - der Mannigfaltigkeit der Krankheitserscheinungen ("Syndromes objectifs multiples") gegenüber, die - als Ausdruck der "Réactions cutanées" - dem Individuum eigentümlich sind, indem die Wirkung verschiedenartiger krankheitserzeugender Ursachen jeweils gerade die das Krankheitsbild prägende Anlage des

Individuums ins Spiel bringt ("pouvant se produire sous l'action de causes morbifiques diverses qui mettent en jeu l'aptitude morbide de l'individu", l.c. S. 49). In einer graphischen Skizze stellt BROCQ die Kasuistik daher als Punktwolken dar, in denen die verdichteten Zentren den diagnostischen Prototypen, die ineinander übergehenden spärlicher gestreuten peripherischen Bezirke den "Faits de passage" entsprechen.

Die Ideen der modernen Clusterdiagnostik finden in dieser Darstellung BROCQs zur allgemeinen Klassifikation der Dermatosen ihr Paradigma. Bei GROSS (l.c. S. 110 und 111) ist nachzulesen, wie solche Vorstellungen von VOLHARD (1931) und detaillierter von BECHER (1944) in der Veranschaulichung der sich überschneidenden Grundsymptome der Brightschen-Nierenkrankheit neu entdeckt worden sind, und wie sich heute unabhängig von diesen historischen Fakten auf der Basis der VENNschen symbolischen Logik eine moderne taxonomische Klassifizierung individueller Erkrankungen entwickelt hat.

Es erscheint mir jedoch unerläßlich, an dieser Stelle die Alternative zu einer hierarchisch gegliederten nosologischen Systematik, wie wir sie für eine Computer-Medizin benötigen, noch genauer und anschaulicher zu fassen, als dies durch die Skizzierung der historischen Entwicklungslinien geschehen ist. Wir knüpfen dazu noch einmal an die zweckgebundene Mannigfaltigkeit der Anamnesenerhebung an. Je nach dem Standpunkt, je nach der Fragestellung - so wurden wir gewahr - sind verschiedenartige Methoden der Datengewinnung zu verfolgen. Die Methodik muß jeweils dem Forschungsziel entsprechen. Auch an VON HEBRAs Darstellung der Hautkrankheiten konnten wir soeben zeigen, daß es nicht zu einer glücklichen Lösung führt, wenn man zwar die ontologische Krankheitsauffassung verwirft, aber einer nosologischen Systematik dennoch die methodischen Prinzipien einer ontologischen Klassifikation zugrunde legt.

Eine moderne diagnostische Befunddokumentation bedarf methodisch der Informationszerlegung in Grundwerte, die je nach den Zwecken einer Systematisierung die Freiheit gewähren, unabhängig voneinander jeweils als eigenständige Systemelemente dienen zu können. Schon 1948 haben GAHLEN und ich in einer Untersuchung über das Problem der nosologischen Systematik in der Dermatologie ausgeführt, daß eine möglichst vollständige Erkenntnis und Ordnung der Phänomene möglichst vielfältige Systematisierungen erfordert, daß die daraus hervorgehenden Systeme sich zwar gegenseitig ausschließen, daß aber die Gegenstände selbst die Schnittpunkte bilden, in denen die Systeme zur Überschneidung kommen. "Vom Gegenstand aus sind die Systeme dann synoptisch zu verfolgen, und dies läßt den Gegenstand dann in jeweils verschiedener Art als eingeordnet, als verstanden erscheinen" (l.c. S. 664). Die Effizienz solcher an verschiedenartige Zwecke jeweils angepaßter nosologischer Klassifikationsmethoden hängt aber in der praktischen und ganz besonders in der wissenschaftlichen Medizin in starkem Maße von der Freiheit ab, mit der die Elemente der komplexen diagnostischen Termini technici je nach den Aufgaben bald nach diesem, bald nach jenem Ordnungsprinzip gruppiert werden können.

An zwei sehr einfachen Beispielen aus der Dermatologie sei die praktische Handhabung veranschaulicht.

Diagnostizieren wir zunächst in einer gegebenen Situation eine "Trichophytie", so sprechen wir alle krankhaften Veränderungen an, bei denen der Befall mit Trichophytonpilzen irgendeine Rolle spielt. Für gewisse epidemiologische und wirtschaftliche Fragen ist es in der Tat auch von Bedeutung, die Häufigkeit der Hautkrankheiten zu kennen, bei denen Trichophytonarten intervenieren. Etwa auftretende klinische Besonderheiten sind dabei belanglos. Selbst im Einzelfall - etwa in bezug auf die rechtliche Zusammenhangsfrage bei Berufsdermatosen - kann es wichtig sein, nur grundsätzlich und nichts sonst zu wissen, ob es sich um eine "Trichophytie" handelt oder nicht.

Zur differentialdiagnostischen Unterscheidung der klinischen Aspekte, zur prognostischen Beurteilung und zur Wahl der optimalen Behandlung ist diese "kausale" Diagnose der Trichophytie jedoch nicht ausreichend. Die kosmetisch belastende Durchsetzung der Nagelplatten sowie der Hornschicht in den Handflächen und auf den Fußsohlen mit einem Pilzgeflecht bereitet einer erfolgreichen Behandlung außerordentliche Schwierigkeiten. Man hat oft genug viele Jahre damit zu tun. Der Pilzbefall in mazerierten Zwischenzehenräumen, die Intertrigo mycetica, ist dagegen ganz anders zu beurteilen. Sie ist Folge, nicht Ursache, einer Schädigung der Haut, die ihrerseits vielmehr durch mangelhafte oder unzweckmäßige Pflege, durch "Feuchte-Kammer-Wirkung" und Friktionen hervorgerufen wird. Hier läßt sich durch Korrektur der Hautpflege und der Fußbekleidung das meiste in kurzer Zeit erreichen. Als "Krankheiten eigener Art" erscheinen wiederum Kerion Celsi und Sykosis barbae parasitaria. Es handelt sich um sogenannte tiefe Trichophytien, um stark entzündliche, eitrige follikuläre und perifollikuläre, oft mit Fieber einhergehende Krankheitsherde der kindlichen behaarten Kopfhaut und des Bartbereichs erwachsener Männer, die auf eine unspezifische Behandlung in einigen Wochen abheilen und eine Immunität hinterlassen. Wieder andere Krankheitsbilder stellen die oberflächlichen Trichophytien dar, das Ekzema marginatum und die perinomodisch wachsenden Ringformen, deren Therapie der Wahl in der Anwendung antimykotisch wirksamer Stoffe auf der Haut besteht, und endlich sind die Granulomata trichophytica der Frauenbeine als besondere Erscheinungsform aufzuführen.

Wir stellen also fest, daß bei Gegenwart von Trichophyton-Pilzen mindestens Lokalisation, Alter, Geschlecht und klinisches Bild die Variablen sind, in denen die prägenden Faktoren der individuellen Krankheitsform zu erkennen sind und deren wechselndes Zusammenspiel zu jeweils andersartigen klinischen Ausdrucksformen führt. Diese hier als Variable erscheinenden diagnostischen Bausteine muß man jedoch nun auch unabhängig von dem Befall mit Trichophyton-Pilzen in andere Zusammenhänge einfügen können. So lassen sich, außer bei den oberflächlichen Trichophytien, perinomodisch wachsende Ringformen beim Lupus vulgaris, bei der tertiären Syphilis, beim Basaliom, am klassischsten beim Erythema chronicum migrans AFZELIUS-LIPSCHÜTZ finden. Die Neigung der Unterschenkel zu knotigen Entzündungen bei Frauen - Erythema nodosum, Erythema Bazin - ist erstaunlich. Die tylotischen Ekzeme der Handflächen und Fußsohlen, die Intertrigines, die Dystrophien der Nägel sind keineswegs nur immer im Zusammenhang mit Pilzgeflechten zu sehen. Die Pathoklise (O. und C. VOGT) - von BANDMANN Topotropie genannt -, die besondere Neigung bestimmter anatomischer Strukturen oder spezieller chemischer Reaktionsorte, unter verschiedenartigen Umständen in einer für sie charakteristischen Weise zu erkranken, ist hierbei diagnostisch angesprochen.

Im zweiten Beispiel gehen wir umgekehrt von der sehr speziellen klinischen Diagnose eines "Lupuskarzinoms" aus. Sie besagt, daß wir es mit einem verhornenden Plattenepithelkarzinom zu tun haben, das auf dem Boden einer besonderen, noch bestehenden oder bereits abgeheilten Form der Hauttuberkulose, nämlich des Lupus vulgaris, entstanden ist. Dabei ist die Erfahrung inbegriffen, daß diese bösartige Entwicklung sich meist nach langfristiger Behandlung mit gewebezerstörenden Verfahren - Ätzungen, Exkochleationen, vor allem Röntgenbestrahlungen -, also auf flächenhaften Narben, einleitet. Die Grundelemente der Diagnose des Lupuskarzinoms, die die Möglichkeit einer jeweils unabhängigen Verknüpfung mit diagnostischen Elementen anderer Kranken erlauben müßten, sind mindestens das verhornende Plattenepithelkarzinom, die tertiäre Form einer tuberkulösen Erkrankung der Haut, deren Dauer, der narbige Zustand der Region, das Lebensalter, sowie die Behandlungsweisen der Vorgeschichte.

Allein die einfache Frage nach dem Beginn der Krankheit "Lupuskarzinom" verdeutlicht die Notwendigkeit eines variablen Bezugssystems, weil dabei in einer Hinsicht der Beginn des Lupus vulgaris an sich, in anderem Zusammenhang der Zeitpunkt der bösartigen Wandlung im speziellen Krankheitsverlauf, also die Latenzzeit, und endlich unter wieder anderem Gesichtspunkt das Plattenepithelkarzinom der Haut für sich allein interessiert. Es kommt also darauf an, daß wir die diagnostischen Grundelemente auch losgelöst von der - im gegebenen Fall alles Wesentliche umfassenden - komplexen Diagnose des Lupuskarzinoms etwa im Zusammenhang mit den vielfältigen Erscheinungsformen der Tuberkulose, der Narbenkarzinome (Marjolins Ulcus) oder der Karzinome schlechthin, sowie mit den therapeutischen Risiken jeweils an sich betrachten können. Der Notwendigkeit, diagnostische Grundelemente nach Bedarf in freier Weise miteinander zu verknüpfen, kann die hierarchische Gliederung der in der Praxis bisher gebräuchlichen, sehr unterschiedlich strukturierten, meist sehr komplexen Krankheitsbegriffe nicht entsprechen.

Die Verknüpfung der diagnostischen Grundelemente zu einer Gesamtdiagnose, die im gegebenen Fall die Krankheitserscheinungen vollständig und in individuell ausgeprägter Weise beschreibt, kann man anschaulich als eine Vernetzung auffassen. Der Ausdruck "un immense réseau de faits" ist schon bei BROCQ zu lesen (l.c. S. 47). Noch deutlicher kommt die Idee zum Ausdruck, wenn man sie "Baukastendiagnostik" nennt.

Blenden wir hier zurück auf die - wie wir nun wohl formulieren müssen - klassische Systemlosigkeit der Nosologie, so nimmt sich das Wesentliche der bisherigen diagnostischen Methodik etwa so aus wie in der Technik die Prüfung eines Werkstücks anhand einer Lehre. Man vergleicht die gegebenen Befunde mit dem festgelegten Schema einer Krankheitseinheit. Unser Traummodell steht wieder vor uns. Nur ist inzwischen deutlich geworden, daß - wie chamäleonartig die Handhabung der kategoriellen Stellung des Krankheitsschemas in der Medizin auch geübt wird - das Maß, an dem die Identität mit einer Krankheitseinheit erkannt werden soll, irrtümlich immer als wahr, als naturgegeben, als personenunabhängig, als "objektiv" gilt. Wie immer die mannigfaltigen Formen dieses nosologischen Schematismus im einzelnen geprägt sein mögen, man stellt sie sich als starre Kriterien vor. Als Alternative steht dieser Auffassung jetzt eine realistischere, flexible Methode der Diagnostik gegenüber. Aus einer Reihe von diagnostischen Elementen, den "Partialdiagnosen", wird je nach der Besonderheit der Sachlage ein "diagnostisches Integral" zusammengesetzt. Manchmal - in der Dermatologie nicht selten - sind solche Partialdiagnosen mit dem diagnostischen Integral identisch. Oft werden die diagnostischen Integrale sich trotz ihrer Varianten typologisch gliedern lassen. Nicht ausgeschlossen ist aber aus diesem System auch das diagnostische Integral eines einmaligen, höchst individuellen Befundes.

Diese Baukasten-Diagnostik dürfte wesentlich geeigneter für die Anwendung in der Computer-Technik sein als die Liste der ideellen schematisierten Krankheitseinheiten. Sie gestattet außerdem, die Informationen der Partialdiagnosen unabhängig von der Integraldiagnose und auch unabhängig voneinander auszuwerten. Allerdings ist zu bemerken, daß eine so stark differenzierte und an die Individualität des Kranken angepaßte Diagnostik zwar dem Grunde nach und auch praktisch immer schon möglich war, aber der Vielzahl und der Unübersichtlichkeit der dabei zu betrachtenden Zusammenhänge wegen ohne Hilfe einer elektronischen Informationsverarbeitung bisher nicht zu einer befriedigenden Erfahrungsbildung geführt hat. Die moderne Medizin ist gerade in diesem Bereich aber unstreitig auf echtes Lernen angewiesen. Das bedeutet, daß die notwendige Entwicklung der theoretischen und praktischen Medizin ohne Computer gar nicht denkbar ist.

14. Ausblick

Wir können nicht in die Zukunft sehen. Aber es hat den Anschein, als ob über die überfälligen Versuche, einen brauchbaren Krankheitenkatalog, eine nosologische Systematik aus den traditionellen Krankheitsbegriffen zu erstellen, durch die inzwischen in Gang gekommene Entwicklung längst der Stab gebrochen ist. Noch sind wir nicht sicher, wie revolutionär sich die ärztliche Diagnostik der Zukunft gestalten wird. Aber eines ist schon heute unzweifelhaft: Wir sagen es mit MANFRED GALL: "Computer verändern die Medizin."

Literatur

ACHESON, D.: Personal Record Linkage S. 233 - 244.
In: FRITZE, E., WAGNER, G.: Der Krankheitsverlauf - Dokumentation und Statistik in der praktischen Medizin, in Forschung und Lehre. Stuttgart: Schattauer 1969.

BANDMANN, H.J.: Praktische Anatomie und Hauttopographie. Arch. klin. exp. Derm. 219, 24-53 (1964).

BROCQ, L.: Conception générale des Dermatoses. Ann. de Dermat., 4. Serie, Bd. 5, 193-232 und 289-309 (1904).

COLLEN, M.F.: Computer Analyses in Preventive Health Research. Method. Inform. Med. 6, 8-14 (1967).

ENGELKE, K.: Statistische Betrachtungen über die Bedeutung von Laborbefunden für die dermatologische Diagnostik. Inaug. Diss. Kiel 1969.

FARR, L.E.: Computers and Iatrocomplexities. Method. Inform. Med. 5, 167-171 (1966).

FLETCHER, C.M.: The Problem of Observer Variation in Medical Diagnosis with Special Reference to Chest Diseases. Method. Inform. Med. 3, 98-103 (1964).

GALL, M.W.: Computer verändern die Medizin. Stuttgart: Gentner 1969.

GROSS, R.: Medizinische Diagnostik - Grundlagen und Praxis. Berlin - Heidelberg - New York: Springer 1969.

HEBRA, F. v., KAPOSI, M.: Lehrbuch der Hautkrankheiten. 2. Aufl. Erlangen: Enke 1872.

HERMANS, E.H.: Dermato-Venereologia, Classificatio generalis et Classificatio aetiologica. L. Leiden: Stafleu & Zoon 1963.

IHM, P.: Methoden der Taxometrie. Proc. IBM Symp. Inform. Retrieval, Blaricum. 1962.

-, LIEBAU, A.: Homogenitätsprüfung vieldimensionaler medizinischer Daten mittels Hauptachsentransformation. Method. Inform. Med. 4, 107-111 (1965).

IMMICH, H.: Klinischer Diagnosenschlüssel. Stuttgart: Schattauer 1966.

JAINZ, M.: Organisation einer Datenbank auf Magnetbändern für die Hautklinik Kiel. Meth. Inform. Med. 8, 190-192 (1969).

JOHANNSEN, W.: Über Erblichkeit in Populationen und in reinen Linien. Jena: Gustav Fischer 1903.

PIETSCH, E.: Dokumentation und Wissenschaft. Völkerrechtliche und staatsrechtliche Abhandlungen des Max-Planck-Instituts für ausländisches öffentliches Recht und Völkerrecht. Heidelberg. Heft 29. 1954.

PROPPE, A.: Blutkalkbestimmung zur Überwachung der Vigantolbehandlung des Lupus vulgaris. Hautarzt 1, 114-120 (1950).

- Der Normbegriff in der Medizin. Ärztl. Wschr. 9, 217-221 (1954).

- Der Primat der Fragestellung für eine wissenschaftlich nutzbare Dokumentation. Med. Dok. 4, 73-78 (1960).

- Die ärztliche Aufgabe und die Dokumentation. Method. Inform. Med. 3, 10-17 (1964).

PROPPE, A.: Informationsverschleierung bei abgeleiteten Häufigkeitsverteilungen. S. 475-484.
In: KROEBEL, W.: Fortschritte der Kybernetik. München - Wien: R. Oldenbourg 1967.

- Computer-Diagnostik. S. 59-66.
In: IBM Seminar-Datenverarbeitung und Medizin. Bad Liebenzell 1969. IBM-Deutschland 1969.

-, GAHLEN, W.: Das Problem der nosologischen Systematik in der Dermatologie. Arch. Dermat. Syph. (Berlin) 187, 639-665 (1949).

-, GERAUER, A.: Jahreszeitliche Kalkspiegelschwankungen. Med. Klin. 46, 1062-1064 (1951).

SCHIPPERGES, H.: Entwicklung moderner Medizin. Probleme. Prognosen. Tendenzen. Stuttgart: Gentner 1968.

SEEMANN, H.: Beitrag zur Problematik der Aufstellung einer deutschen Nomenklatur der Krankheiten. Bundesgesundheitsblatt Nr. 1 vom 17.1.1969. Abdruck im Saarländ. Ärzteblatt 22, 132-136 (1969).

ÜBERLA, K.: Die Faktorenanalyse als ein statistisches Modell für die medizinische Forschung. Münch. Med. Wschr. 105, 1547-1553 (1963).

Mathematische Grundlagen der medizinischen Diagnostik

B. SCHNEIDER

Die Anwendung des Computers für die medizinische Diagnostik setzt voraus, daß der Diagnosevorgang durch ein geeignetes mathematisches Modell hinreichend gut beschrieben werden kann. Dieses mathematische Modell muß die wichtigsten Aspekte der medizinischen Diagnostik in ihrer formalen Struktur richtig wiedergeben. Welche Aspekte als richtig anzusehen sind und welche Struktur in ihrem formalen Aufbau dem Diagnosevorgang entspricht, kann dabei allerdings nicht eindeutig und allgemein verbindlich festgelegt werden. Es ist deshalb auch nicht möglich, ein einziges mathematisches Modell für den gesamten Diagnosevorgang als verbindlich und richtig anzusehen. Man muß vielmehr bestrebt sein, mehrere Modelle zu entwickeln, die in ihrer Gesamtheit einen möglichst großen Teil der interessierenden Aspekte erfassen. Vor der Anwendung dieser Modelle muß man sich genau über die mathematisch-methodischen Grundlagen informieren und prüfen, ob diese Grundlagen dem beabsichtigten Anwendungsfall adäquat sind. Deshalb können diese mathematischen Grundlagen dem Mediziner nicht gleichgültig sein.

Wir wollen im folgenden versuchen, die den wichtigsten Diagnostikmodellen zugrunde liegenden Überlegungen aufzuzeigen und die daraus folgenden Konsequenzen für die Anwendung der Modelle zu diskutieren.

Formale Modelle für die medizinische Diagnostik

Man kann formal den Diagnosevorgang als einen Prozeß ansehen, bei dem der Arzt aufgrund seiner Erfahrung und seines Wissens aus den bei einem Patienten festgestellten Befunden und Symptomen auf die Krankheit schließen soll, an der dieser Patient leidet. Es sind demnach drei Gruppen von Informationen, die bei der Diagnose miteinander verknüpft werden müssen:

1. das ärztliche Wissen,
2. die Symptome und Befunde,
3. die möglichen Krankheiten.

Im Rahmen eines mathematischen Modells wird die formale Struktur dieser drei Informationsgruppen und ihrer Verknüpfungen genauer festgelegt. Man kann dabei von zwei völlig verschiedenen Modellen ausgehen:

1. <u>das deduktive oder logistische Modell</u>

2. <u>das induktive oder statistische Modell</u>

Diese beiden Modelle sollen im folgenden erörtert werden.

Das deduktive oder logistische Modell

Dieses Modell wurde von LIPKIN, LEDLEY und LUSTED eingeführt. Im deutschsprachigen Raum wurde es durch den Wiener Internisten SCHMID bekannt gemacht.

Bei diesem logistischen Modell werden sowohl die Symptome als auch die Krankheiten als logische Variable angesehen. Unter einer logischen Variablen versteht man eine Aussage oder eine Feststellung, die durch einen von zwei möglichen Zuständen vollständig beschrieben werden kann. Die beiden möglichen Zustände können als "wahr" oder "falsch" oder als "vorhanden" und "nicht vorhanden" interpretiert werden. Sie werden allgemein durch die beiden Zahlen 0 und 1 repräsentiert.

Die Auffassung der Symptome und Krankheiten als logische Variable ist unmittelbar dort einsichtig, wo diese Symptome reine Alternativbefunde darstellen, d.h. wo lediglich qualitativ das Vorhandensein oder Fehlen eines Symptoms - aber keine bestimmte Ausprägung - interessiert. Man kann diese Alternativdarstellung allerdings auch auf quantitative Größen ausdehnen, wenn man die quantitative Größe in bestimmte Wertklassen unterteilt und für jede Wertklasse feststellt, ob sie vorhanden oder nicht vorhanden ist. Man wird z.B. dann nicht mehr angeben, daß ein Patient 39° Fieber hat, sondern die Temperaturskala gradweise von 37° bis 42° unterteilen und für jeden Temperaturbereich feststellen, ob der betreffende Temperaturwert vorliegt oder nicht. Auf diese Art können nicht nur Alternativsymptome, sondern auch quantitative Befunde zu logischen Variablen gemacht werden.

Im Rahmen des Diagnosevorgangs müssen verschiedene Symptome und Symptomkomplexe sowie verschiedene Krankheiten und Krankheitskomplexe miteinander verknüpft werden. Man kann dazu als formale Struktur die bekannten Grundverknüpfungen der Logistik oder Boole'schen Algebra benutzen. Es sind hier insbesondere drei Grundverknüpfungen von Bedeutung:

1. Die logische Konjunktion oder die "und"-Verknüpfung. Wir schreiben für diese Verknüpfung das Zeichen •. Diese Verknüpfung kann durch eine Verknüpfungstabelle definiert werden, in der für jeden möglichen Wert der zwei zu verknüpfenden Variablen a und b der zugehörige Wert der Konjunktion angegeben wird. Diese Verknüpfungstabelle ist in Tabelle 1 zu sehen.

Tabelle 1. Verknüpfungstabelle für a · b

		a	
		1	0
b	1	1	0
	0	0	0

2. Die logische Disjunktion oder die "oder"-Verknüpfung. Sie wird durch + dargestellt. Die zugehörige Verknüpfungstabelle ist in Tabelle 2 zu sehen.

Tabelle 2. Verknüpfungstabelle für a + b

		a	
		1	0
b	1	1	1
	0	1	0

3. Die logische Negation, die durch einen Strich über der logischen Variablen ausgedrückt wird. Diese Negation bewirkt, daß der Wert der logischen Variablen umgedreht wird. Der Ausdruck $\bar{a}$ hat demnach den Wert 0, wenn a den Wert 1 besitzt, und den Wert 1, wenn a den Wert 0 besitzt.

Aus diesen drei Grundverknüpfungen können eine Reihe weiterer Verknüpfungsarten hergeleitet werden. Hiervon hat insbesondere eine Verknüpfung große Bedeutung, die man die logische Implikation oder Folgerung nennt. Sie wird geschrieben: $a \longrightarrow b$. Die Verknüpfungstabelle dieser Implikationen ist in Tabelle 3 dargestellt. Demnach hat die Implikation nur dann den Wert 0, wenn die vorhergehende Variable (die sogenannte Prämisse) a den Wert 1 und der folgende Ausdruck (Folgerung) b den Wert 0 besitzt. Das kann dahingehend interpretiert werden, daß eine Schlußfolgerung immer dann falsch ist, wenn die Voraussetzung zwar richtig, aber die Folgerung falsch ist. In allen anderen Fällen hat die Implikation den Wert 1. Die Implikation ist also immer dann formal richtig, wenn die Prämisse falsch ist (aus einer falschen Prämisse kann man alles folgern) bzw. wenn aus einer richtigen Prämisse auch eine richtige Folgerung gezogen wird.

Tabelle 3. Verknüpfungstabelle für $a \longrightarrow b$

		a	
		1	0
b	1	1	1
	0	0	1

Wie man sich anhand der Wertetabelle leicht überzeugen kann, läßt sich die Implikation durch Konjunktion und Negation darstellen. Es gilt:

$$a \longrightarrow b = \bar{a} + b$$

Die soeben besprochenen Verknüpfungsmöglichkeiten der formalen oder Boole'schen Logik sollen bei dem deduktiven oder logistischen Modell dazu verwandt werden, um zwischen den drei Informationsgruppen der Diagnostik, nämlich der Erfahrung, den Symptomen und den Krankheiten eine formale Beziehung herzustellen. Man muß davon ausgehen, daß diese drei Gruppen im allgemeinen keine einfachen logischen Variablen sind, sondern sogenannte logische Ausdrücke, die sich mit Hilfe der logischen Grundverknüpfungen aus einer großen Zahl von einfachen logischen Variablen zusammensetzen. Wir bezeichnen diese zusammengesetzten logischen Ausdrücke mit E (für die Erfahrungssätze), S (für die Symptomkombinationen) und K (für die Krankheitskombinationen).

Zur Demonstration können wir z. B. annehmen, daß die Symptomaussage S aus zwei Einzelsymptomen s_1 und s_2 besteht, die folgendermaßen miteinander verknüpft sind:

$$S = \bar{s}_1 \cdot s_2$$

In Worten bedeutet dies, daß bei der betrachteten Symtomkombination das Symptom s_1 nicht vorkommt und gleichzeitig das Symptom s_2.

Entsprechend können wir uns auch die Krankheitskombination K zusammengesetzt denken aus den beiden Einzelkrankheiten k_1 und k_2, z. B.

$$K = k_1 \cdot \bar{k}_2$$

In Worten heißt dies, daß die Krankheit K vorliegt, wenn zwar k_1, aber nicht k_2 vorkommt.

Die ärztliche Erfahrung E wird im allgemeinen ein logischer Ausdruck sein, der sowohl Symptome s_1, s_2, ... als auch Krankheiten k_1, k_2, ... miteinander verknüpft. Als Beispiel seien folgende vier Aussagen genannt:

1. Wenn ein Patient die Krankheit k_2 hat, dann muß er auch das Symptom s_1 haben. In Formeln bedeutet dies:

$$k_2 \longrightarrow s_1$$

2. Wenn ein Patient die Krankheit k_1 hat und gleichzeitig die Krankheit k_2 nicht, dann muß er das Symptom s_2 haben. In Formeln:

$$k_1 \cdot \bar{k}_2 \longrightarrow s_2$$

3. Wenn ein Patient die Krankheit k_2 und nicht die Krankheit k_1 hat, dann kann er nicht das Symptom s_2 haben. In Formeln:

$$\bar{k}_1 \cdot k_2 \longrightarrow \bar{s}_2$$

4. Wenn ein Patient eines der beiden Symptome s_1 oder s_2 hat, dann muß er auch eine der beiden Krankheiten k_1 oder k_2 haben. In Formeln:

$$s_1 + s_2 \longrightarrow k_1 + k_2$$

Im Rahmen des logistischen Modells besteht die Aufgabe darin, mit Hilfe formal logischer Methoden diejenigen Implikationen von Symptomen auf Krankheiten festzustellen, die aufgrund des ärztlichen Wissens als wahr angesehen werden. Formal kann diese Aufgabe so dargestellt werden, daß all diejenigen logischen Kombinationen von Symptomen und Krankheiten gefunden werden sollen, für die der logische Ausdruck:

$$E \longrightarrow (s \longrightarrow k)$$

richtig ist, d.h. den logischen Wert 1 besitzt. Man kann diese oben angegebene Gleichung als die logische Grundgleichung des deduktiven Diagnosemodells ansehen.

Bei der Anwendung dieses Modells besteht die Aufgabe des Computers darin, die logisch richtige Aussage auszusortieren bzw. bei vorliegenden Diagnosen diejenigen Krankheiten anzugeben, die zusammen mit der ärztlichen Erfahrung eine logisch richtige Lösung der Grundgleichung darstellen. Die Durchführung dieser Aufgabe setzt ein mathematisches Verfahren voraus, das es gestattet, sehr umfangreiche Kombinationen von logischen Variablen übersichtlich darzustellen und zu ordnen. Ein solches Verfahren wurde von LEDLEY durch die sogenannte Dual-Vektor-Methode eingeführt (vergl. LEDLEY). Dieses Verfahren soll an dem bereits oben erwähnten Verfahren von zwei Symptomen und zwei Krankheiten erläutert werden, das dem Buch von LEDLEY entnommen ist (vergl. LEDLEY).

In diesem Beispiel liegen die 4 logischen Variablen s_1, s_2, k_1 und k_2 vor, die auf 16 (= 2^4) verschiedene Arten miteinander kombiniert werden können. Man kann sich diese 16 Kombinationen graphisch veranschaulichen, wenn man jeder logischen Variablen einen bestimmten Rechtecksbereich in einer Fläche zuordnet. Dies ist in Abb. 1 geschehen. Durch das Rechteck s_1 wird der Bereich der logischen Variablen s_1 dargestellt usw. Überdecken sich zwei oder mehrere Rechtecke, so entspricht dies der logischen Konjunktion dieser Variablen. Ein Flächenbereich, der die Fläche einer logischen Variablen nicht enthält, stellt die Negation dieser Variablen dar.

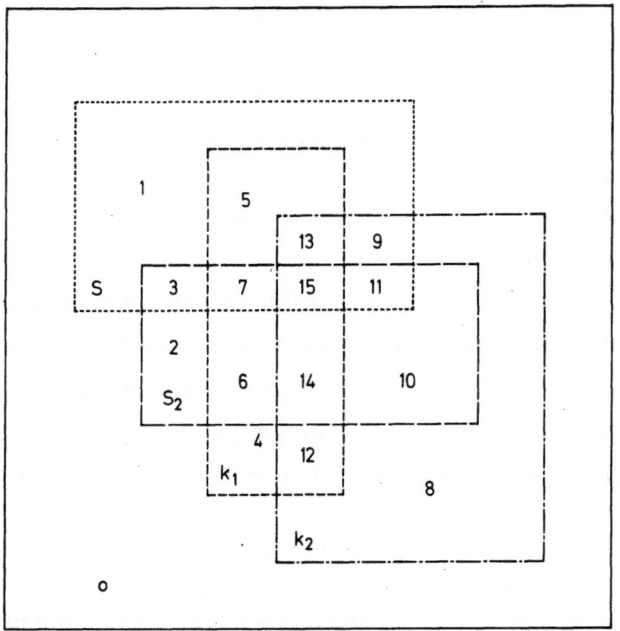

Abb. 1. Schematische Darstellung der Kombinationen von s_1, s_2, k_1 und k_2

Man kann die 16 verschiedenen Überdeckungsbereiche der Reihe nach durchnummerieren. Die Nummer 0 erhält der Bereich, der keine der 4 logischen Variablen darstellt ($\bar{s}_1 \cdot \bar{s}_2 \cdot \bar{k}_1 \cdot \bar{k}_2$). Die Nummer 1 erhält der Bereich, der nur s_1, aber keine weitere Variable darstellt ($s_1 \cdot \bar{s}_2 \cdot \bar{k}_1 \cdot \bar{k}_2$) usw.

Man nennt diese 16 Bereiche die Basisbereiche. Mit Hilfe dieser Basisbereiche kann jede logische Variable durch eine Folge von 16 Einsen oder Nullen gekennzeichnet werden, und zwar erscheint eine 1, wenn der betreffende Basisbereich die entsprechende Variable enthält, sonst eine 0. Man nennt eine solche Folge von Einsen oder Nullen einen Dualvektor.

Die Dualvektoren der 4 logischen Variablen sind in Tabelle 4 dargestellt. Die Zeilen dieser Tabelle charakterisieren jeweils eine logische Variable. Man kann die Tabelle 4 aber auch spaltenweise lesen. Dann repräsentiert jeder Spaltenvektor einen Basisbereich, d.h. eine mögliche logische Verknüpfung der 4 Variablen; z.B. charakterisiert der Spaltenvektor des Basisbereichs 9 die Verknüpfung:

$$s_1 \cdot \bar{s}_2 \cdot \bar{k}_1 \cdot k_2$$

Tabelle 4. Dualvektoren der 4 logischen Variablen s_1, s_2, k_1 und k_2 sowie des logischen Ausdrucks E

	0	1	2	3	4	5	6	7	8	9	10	11	12	13	14	15
s_1	0	1	0	1	0	1	0	1	0	1	0	1	0	1	0	1
s_2	0	0	1	1	0	0	1	1	0	0	1	1	0	0	1	1
k_1	0	0	0	0	1	1	1	1	0	0	0	0	1	1	1	1
k_2	0	0	0	0	0	0	0	0	1	1	1	1	1	1	1	1
E	1	0	0	0	0	0	1	1	0	1	0	0	0	1	0	1

Der besondere Vorteil dieser Vektordarstellung besteht darin, daß alle mit den logischen Variablen durchgeführten logischen Verknüpfungen durch eine entsprechende, gliedweise Verknüpfung der Dualvektoren dargestellt werden können. So ist z. B.:

$$
\begin{array}{rl}
s_1 \quad . & (0\ 1\ 0\ 1\ 0\ 1\ 0\ 1\ 0\ 1\ 0\ 1\ 0\ 1\ 0\ 1) \\
s_2 \quad & (0\ 0\ 1\ 1\ 0\ 0\ 1\ 1\ 0\ 0\ 1\ 1\ 0\ 0\ 1\ 1) \\
\hline
s_1 \cdot s_2 = & (0\ 0\ 0\ 1\ 0\ 0\ 0\ 1\ 0\ 0\ 0\ 1\ 0\ 0\ 0\ 1)
\end{array}
$$

Durch das Einführen der Dualvektoren werden somit die logischen Operationen auf einfache Rechenoperationen mit Dualzahlen reduziert und sind somit einer Behandlung durch den Computer zugänglich.

Bei der medizinischen Diagnostik soll diese Computeranwendung darin bestehen, daß aus allen Kombinationen der Symptome und Krankheiten diejenigen ausgesucht werden, die mit der ärztlichen Erfahrung übereinstimmen. Um dies feststellen zu können, muß zunächst die ärztliche Erfahrung E durch einen Dualvektor dargestellt werden. Dies ist in Tabelle 5 geschehen. Die ärztliche Erfahrung E ist die logische Konjunktion der Einzelerfahrungen. Der zugehörige Dualvektor ist in der letzten Zeile der Tabelle 4 und 5 dargestellt. In Übereinstimmung mit der Erfahrung E sind alle Symptom- und Krankheitskombinationen, für die im Dualvektor von E eine 1 vorkommt. Die Dualvektoren dieser Kombinationen sind diejenigen Spalten von Tabelle 4, bei denen

Tabelle 5. Dualvektoren der Erfahrungssätze und der Gesamterfahrung E

	0	1	2	3	4	5	6	7	8	9	10	11	12	13	14	15
1.) $k_2 \longrightarrow s_1 = \bar{k}_2 + s_1$	1	1	1	1	1	1	1	1	0	1	0	1	0	1	0	1
2.) $k_1 \ \bar{k}_2 \longrightarrow s_2 = \bar{k}_1 + k_2 + s_2$	1	1	1	1	0	0	1	1	1	1	1	1	1	1	1	1
3.) $\bar{k}_1 \ k_2 \longrightarrow \bar{s}_2 = k_1 + \bar{k}_2 + \bar{s}_2$	1	1	1	1	1	1	1	1	1	1	0	0	1	1	1	1
4.) $s_1 + s_2 \longrightarrow k_1 + k_2 = \bar{s}_1 \ \bar{s}_2 + k_1 + k_2$	1	0	0	0	1	1	1	1	1	1	1	1	1	1	1	1
E	1	0	0	0	0	0	1	1	0	1	0	0	0	1	0	1

im Zeilenvektor von E eine 1 steht. Diese Spaltenvektoren sind noch einmal in Tabelle 6 zusammengestellt.

Tabelle 6

	0	6	7	9	13	15
s_1	0	0	1	1	1	1
s_2	0	1	1	0	0	1
k_1	0	1	1	0	1	1
k_2	0	0	0	1	1	1

Die entsprechenden logischen Ausdrücke lauten:

Kombination 0 : $\bar{s}_1 \cdot \bar{s}_2 \cdot \bar{k}_1 \cdot \bar{k}_2$

" 6 : $\bar{s}_1 \cdot s_2 \cdot k_1 \cdot \bar{k}_2$

" 7 : $s_1 \cdot s_2 \cdot k_1 \cdot \bar{k}_2$

" 9 : $s_1 \cdot \bar{s}_2 \cdot \bar{k}_1 \cdot k_2$

" 13 : $s_1 \cdot \bar{s}_2 \cdot k_1 \cdot k_2$

" 15 : $s_1 \cdot s_2 \cdot k_1 \cdot k_2$

Davon beinhaltet die Kombination 0, daß weder Symptome noch Krankheiten vorliegen, während die Kombination 15 bedeutet, daß gleichzeitig alle Symptome und Krankheiten vorliegen. Die restlichen 4 Kombinationen sind folgendermaßen zu interpretieren:

Kombination 6: Es liegt das Symptom s_1 nicht, aber das Symptom s_2 vor und die Krankheit k_1, aber nicht die Krankheit k_2.

Kombination 7: Es liegen die beiden Symptome s_1 und s_2 vor und die Krankheit k_1, aber nicht die Krankheit k_2.

Kombination 9: Es liegt das Symptom s_1, aber nicht das Symptom s_2 vor und die Krankheit k_2, aber nicht k_1.

Kombination 13: Es liegt das Symptom s_1, aber nicht das Symptom s_2 vor und beide Krankheiten k_1 und k_2.

Man kann nun diese logischen Ausdrücke dazu verwenden, um bei Vorliegen bestimmter Symptomkombinationen diejenigen Krankheitskombinationen zu ermitteln, die daraus gefolgert werden können. Wenn z. B. ein Patient das Symptom s_1 nicht aufweist, aber das Symptom s_2 ($\bar{s}_1 \cdot s_2$), dann stellt man aus Tabelle 6 fest, daß diese Symptomkombination nur in Verbindung mit der Krankheitskombination $k_1 \cdot \bar{k}_2$ auftritt. Wir können demnach aus dem Vorliegen der Symptomkombination $\bar{s}_1 \cdot s_2$ folgern, daß dann die Krankheit k_1, aber nicht die Krankheit k_2 vorhanden sein muß.

Anders ist es, wenn nur das Symptom s_1, aber nicht das Symptom s_2 vorliegt. Die Kombination $s_1 \cdot \bar{s}_2$ kommt in Tabelle 6 zweimal vor, nämlich in Spalte 9 mit der Krankheitskombination $\bar{k}_1 \cdot k_2$ und in Spalte 13 mit der Krankheitskombination $k_1 \cdot k_2$.

Wir können also aus dem Vorliegen der Symptomkombination $s_1 \cdot \bar{s}_2$ nicht eindeutig auf eine bestimmte Krankheitskombination schließen. Es kann sowohl die Krankheitskombination $\bar{k}_1 \cdot k_2$ als auch die Krankheitskombination $k_1 \cdot k_2$ vorliegen, d. h. es kann die Krankheit k_1 vorliegen oder fehlen, während die Krankheit k_2 sicher vorliegt.

Diese Mehrdeutigkeit der logischen Schlüsse ist ein besonderes Kennzeichen des logistischen Diagnosemodells. Man hat versucht, diesen Nachteil dadurch auszugleichen, daß man den verschiedenen Symptomen ein unterschiedliches Gewicht beimißt, in der Hoffnung, dadurch Symptomkombinationen mit verschiedenen möglichen Krankheitskombinationen zu vermeiden. Das ist allerdings nicht immer möglich, und man muß vielfach zu weiteren subjektiven Methoden greifen, um zu einer eindeutigen Entscheidung über die vorliegende Krankheit zu kommen.

Zusammenfassend können wir feststellen, daß bei dem deduktiven oder logistischen Modell die Aufgabe des Computers darin besteht, diejenigen Symptom-, Krankheitskombinationen auszurechnen, die mit der ärztlichen Erfahrung in Einklang stehen. Wenn bei diesen reduzierten Symptom-, Krankheitskombinationen zu jeweils einer Symptomkombination nur eine Krankheitskombination gehört, dann ist ein eindeutiger Schluß von Symptomen auf die Krankheiten möglich. Anderenfalls muß man zusätzliche, meist subjektive Kriterien heranziehen, um zu einer Entscheidung über die Krankheit zu kommen.

Bemerkenswert ist, daß im Rahmen dieses logistischen Modells die Aufgabe des Computers nicht primär darin besteht, eine Entscheidung über die Krankheit herbeizuführen. Der Computer soll lediglich die Fülle der ärztlichen Erfahrung ordnen und so aufbereiten, daß eine rasche Übersicht über die möglichen Symptom-, Krankheitskombinationen gewonnen werden kann. Ein weiterer Nutzen dieser Übersicht muß dem Arzt vorbehalten bleiben und kann nicht Aufgabe des Computers sein.

Das induktive oder statistische Modell

Das induktive oder statistische Modell unterscheidet sich vom logistischen Modell insbesondere dadurch, daß die Symptome nicht als logische Variable, sondern als Zufallsgrößen aufgefaßt werden. Die Zufallsgrößen schwanken regellos von Patient zu Patient und können vollständig nur durch ihre Wahrscheinlichkeitsverteilung charakterisiert werden. Beim statistischen Diagnosemodell nimmt man an, daß sich diese Wahrscheinlichkeitsverteilung von Krankheit zu Krankheit ändert und somit für jede Krankheit spezifisch ist. Wir bezeichnen die Wahrscheinlichkeitsverteilung der Symptome $x_1, \ldots, x_n$ für die i-te Krankheit mit $p_i(x_1, \ldots, x_n)$. Diese Wahrscheinlichkeitsverteilungen repräsentieren die ärztliche Erfahrung und das ärztliche Wissen. Es wird angenommen, daß ausreichende Information über diese Wahrscheinlichkeitsverteilungen vorliegt und die verschiedenen Krankheiten oder Krankheitsgruppen eindeutig definiert sind.

Wenn auch für jede Krankheit eine andere Wahrscheinlichkeitsverteilung der Symptome vorliegt, so können sich die beobachteten Symptome bei Patienten verschiedener Krankheiten durchaus überdecken. Es ist demnach oft nicht möglich, aufgrund der beobachteten Symptome eindeutig die zugehörige Krankheit zu erkennen. Von den Symptomen kann auf die Krankheiten nicht mit Sicherheit geschlossen werden. Man nennt solche Schlüsse induktive Schlüsse.

Die Aufgabe der Diagnostik kann bei diesem Modell als eine statistische Entscheidungsaufgabe formuliert werden: Aufgrund der Symptome eines Patienten ist zu entscheiden, welche Krankheit vorliegt. Diese Entscheidung soll so getroffen werden, daß das Risiko einer Fehlentscheidung möglichst klein ist. Bei der Anwendung des Computers müssen für die Entscheidung feste, programmierbare Regeln aufgestellt werden. Dies geschieht dadurch, daß die gesamte Menge aller möglichen Kombinationen von Symptomen (der sogenannte Merkmalraum) in so viele sich gegenseitig ausschließende

Bereiche B_i unterteilt wird, wie Krankheiten zur Auswahl stehen. Liegen die Symptome eines Patienten in einem Bereich B_i, dann wird für diesen Patienten die zugehörige Krankheit k_i diagnostiziert.

Die Unterteilung des Merkmalraums in Krankheitsbereiche ist um so besser, je mehr die festgelegten Bereiche mit den tatsächlichen Krankheiten übereinstimmen. Eine volle Übereinstimmung, die stets fehlerfreie Diagnosen ermöglichen würde, wird man wegen der Zufallsschwankungen der Symptome nicht erreichen können. Man wird daher immer bei einem Teil der Patienten falsche Diagnosen stellen. Aufgabe der Mathematik ist es, Einteilungen anzugeben, bei denen dieser Anteil der Fehldiagnosen möglichst klein ist.

Um diese Problematik an einem Beispiel veranschaulichen zu können, nehmen wir an, daß aufgrund eines einzigen quantitativen Symptoms x eine von zwei möglichen Krankheiten N und K diagnostiziert werden soll. Die Wahrscheinlichkeitsverteilung des Symptoms in den beiden Krankheitsgruppen ist in Abb. 2 skizziert. Demnach ist zwar die Verteilung der Krankheitsgruppe K gegenüber der Krankheitsgruppe N nach rechts verschoben. Die beiden Verteilungen überdecken sich aber, so daß es Patienten

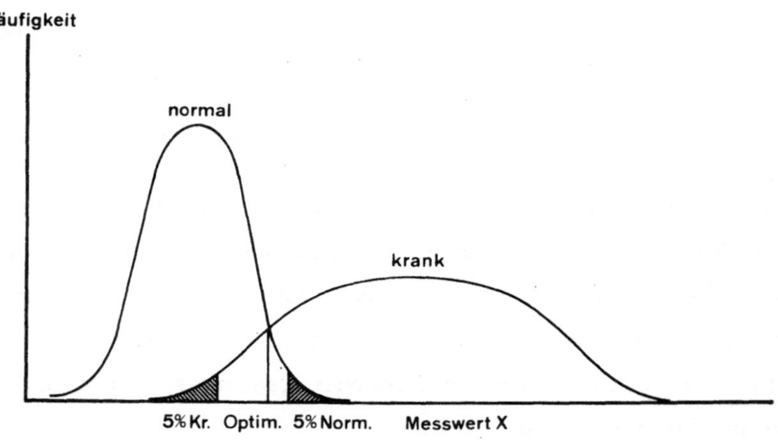

Abb. 2 ("Krankheit" N sei identisch mit normal)

mit denselben Symptomen, aber unterschiedlichen Krankheiten gibt. Ein automatisches Diagnoseverfahren besteht darin, daß durch einen beliebig herausgegriffenen Punkt der Merkmalbereich des Symptoms x in zwei Teilbereiche unterteilt wird. Fällt der Symptomwert eines Patienten in den linken Teilbereich, dann wird die Krankheit N diagnostiziert, fällt er in den rechten, dann wird die Krankheit K diagnostiziert. Aus der Abb. 2 ist ersichtlich, daß es bei jeder möglichen Einteilung in zwei Teilbereiche stets Patienten gibt, die zwar die Krankheit N haben, deren Merkmal aber in den Bereich von K fällt und umgekehrt. Es wird also immer ein bestimmter Prozentsatz von Patienten, die zwar zur Krankheitsgruppe N gehören, als K diagnostiziert werden und umgekehrt. Die Wahrscheinlichkeit für den ersten Fehler bezeichnen wir mit Q_1, die für den zweiten Fehler mit Q_2. Man könnte nun lediglich den ersten Fehler Q_1 betrachten und fordern, daß dieser eine bestimmte Schwelle (z. B. 5 %) nicht überschreiten darf. Wir müßten dann die beiden Teilbereiche so festlegen, daß nur noch 5 % der Wahrscheinlichkeitsverteilung von N in den Krankheitsbereich der Krankheit K fällt. In diesem Fall kann es aber sein, daß ein hoher Prozentsatz der Patienten mit der Krankheit K nach der Krankheit N diagnostiziert wird. Bei einer einseitigen Festlegung des Fehlers Q_1 kann demnach der Fehler Q_2 groß werden. Umgekehrt würde eine Festlegung des Fehlers Q_2 auf 5 % unter Umständen einen großen Wert des Fehlers Q_1 bewirken. Wir können daher nur dann von einem optimalen Verfahren sprechen, wenn sowohl der Fehler Q_1 als auch der Fehler Q_2 möglichst klein gehalten werden. Dies würde darauf hinaus laufen, daß wir den Unterteilungspunkt so festlegen, daß die Summe der beiden Fehler $Q_1 + Q_2$ möglichst klein ist. Wie man sich leicht überlegt, muß in diesem Fall der Unterteilungspunkt genau dort liegen, wo die beiden Wahrscheinlichkeitsverteilungen sich schneiden.

Es werden nun aber die beiden Krankheiten K und N sowohl für den Patienten als auch für den Arzt nicht dieselbe Bedeutung besitzen. Es könnte z. B. sein, daß die Krankheit K eine gefährliche Krankheit ist, bei der eine Fehldiagnose den Tod des Patienten zur Folge haben kann, während bei der Krankheit N eine Fehldiagnose weder für den Patienten noch für den Arzt nachteilige Folgen hat. Dementsprechend wird man die beiden Fehler auch nicht gleich bewerten, sondern der Fehldiagnose der Krankheit N ein geringeres Gewicht beimessen als der Fehldiagnose von K. In diesem Fall muß die Diagnoseprozedur dahingehend modifiziert werden, daß die Fehlerwahrscheinlichkeit Q_1 mit einem Gewicht q_1 und die Fehlerwahrscheinlichkeit Q_2 mit einem Gewicht q_2 multipliziert werden und nun die gewichtete Summe:

$$q_1 Q_1 + q_2 Q_2$$

möglichst klein gemacht werden soll. Durch die Wahl dieser Gewichte q_1 und q_2 hat der Arzt die Möglichkeit, eine dem Problem angepaßte Bewertung in das Diagnoseverfahren mit einzubeziehen. Je nach der Form der Gewichte wird sich dementsprechend der Trennungspunkt der beiden Klassifikationsbereiche nach links oder rechts verschieben.

Aus historischen Gründen haben diese Gewichte q_1 und q_2 den Namen Apriori-Wahrscheinlichkeiten erhalten. Dieser Name geht auf BAYES zurück, der ein statistisches Entscheidungsproblem als erster bearbeitet hat. Bei diesem Problem entsprechen die Gewichte q_1 und q_2 der Häufigkeit, mit der die Gruppe 1 bzw. 2 besetzt war. Es muß hier jedoch betont werden, daß diese Gewichte q_1 und q_2 nicht notwendig Häufigkeiten sein müssen und nicht notwendig mit der Häufigkeit der betreffenden Krankheit in irgendeiner Population übereinstimmen müssen. Die Gewichte q_1 und q_2 können vielmehr vom Arzt so bestimmt werden, daß sie seiner Auffassung von der Bedeutung der beiden Krankheiten am ehesten entsprechen. Die Einführung dieser Gewichte stellt also eine zusätzliche Möglichkeit dar, das ärztliche Wissen und die ärztliche Erfahrung in den Prozeß der automatischen Diagnostik mit einzubeziehen.

Im allgemeinen werden mehr als ein Symptom und mehr als zwei Krankheiten zur Diagnose anstehen. Wir können aber die in diesem einfachen Beispiel angewandten Überlegungen ohne weiteres auch auf diesen allgemeinen Fall übertragen:

Wir nehmen an, daß insgesamt k Krankheiten zur Diagnose anstehen. Von jedem Patienten wurden n Symptome beobachtet, die wir mit $x_1, \dots, x_n$ bezeichnen. Die Wahrscheinlichkeitsverteilung dieser n Symptome in der i-ten Krankheit bezeichnen wir mit $p_i(x_1, \dots, x_n)$. Die Aufgabe des Computers besteht nun darin, den Raum aller möglichen Kombinationen der n Symptome $x_1, \dots, x_n$ in insgesamt k Bereiche $B_1, \dots, B_k$ zu unterteilen. Wenn die Symptome eines Patienten, der die Krankheit i hat, in den Bereich B_j fällt, dann wird für diesen Patienten die Krankheit Nummer j diagnostiziert. Stimmen die beiden Nummern i und j nicht überein, dann liegt eine Fehldiagnose vor. Wir bezeichnen die Wahrscheinlichkeit, daß ein Patient mit der Krankheit i falsch diagnostiziert wird, mit Q_i. Entsprechend können wir uns vorstellen, daß vom Arzt für jede Krankheit ein Gewicht q_i festgelegt wird, das der Bedeutung entspricht, die der Arzt dieser Krankheit beimißt. Das Problem besteht dann darin, eine solche Einteilung B_i zu finden, daß die gewichtete Summe aller Fehldiagnosewahrscheinlichkeiten:

$$q_1 \cdot Q_1 + q_2 \cdot Q_2 + \dots + q_k \cdot Q_k$$

möglichst klein wird. Damit ist das Problem der automatischen Diagnostik auf ein mathematisches Optimierungsproblem reduziert worden, für das eine eindeutige mathematische Lösung existiert.

Diese optimale Lösung des Diagnostikproblems hängt ausschließlich von den Wahrscheinlichkeitsverteilungen $p_i(x_1,\dots,x_n)$ der Symptome in den Krankheitsgruppen und den Gewichten q_i ab. Wenn man die q_i als Wahrscheinlichkeiten interpretiert, dann ist das Produkt

$$q_i \cdot p_i\,(x_1,\dots,x_n)$$

die Wahrscheinlichkeit dafür, daß bei einem Patienten die i-te Krankheit vorliegt und er die Symptome $x_1,\dots,x_n$ aufweist. Wenn bei einem Patienten diese Symptome beobachtet wurden, dann kann man dieses Produkt auch als die Wahrscheinlichkeit interpretieren, daß bei diesen Symptomen die i-te Krankheit vorliegt. Man nennt diese Wahrscheinlichkeit die "Likelihood" für die i-te Krankheit. Es erscheint nun sinnvoll, immer dann diese i-te Krankheit zu diagnostizieren, wenn für die zugehörigen Symptomkombinationen $x_1,\dots,x_n$ die Likelihood für die i-te Krankheit größer ist als die Likelihood für irgendeine andere Krankheit. In Formeln bedeutet dies, daß alle Symptomkombinationen $x_1,\dots,x_n$ zur i-ten Krankheit gehören, für die gilt:

$$q_i \cdot p_i\,(x_1,\dots,x_n) > q_j \cdot p_j\,(x_1,\dots,x_n) \qquad j \neq i$$

Diese Klasseneinteilung entspricht der Methode des Maximum-Likelihood. Man kann mathematisch zeigen, daß gerade bei dieser Klasseneinteilung die gewichtete Summe der Fehldiagnosewahrscheinlichkeiten ein Minimum wird. Die Maximum-Likelihood-Einteilung stellt somit die gesuchte optimale Einteilung dar.

Will man diese optimale Einteilung in einem konkreten Fall nun tatsächlich auch berechnen, so benötigt man dazu Kenntnisse über die Wahrscheinlichkeitsverteilungen $p_i(x_1,\dots,x_n)$. Man kann in vielen Fällen annehmen (insbesondere bei stetigen Merkmalen $x_1,\dots,x_n$), daß diese Wahrscheinlichkeitsverteilungen mehrdimensionale Normalverteilungen sind, die durch die Mittelwerte und Kovarianzen der verschiedenen Merkmale vollständig bestimmt sind. Diese Mittelwerte und Kovarianzen können an einer hinreichend großen Stichprobe geschätzt werden. Ist dies der Fall, dann kann der Computer die zugehörigen Krankheitsbereiche berechnen. Wird bei einem Patienten, dessen Krankheit nicht bekannt ist, eine bestimmte Symptomkombination $x_1,\dots,x_n$ beobachtet, dann muß man feststellen, in welchen Krankheitsbereich diese Symptomkombination fällt. Für den Patienten wird die betreffende Krankheit diagnostiziert und man kann sicher sein, daß bei wiederholter Anwendung dieses Verfahrens das Risiko der Fehldiagnose am geringsten ist.

Dieses Verfahren der automatisierten Diagnostik soll an einem Beispiel demonstriert werden. Wir haben zu diesem Zweck drei Krankheitsgruppen ausgewählt: *

1. Patienten mit Herzinfarkt
2. Patienten mit Lebererkrankungen
3. Patienten mit Nierenerkrankungen

Die Gruppe der Herzinfarktpatienten umfaßt 16, die der Lebererkrankungen 25 und die der Nierenerkrankungen 22 Patienten.

Von jedem dieser Patienten wurden insgesamt 18 klinisch-chemische Bestimmungen durchgeführt. Die Mittelwerte und Spannweiten dieser 18 Bestimmungen für jede der drei Krankheitsgruppen sind in Tabelle 7 zusammengestellt. Man ersieht daraus, daß nach keinem der 18 Merkmale eine eindeutige Diagnostik in eine der drei Gruppen möglich ist. Die Variationsbereiche der Merkmale für die drei Gruppen überdecken sich zum Teil erheblich. Dasselbe gilt für die Kombination von je zwei Meßwerten (Abb. 3).

Der Merkmalraum ist in diesem Fall ein 18-dimensionaler Raum, der alle möglichen Kombinationen der 18 Meßgrößen umfaßt. Jede an einem Patienten gemessene Kombination wird durch einen Punkt in diesem 18-dimensionalen Raum repräsentiert. Da man einen 18-dimensionalen Raum anschaulich nicht darstellen kann, haben wir diese Punkte in eine Ebene projiziert, in der die Unterschiede zwischen den drei Krankheitsgruppen besonders deutlich zum Ausdruck kommen. Wir nennen diese Ebene die "Trennebene". Das Prinzip dieser Projektion ist in Abb. 4 schematisch dargestellt: Bei dieser Abbildung wurde angenommen, daß der Merkmalraum nur aus zwei Merkmalen x_1 und x_2 besteht, d.h. als Ebene dargestellt werden kann. Zur Diagnostik sollen nur zwei Krankheitsgruppen anstehen. Die bei den Patienten beobachteten Merkmalkombinationen sind für die eine Gruppe als Kreuze, für die zweite als Kreise in der Merkmalebene dargestellt. Die Wahrscheinlichkeitsverteilungen der Merkmale für die beiden Gruppen sind auf den entsprechenden Achsen aufgetragen. Sie zeigen für jedes der beiden Merkmale eine erhebliche Überdeckung. Projiziert man aber alle Merkmalpunkte auf die Gerade, die durch die "Punktwolke" der Meßpunkte in Richtung der größten Ausdehnung hindurchgeht, dann werden die Wahrscheinlichkeitsverteilungen dieser Projektionswerte deutlich voneinander getrennt. Analytisch bedeutet die Projektion auf eine Gerade, daß aus den einzelnen Meßwerten $x_1, x_2, \ldots, x_n$ ein <u>Index</u> I_1

---

* Die Auswahl der Patienten und der Durchführung der Laborbestimmungen nahm Herr Priv.-Doz. Dr. DELBRÜCK vor. Ihm sei an dieser Stelle herzlich dafür gedankt.

Tabelle 7. Mittelwerte ($\bar{x}$) und Spannweite (R) der 18 klinisch-chemischen Analysenwerte in den 3 Krankheitsgruppen: Herz, Leber, Niere

Meßwert		α_2	Y	Geseiw.	GOT	Alk. Phos.	CPK	GPT	Kreatinin	Na	ß
Herz	$\bar{x}$	9,9	14,5	6,5	69,4	24,5	72,7	20,4	1,29	145,4	11,1
	R	7-15	10-21	5,7-7,1	13-206	13-56	6-420	5-64	0,9-1,9	136-160	8-15
Leber	$\bar{x}$	7,5	22,2	7,2	153,7	55,5	3,2	124,8	1,35	143,9	10,4
	R	3-13	8-45	5,8-9,3	9-590	15-360	0,7-12	9-690	0,7-4,0	141-153	6-18
Niere	$\bar{x}$	11,3	14,5	6,5	13,7	21,5	6,9	8,5	3,34	142,4	12,3
	R	6-18	10-24	5,5-7,9	5-28	9-34	0,5-34	5-21	0,6-13,0	123-154	7-19

		Harnstoff	Chlorid	LDH	Bilirubin	GLDH	α_1	Albumin	K
Herz	$\bar{x}$	41,8	98,5	514,4	0,87	0,99	3,7	61,4	4,4
	R	25-73	88-106	135-1730	0,4-1,8	0,1-8,9	1-7	51-70	3-6
Leber	$\bar{x}$	37,9	97,6	304,8	4,32	4,97	3,3	56,6	4,2
	R	18-98	73-110	100-1040	0,4-16	0,1-34	2-6	36-73	3-5
Niere	$\bar{x}$	67,3	96,0	274,9	0,94	0,52	4,7	57,1	4,3
	R	19-297	80-110	77-1920	0,1-9,6	0,1-3,6	3-8	46-71	3,0-6

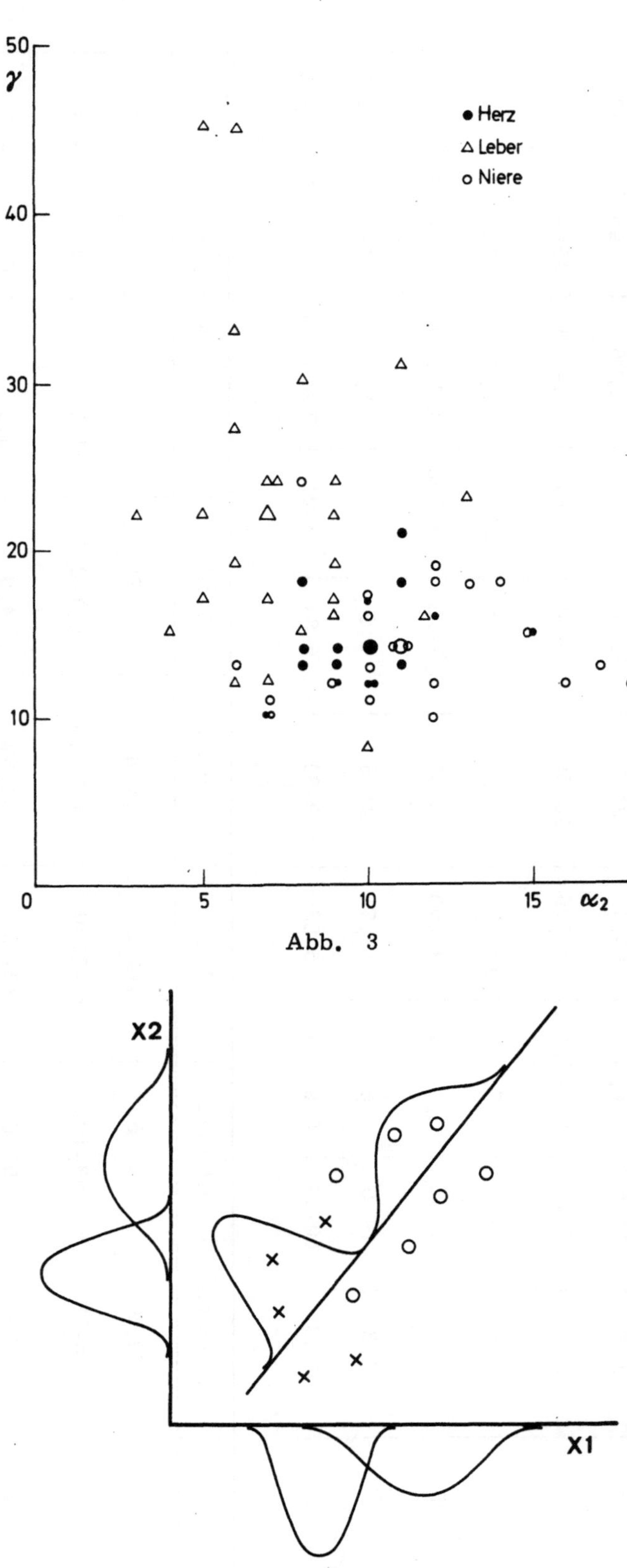

Abb. 3

Abb. 4

berechnet wird. Dieser Index ist die gewichtete Summe der Meßwerte, wobei die Gewichte $a_1, \ldots, a_n$ durch die Lage der Geraden bestimmt sind, auf die projiziert wird:

$$I_1 = a_1x_1 + a_2x_2 + \ldots + a_nx_n$$

Um eine optimale Projektion zu erhalten, müssen die Gewichte $a_1, \ldots, a_n$ so bestimmt werden, daß die Wahrscheinlichkeitsverteilungen der Indexwerte bei verschiedenen Krankheitsgruppen möglichst gut voneinander getrennt sind.

Die Projektion von Punkten eines mehrdimensionalen Raumes auf eine Ebene ist gleichbedeutend mit der Projektion auf zwei zueinander senkrechten Geraden. Analytisch müssen deshalb zwei Indexwerte I_1 und I_2 bestimmt werden, deren Gewichte a_i so zu bestimmen sind, daß sie zueinander orthogonal sind und jeweils in der durch sie festgelegten Richtung eine optimale Trennung der verschiedenen Krankheitsgruppen ermöglichen.

Wir haben in unserem Beispiel für die 18 Meßwerte diese Gewichte a_i der beiden Indexwerte bestimmt und die Meßpunkte der Patienten in die optimale Ebene gezeichnet (Abb. 5 und 6). Die zu verschiedenen Krankheitsgruppen gehörenden Punkte sind hier wesentlich besser voneinander zu trennen als in Abb. 3.

Für die automatisierte Diagnostik muß der Merkmalraum und damit auch die Trennebene in drei Bereiche unterteilt werden, die den drei Krankheitsgruppen möglichst gut entsprechen. Zur Berechnung dieser "Normbereiche" haben wir angenommen, daß die Merkmale Normalverteilungen besitzen, die sich zwar in den Mittelwerten, aber nicht in den Varianzen und Kovarianzen bei verschiedenen Krankheitsgruppen unterscheiden. Die "Diagnosebereiche" sind dann lineare Teilbereiche, d.h. sie werden durch Geraden voneinander getrennt, die alle in einem Punkt zusammenstoßen. In Abb. 5 und 6 sind diese optimalen Normbereiche mit eingezeichnet worden, wobei für jede Krankheit dieselbe Apriori-Wahrscheinlichkeit festgelegt wurde. Für einen Patienten wird eine bestimmte Krankheit diagnostiziert, wenn seine Meßwerte in den Normbereich dieser Krankheit fallen. Da wir für jeden untersuchten Patienten die seinen Meßwerten entsprechenden Projektionspunkte in Abb. 5 und 6 mit eingezeichnet haben, kann daraus unmittelbar entnommen werden, welche Diagnose nach unserem Verfahren für die einzelnen Patienten gestellt wird. Man ersieht aus den Abbildungen, daß diese Diagnosen in den meisten Fällen richtig waren: Die meisten Meßpunkte liegen im "richtigen" Normbereich. Dieses Ergebnis finden wir auch durch die Klassifikationstabelle bestätigt, in der die Prozentwerte der Patienten angegeben sind, die die Krankheit i hatten und für die die Krankheit j diagnostiziert wurde (Tabelle 8).

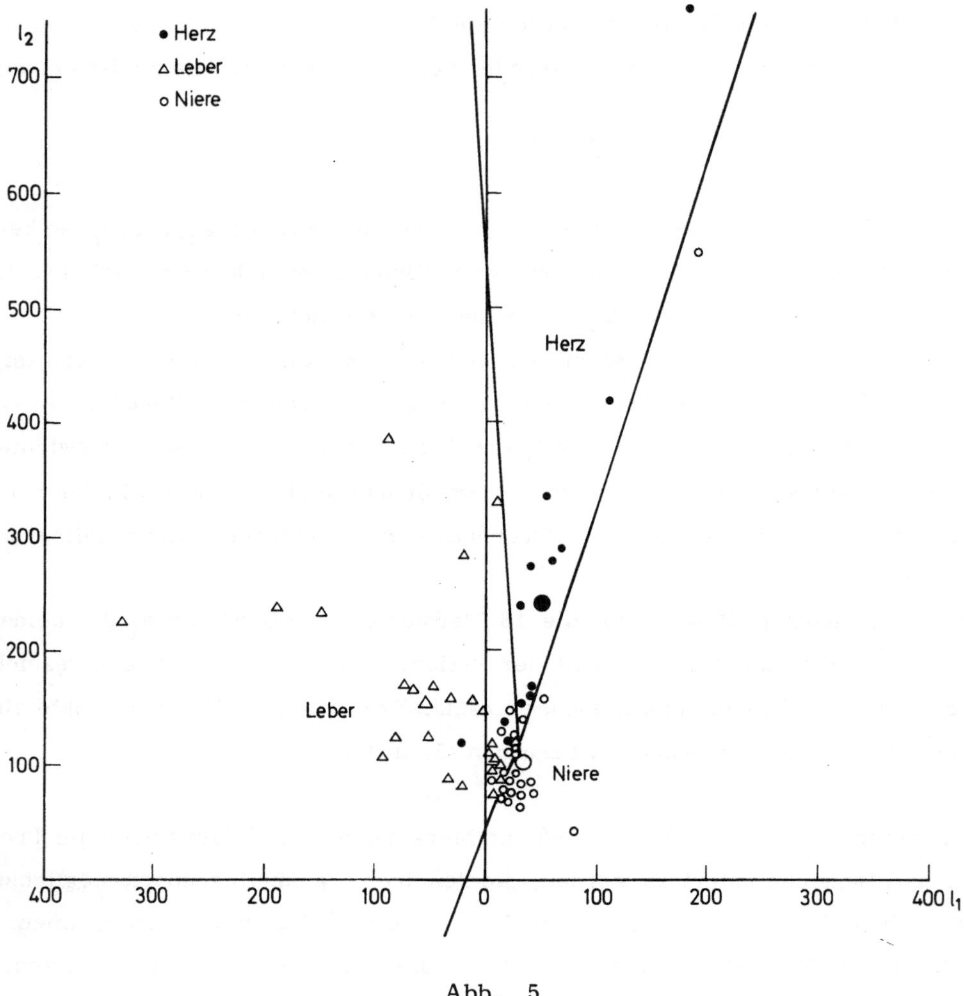

Abb. 5

In der Diagonale dieser Tabelle stehen die Prozentwerte der richtig diagnostizierten Krankheiten. Die Werte außerhalb der Diagonale geben die Häufigkeiten der Fehldiagnosen an. Man ersieht aus Tabelle 8, daß diese Häufigkeit der Fehldiagnosen verhältnismäßig gering ist: Bei der Gruppe der Herzinfarktpatienten betrug sie 25 %, bei der der Lebererkrankungen 8 % und bei den Nierenerkrankungen 19 %. Da wir für alle drei Gruppen dieselbe Apriori-Wahrscheinlichkeit q_i angenommen haben, beträgt die mittlere Irrtumswahrscheinlichkeit 17 %.

Eine genaue Analyse der Patientendaten zeigte, daß diese Irrtumswahrscheinlichkeit zum Teil dadurch erklärt werden kann, daß einzelne Patienten mehrere Krankheiten aufwiesen. Dies geht aus Tabelle 9 hervor, in der für jeden der ausgewählten Herzinfarktpatienten die vollständigen Diagnosen und die vom Computer festgelegte

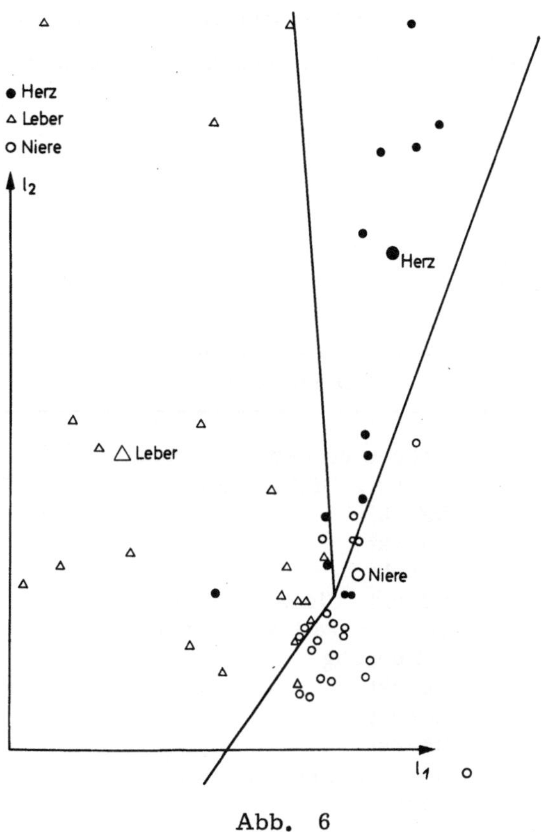

Abb. 6

Tabelle 8. Klassifikationstabelle
Klassifikationshäufigkeit in %

in	aus Herz	Leber	Niere
Herz	75 %	0 %	13 %
Leber	12 %	92 %	4 %
Niere	12 %	8 %	81 %

Fehlklassifikationen:

Herz	Leber	Niere
25 %	8 %	19 %

Irrtumswahrscheinlichkeit = 17 %

Klassifikation angegeben sind. Bei zwei Patienten, bei denen vom Computer Lebererkrankungen diagnostiziert wurden, lagen neben einem Infarkt tatsächlich auch Lebererkrankungen vor.

Tabelle 9. Automatische Diagnostik

Stichproben-Nr.	Diagnosen	Klassifikation
101	Leberzirrhose und frischer Infarkt, Diab. mell.	Leber
102	Infarkt	Herz
103	Infarkt	Herz
104	Infarkt	Herz
105	Infarkt, Ulcus duodeni, 1964 operative Nierenstein-entfernung	Herz
106	Infarkt	Niere
107	Infarkt	Herz
108	Infarkt	Herz
109	Infarkt, Leberstauung	Leber
110	Infarkt	Herz
111	Infarkt	Niere
112	Reininfarkt, Cystopyelitis, lat. Diabetes mell.	Herz
113	Infarkt	Herz
114	Infarkt	Herz
115	Infarkt	Herz
116	Infarkt	Herz

Diagnosenlisten der Einzelstichproben Gruppe 1: Infarkt-Patienten

Vorbereitung ärztlicher Entscheidungen
- Struktur eines Programmsystems -

P. BÜNTE

1. Die Unterstützung ärztlicher Entscheidungen

Eine der an die Datenverarbeitung geknüpften Erwartungen zielt auf die Ausschöpfung des gesamten verfügbaren "Informationsbestandes" für die fortgesetzt zu fällenden ärztlichen Entscheidungen. Im Augenblick, da der Arzt den Fortgang diagnostischer oder therapeutischer Maßnahmen festlegen will, sollte er möglichst vollständig über die individuellen Einflußgrößen (Vorgeschichte, Symptome, Beschwerden, Untersuchungsergebnisse, kurz: Patientendaten) orientiert sein und gleichzeitig über Informationen genereller Art verfügen: alle früher oder anderweitig gemachten Erfahrungen, das Wissen über Krankheiten, Methoden der Erkennung und Behandlungsverfahren.

Betrachten wir zunächst die Funktionen, für die ein Computer, genauer, eine Datenverarbeitungsanlage mit Ein- und Ausgabegeräten verwendet werden kann:

1. Erhebung von (Patienten-) Daten; Erfassungstechnik,

2. Protokollierung (Ausgabe der bereits erfaßten Patientendaten (Anamnese, Beschwerden, Untersuchungsergebnisse, Verlauf, Behandlungen und Behandlungsergebnisse usw.)), eventuell Auswahl von Daten in bezug auf bestimmte Fragestellungen,

3. Vorschläge über in Frage kommende Diagnosen,
   a) Wahrscheinlichkeitskalkül aufgrund methodischen Vergleichs mit statistischem Material (gewonnen aus systematischer Befund-Dokumentation),
   b) Vergleich mit a priori vorgegebenen Symptomen-Mustern mit oder ohne Berücksichtigung von a priori-Gewichten für die verschiedenen Symptome in bezug auf bestimmte Diagnosen (individuelles Wissen, "Erfahrung" des einspeichernden Arztes; Lehrbuchwissen),

4. Vorschläge über noch zu erhebende Patientendaten und dafür geeignete Verfahren (z. B. bestimmte Laboratoriumstests),

5. Vorschläge über mögliche therapeutische Maßnahmen und dafür noch zu erhebende Daten,

6. Hinweise auf Risiken für den Patienten: Risiken im Krankheitsverlauf und Risiken, die mit einzelnen diagnostischen oder therapeutischen Maßnahmen verbunden sind.

Datenerfassung und Protokollierung können eigenständige Aufgaben für die elektronische Datenverarbeitung (EDV) sein, insoweit sie eine wertvolle Arbeitshilfe darstellen. Es sind Bildschirmgeräte entwickelt worden, die es gestatten, den Patienten direkt durch den Computer befragen zu lassen. Andere Geräte können Meßgrößen ohne menschliches Zutun zum Rechner übertragen. Die Ergebnisse werden als Krankengeschichten oder Berichte automatisch herausgeschrieben. In bezug auf die Entscheidungsvorbereitungen sind dies jedoch eher technische Voraussetzungen.

Früh wurde der Nutzung des Computers für die Diagnosestellung Aufmerksamkeit geschenkt. Für abgegrenzte Krankheitsgruppen sind auf statistischer Basis Programme erstellt und eingesetzt worden. Hierfür konnten gezielte Daten erfaßt und dokumentiert werden. Für umfassendere Diagnostik-Analysen, die z. B. Stoffwechsel-, Nieren-, Leber- und Magen-Darm-Erkrankungen gleichzeitig beachten wollen, fehlt das methodisch gesichert erfaßte statistische Material. Um dennoch das Risiko einer Fehlentscheidung zu mindern, wurden Programme auf Lehrbuchbasis entwickelt. Anvisiert wurde einzig die Diagnose - entsprechend dem theoretischen Konzept, wonach die Therapie erst bestimmt werden kann, wenn die Diagnose feststeht (Abb. 1).

Nun beruht die Behandlung eines Patienten jedoch nicht auf einer einzelnen (Zeitpunkt-) Entscheidung. Vielmehr handelt es sich um einen fortlaufenden Entscheidungsprozeß. Ebenso wichtig wie zu wissen, welche möglichen Diagnosen zu beachten sind, ist die Kenntnis derjenigen Schritte, die am besten zur Klärung und Lösung führen (Abb. 2).

Eine diagnostische Prozedur soll möglichst ohne Umwege, aber auch ohne vorzeitige Einengung auf einen anatomischen oder pathophysiologischen Bereich durchgeführt werden. Therapeutische Maßnahmen, die aus akuter Notwendigkeit heraus möglich werden müssen, sollen jene nicht beeinträchtigen; die effizienten risikolosen und billigen Untersuchungsmethoden möchte man ausschöpfen, bevor risikoreichere und teuere verwandt werden. Die diagnostische Differenzierung steht im Zusammenhang mit der Wirkungsbreite bzw. der Differenzierung der Therapie. Wir haben es mit einer ständigen Wechselwirkung zwischen Diagnostik und Therapie zu tun.

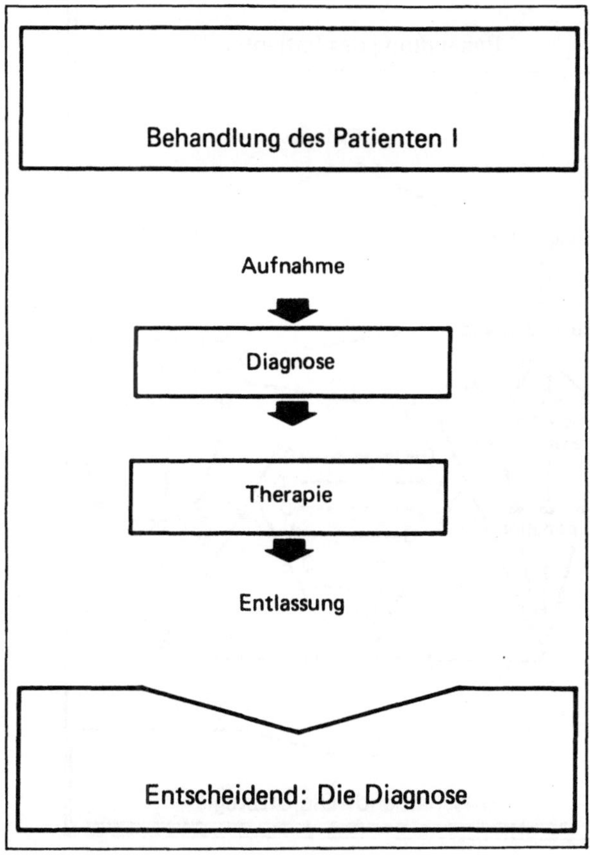

Abb. 1

Die isolierte Betrachtung eines dieser Aspekte wird der Tatsache nicht gerecht, daß es sich um einen auf Erwartung, Abwägung und Kontrolle beruhenden, d.h. strategischen, Prozeß handelt. Daher wird auch eine Vorbereitung der Entscheidungen durch elektronische Datenverarbeitung um so wirkungsvoller, je mehr die eingangs genannten Funktionen (1 bis 6) miteinander verknüpft werden.

Der rational faßbare und somit erforschbare Bereich ärztlichen Denkens muß sich theoretisch nachvollziehen und entsprechend auch vorausdenken lassen. Die Analyse erweist die ärztlichen Entscheidungen allerdings als weitgehend komplex: neben der Variabilität der Erkrankungen und der infolgedessen zu betrachtenden Vielzahl von Patientendaten und Verfahrensmöglichkeiten müssen die Risiken des Handelns und des

Nichthandelns, momentane und örtliche apparative und personelle Gegebenheiten, Zeitbedarf und Kosten in Betracht gezogen werden (Abb. 3).

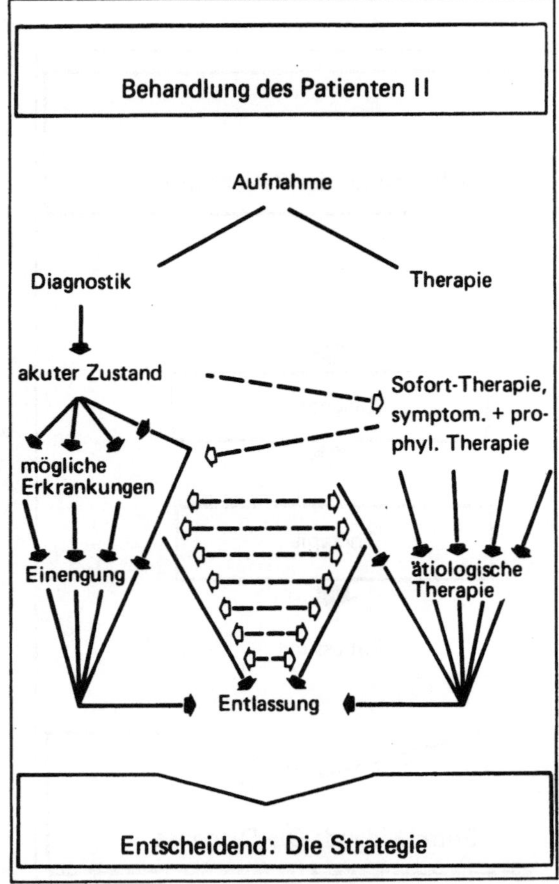

Abb. 2

Wollte man das Zustandekommen der Entscheidungen im Computer abbilden, so müßten alle Entscheidungskriterien sowie die Bedingungen ihrer Einwirkung logisch fixiert und im konkreten Fall die variablen Größen ermittelt werden. Viele dieser Faktoren und Bedingungen lassen sich leicht überschauen und abschätzen, wogegen die Eingabe in den Computer sehr aufwendig wäre. Es erscheint somit nicht zweckmäßig, die Entscheidungen vollständig der Datenverarbeitung zu übertragen. Es ist wohl auch gar nicht vollständig möglich, da ärztliche Kunst und wissenschaftliche Medizin ineinandergreifen.

Sinnvoll dagegen erscheint die Vorbereitung der Entscheidungen dort, wo dem Arzt die nötigen Informationen fehlen oder nicht gegenwärtig sind.

Ein zur Zeit in praktischer Erprobung befindliches experimentelles Programmsystem, das es ermöglichen soll, derartigen Erfordernissen gerecht zu werden, hat die IBM im CDSS (Clinical Decision Support System), mit anderen Worten in einem System zur Vorbereitung ärztlicher Entscheidungen entwickelt.

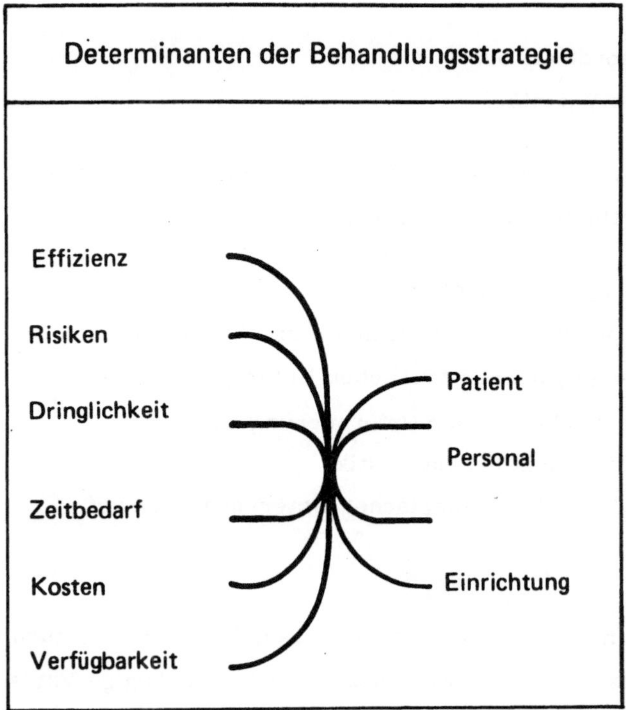

Abb. 3

Das CDSS soll keinen Schematismus in die Behandlung des Patienten bringen, keinen unbeeinflußbaren oder gar undurchschaubaren Ablauf. Vielmehr ist es in der Konzeption darauf angelegt, dem Arzt möglichst gut vorbereitete Entscheidungsunterlagen zu erstellen (was weitgehend mit Hilfspersonal erfolgen kann) und ihm die Möglichkeit offen zu lassen, all jenen Faktoren Rechnung zu tragen, die nur er überschauen kann. Es kann als ein "offenes System" angesehen werden.

2. Aufbau des CDSS

Das System setzt die Auflösung komplexer Entscheidungen in Folgen von klar überschaubaren Einzelentscheidungen voraus. Bei der Abbildung des Entscheidungsprozesses im CDSS entspricht jedem Entscheidungsschritt ein Entscheidungsmodul. Ein Modul ist im CDSS eine Baueinheit wie ein Molekül im Gitterverband eines Metalls.

Das Modul besteht seinerseits aus der gefragten Entscheidung als abhängiger Variabler und den Kriterien als den unabhängigen Variablen. Es gibt folgende

- Arten von Entscheidungen (abhängige Variable):
  eine Krankheit
  eine Therapie
  eine ärztliche Anordnung oder
  eine intermediäre Variable.

Die intermediäre Variable gestattet, Zwischenentscheidungen zu definieren, die als Vorbereitung zur Zielentscheidung dienen.

- Kriterien (unabhängige Variable):
  Symptome als Angaben aus Vorgeschichte und Beschwerden,
  Symptome aus der physischen ärztlichen Untersuchung,
  Ergebnisse klinisch-chemischer Untersuchungen,
  Ergebnisse aus der Funktionsdiagnostik,
  Ergebnisse pathologisch-histologischer Untersuchungen usf.

  Entscheidungen.

Außer dem letzten sind alles originäre Kriterien. Es kann aber auch das Ergebnis eines anderen Moduls, d.h. eine Entscheidung als unabhängige Variable eingehen. Zum Beispiel fußt die Bestimmung eines geeigneten Antibiotikums zur Behandlung einer Bronchopneumonie unter anderem auf deren ätiologischer Bestimmung, was seinerseits ein Modul darstellt (siehe Anhang).

Da dieselben Kriterien in verschiedenen Modulen auftauchen können (wenn auch möglicherweise mit unterschiedlichem Einfluß) und die abhängige Variable eines Moduls in anderen Modulen unabhängige Variable sein kann, haben wir es mit einer vielfältigen Verknüpfung der einzelnen Elemente, d.h. mit einem Netzwerk zu tun. Die Verknüpfungs- oder Knotenpunkte bilden sich aus originären Kriterien (Deskriptoren), aus Entscheidungen und aus Synonyma-Bestimmungen. Aufgrund der von Ärzten definierten Entscheidungsmodule und Hierarchie-Anweisungen nimmt das CDSS selbständig die Verknüpfung zu einem Netz vor, mit dem es arbeitet, sobald es dazu mit der Eingabe von Patientendaten aufgefordert wird.

Wie auch der Arzt aus der Fülle aller denkbaren Möglichkeiten an Erkrankungen und Behandlungsweisen in bezug auf einen Patienten nur solche in Betracht zieht, für die es genügend Anhaltspunkte gibt, so wählt auch das CDSS Entscheidungsmodule in einer Stufenfolge aus. Es gibt verschiedene

- Zustände eines Moduls:

  1. inaktiv
     ("man braucht im Augenblick nicht daran zu denken")

  2. aktiv = impliziert
     ("man muß an diesen Schritt denken, doch ist die Entscheidung noch nicht gefallen")

  3. a) positive Entscheidung = "Diagnose"
     b) negative Entscheidung = Ausschluß = Elimination

Alle aktivierten Module lösen eine Reihe von Fragen aus, die an den Arzt, an Hilfspersonal oder an den Patienten selbst gerichtet werden. Aus den Antworten ergibt sich, ob die Bedingungen für eine positive Feststellung ("Diagnose") oder für die Elimination eines Moduls erfüllt sind. Die entschiedenen Module führen zu Vorschlägen für diagnostische bzw. therapeutische Maßnahmen oder über eine zu stellende Diagnose oder sie aktivieren weitere Module, aus denen sich der Fortgang des Prozesses bestimmt.

3. Entscheidungslogik

Den wirksamen Kern des CDSS bilden die Entscheidungsmodule. Die Art ihres Aufbaues soll die Logik des ärztlichen Entscheidungsprozesses widerspiegeln. Sie soll an einem vereinfachten Beispiel aus der Diagnostik dargelegt werden. Es zeigen Abb. 4 abstrakt und Abb. 5 am konkreten Beispiel, wie ein bestimmter Beschwerden-Komplex zu einer Reihe von möglichen Erkrankungen hinleitet, die nun durch diagnostische Maßnahmen erwiesen oder ausgeschlossen werden müssen.

Setzen wir die einengende ärztliche Untersuchung bereits voraus, so bieten sich einige Laboruntersuchungen an, die aussagekräftig sind und verhältnismäßig wenig Risiken enthalten und geringe Kosten verursachen und die daher vorgeschlagen, angeordnet und durchgeführt werden, bevor aufgrund negativer Ergebnisse oder für eine spezielle Differenzierung weitere Untersuchungen verordnet werden. Hier bringt die Magenaushebung ein Ergebnis, und zwar den Mangel an Magensäure, was nun in neuer Perspektive mehrere Möglichkeiten der Erkrankung eröffnet (Abb. 6).

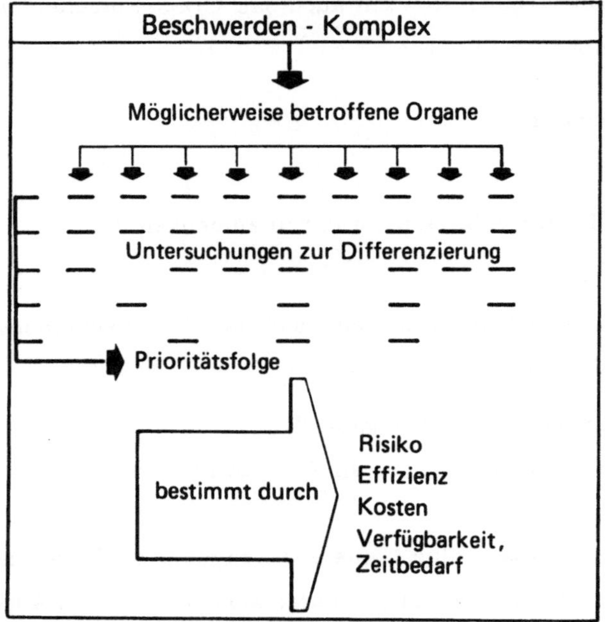
Beschwerden - Komplex
Möglicherweise betroffene Organe
Untersuchungen zur Differenzierung
Prioritätsfolge
bestimmt durch
Risiko
Effizienz
Kosten
Verfügbarkeit,
Zeitbedarf

Abb. 4

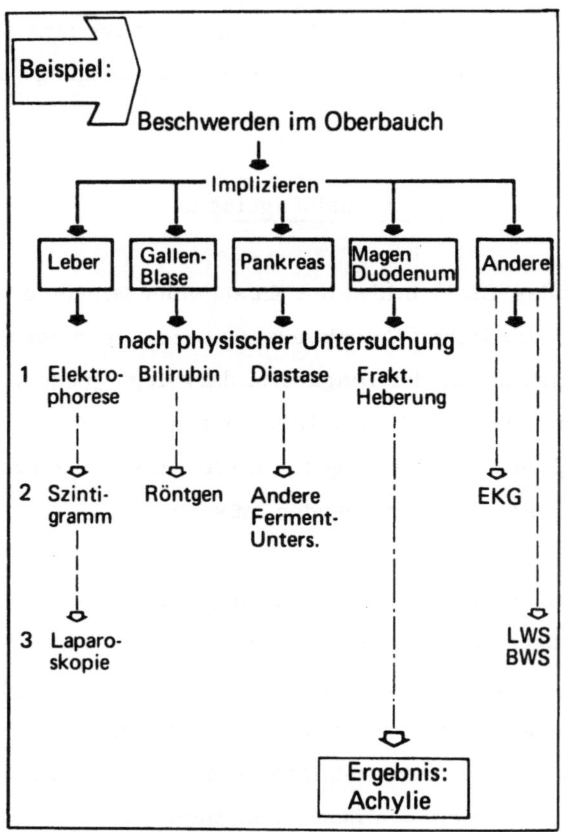
Beispiel:
Beschwerden im Oberbauch
Implizieren
Leber
Gallen-Blase
Pankreas
Magen Duodenum
Andere
nach physischer Untersuchung
1 Elektrophorese
Bilirubin
Diastase
Frakt. Heberung
2 Szintigramm
Röntgen
Andere Ferment-Unters.
EKG
3 Laparoskopie
LWS
BWS
Ergebnis: Achylie

Abb. 5

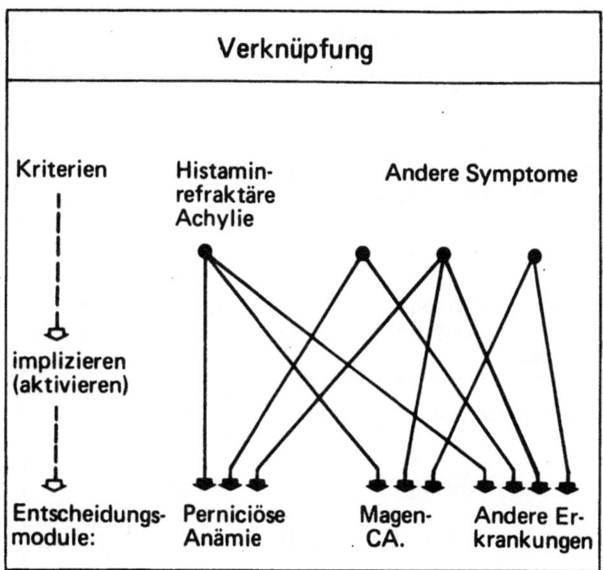

Abb. 6

In Verfolgung dieses Zweiges des diagnostischen Vorgehens bestimmen wir im Modul (-beispiel) 1 (Abb. 7) als Entscheidungskriterium für die Perniciosa einen positiven Schilling-Test. Aktiv, d.h. impliziert wurde dieses Modul durch die Achylie. Ebenso hätte aber auch eine makrocytäre Anämie Anlaß sein können, auf perniciöse Anämie zu prüfen. Ein nicht positiver Test führt hier zum Ausschluß.

Was die Zahlen bedeuten, zeigt anschaulicher das Modul 2 (Abb. 8), das aufgrund der Achylie einem anderen Verdacht nachgeht und auf Magenkarzinom untersucht. Ein karzinom-spezifischer Füllungsdefekt im Röntgenbild wird hier als hinlänglich beweisend angesehen, ebenso ein positiver gastroskopischer oder pathologisch-histologischer Befund. Für den Ausschluß eines Karzinoms genügt es, wenn sich histologisch ein Karzinom nicht nachweisen läßt. Unspezifische Befunde der Gastroskopie und der Röntgenuntersuchung genügen allein gesehen für den Ausschluß nicht, wohl aber ihre Kombination.

Im CDSS wird diese Logik durch eine Schwellentechnik abgebildet: die Kriterien erhalten Gewichte, die ihrem Beitrag zur Entscheidung entsprechen; die Gewichte der vorliegenden Kriterien werden addiert; überschreitet die Summe einen Schwellenwert von 99, so wird die systeminterne Entscheidung (z.B. Elimination) ausgelöst.

Auch für den Status der Aktivierung eines Moduls wird die Schwellentechnik benutzt: Von den möglichen Symptomen Subacidität, Bluterbrechen und erhöhte Blutsenkung

Modul 1

Abhängige Variable: (=gefragte Entscheidung) — Perniciöse Anämie

Unabhängige Variable (Entscheidungskriterien)	Diagnose	Implikation	Elimination
Histaminrefraktäre Achylie		Y 100	
Makrocytäre Anämie		Y 100	
Schilling-Test positiv	Y 100		N 100

Y = JA–Bedingung
N = NEIN–Bedingung

Abb. 7

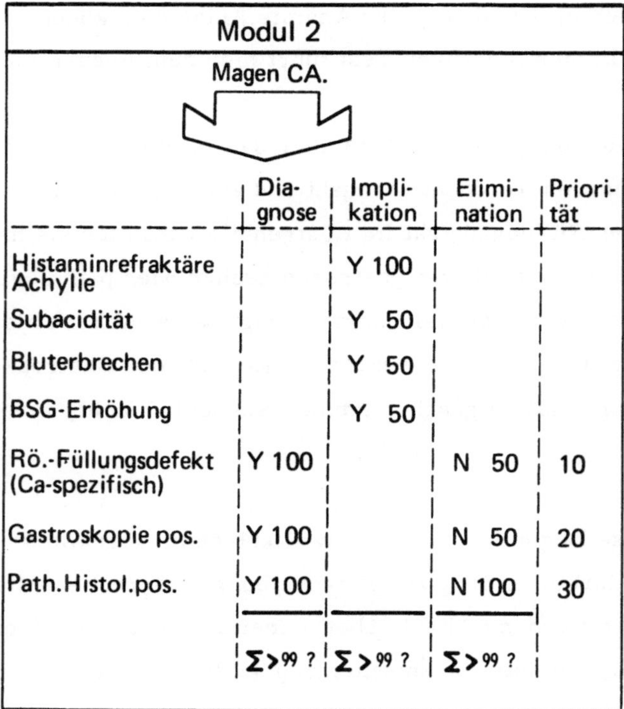

Modul 2

Magen CA.

	Diagnose	Implikation	Elimination	Priorität
Histaminrefraktäre Achylie		Y 100		
Subacidität		Y 50		
Bluterbrechen		Y 50		
BSG-Erhöhung		Y 50		
Rö.-Füllungsdefekt (Ca-spezifisch)	Y 100		N 50	10
Gastroskopie pos.	Y 100		N 50	20
Path.Histol.pos.	Y 100		N 100	30
	$\Sigma > 99$?	$\Sigma > 99$?	$\Sigma > 99$?	

Abb. 8

sollen hier zwei gegeben sein, um eine Untersuchung auf Karzinom zu begründen. Somit sind verschiedene Kombinationen möglich; nur eines der Symptome allein genügt nicht; lediglich die histaminrefraktäre Achylie ist allein Grund genug, um dem Karzinom nachzugehen.

Die folgenden abstrakten Beispiele verdeutlichen, wie vielseitig wandlungsfähig die Schwellentechnik einsetzbar ist (Abb. 9 und 10). In Modul X muß für die Diagnose das Kriterium 2 gegeben sein (Leitsymptom), des weiteren ist eines der beiden Kriterien 3, 4 erforderlich. In Modul Y kommt die Diagnose nicht zustande, ohne daß alle drei Kriterien vorliegen.

Vorgeführt sind hier, das sei nochmals betont, vereinfachte Beispiele. Im Anhang sind einige Module definiert, nach deren Durchlauf im Modul 5 die Verordnung von Tetracyclin vorgeschlagen wird; hiermit soll die Verknüpfung von Modulen vor Augen treten. Der Nutzen des CDSS liegt jedoch nicht darin, für den Benutzer ohnehin klar überschaubare Entscheidungen vorzubereiten. Erst die Breite oder die Tiefe des angewandten Wissens oder aber die Delegation von Arbeiten bringt den Nutzen.

Modul X

Abhängige Variable: XXXX

	Diagnose	Implikation	Elimination
Kriterium 1		Y 50	
" 2	[1] Y 60	Y 100	N 50
" 3	[2] Y 40	Y 50	N 50
" 4	[3] N 40	Y 50	Y 100

Leitsymptom
+ alternativ beweisende Symptome
[1] ∧ [2] ∨ [3]
(.. und .. oder -Bedingung)

Abb. 9

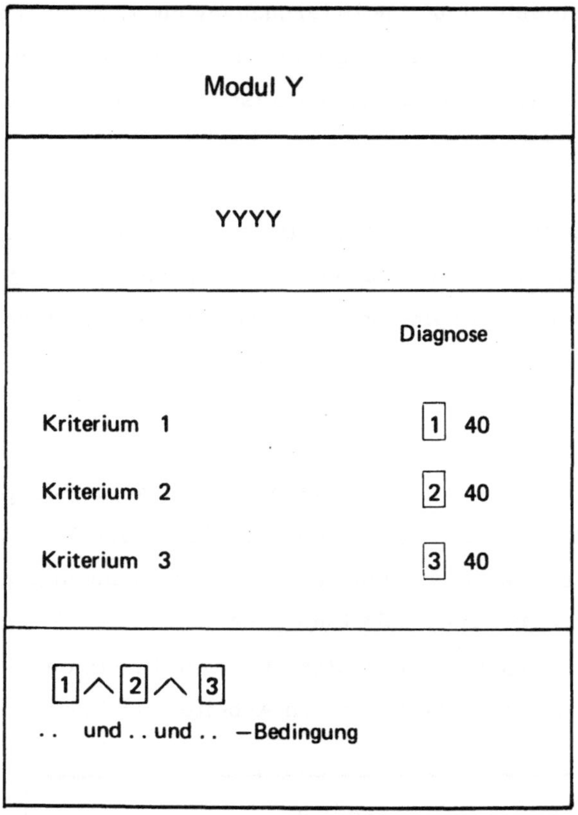

Modul Y	
YYYY	
	Diagnose
Kriterium 1	[1] 40
Kriterium 2	[2] 40
Kriterium 3	[3] 40
[1] ∧ [2] ∧ [3] .. und .. und .. —Bedingung	

Abb. 10

4. Entscheidungsmodule - Fragen - Hierarchie, die Verwendung des CDSS

Das Netzwerk des CDSS stellt ein für Entscheidungsprozesse geeignet strukturiertes medizinisches Wissen dar. Die Struktur kann jedoch nicht an jedem Einsatzort, jeder Klinik gleich sein. Die verfügbaren und die verwendeten Methoden der Diagnostik und der Therapie sind sehr unterschiedlich. Daher werden an jedem Einsatzort für das CDSS die Module neu zusammengestellt, wobei möglicherweise die an anderer Stelle definierten Module übernommen oder abgewandelt werden.

Zur Definition dienen, wie der Anhang zeigt, Formblätter. Auf ihnen schreiben diejenigen Ärzte, die die Struktur für ihren Arbeitsbereich und für ihre Mitarbeiter aufbauen wollen, in medizinischer Sprache und Ausdrucksweise, jedoch möglichst klar und eindeutig, die zu entscheidenden Fragen, die Kriterien und die Bedingungen ihres Einflusses nieder.

Meßgrößen, wie Temperatur oder Hämoglobin, sollen unter Umständen innerhalb von bestimmten Grenzwerten ein positives Kriterium sein. Hierzu sind auf den Formblättern Spalten für Limitwerte vorgesehen. Ein Entscheidungsprozeß muß weiterlaufen können, auch wenn eine verlangte Spezialuntersuchung momentan nicht durchgeführt werden kann. Daher gibt es als Bedingung für ein Kriterium außer Y (Yes, vorhanden) oder N (No, nicht vorhanden) auch den Status U (Unavailable, nicht verfügbar). Jede Zeile bedeutet im System einen Verknüpfungspunkt (Deskriptor, Entscheidung ...) und wird durch Programm oder vom Arzt durch eine Kennsatz-Nummer versehen. Bei Verwendung desselben Verknüpfungspunktes in anderen Modulen braucht lediglich dieselbe Kenn-Nummer eingetragen zu werden.

Bevor mit dem CDSS in einem Krankenhaus oder an anderer Stelle praktisch gearbeitet wird, müssen die Module zusammengestellt werden. Die Gesamtheit der Entscheidungsmodule bildet die (generelle) Datenbasis. Das Programm-System des CDSS bildet daraus das Netzwerk, mit dem es im Einsatz selbständig arbeitet: Patientendaten werden eingegeben, das System fordert weitere Daten an und schlägt geeignete diagnostische oder therapeutische Verfahren vor (Abb. 11). Die Ergebnisse gehen wiederum ein, verändern den Status der Module und lösen dadurch neue Fragen und Vorschläge aus.

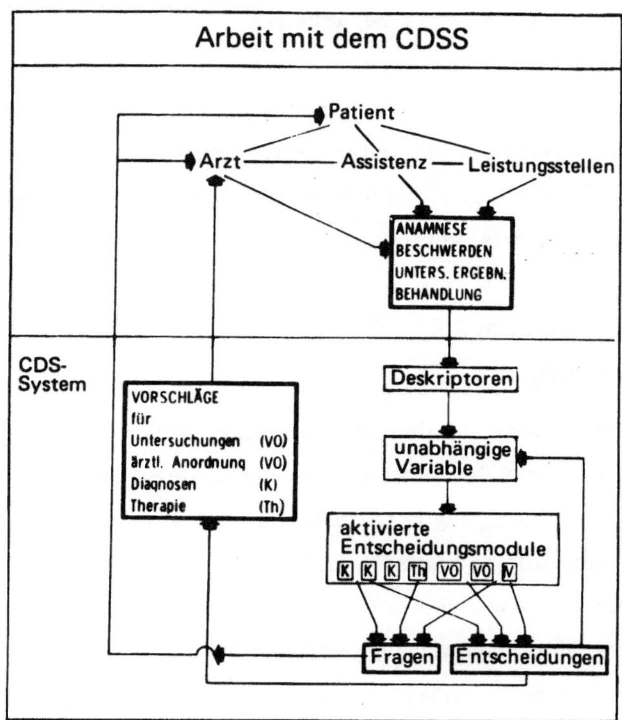

Abb. 11

Die angeforderten weiteren Daten sind zu einem großen Teil Fragen, die hinsichtlich Vorgeschichte oder Beschwerden an den Patienten zu richten sind. Der Arzt formuliert daher bei Aufbau des Systems im Zusammenhang mit den medizinisch formulierten Kriterien der Module zugehörige Fragen, die als solche vom System gestellt werden, sobald es von der Sache her erforderlich wird. Die Zuordnung der Fragen zu verschiedenen Ebenen einer Frage-Hierarchie erlaubt es, in Abhängigkeit von der Beantwortung übergeordneter Fragen untergeordnete aufzurufen und beantworten zu lassen. Diese Verzweigungslogik erlaubt, entgegen den befürchteten Folgen der Schematisierung auf die besonderen Bedingungen eines jeden einzelnen Patienten einzugehen. Auch können etwa für Ausländer die Fragen in deren Sprache formuliert werden. Durch die Kennsatz-Nummer erfolgt die Zuordnung zum Verknüpfungspunkt und zum medizinischen Text, der auch im Patientenbericht oder in anderen Zusammenfassungen ausgedruckt wird. Die CDSS-Hierarchie-Formblätter dienen in erster Linie der Bestimmung sinnvoll aufgebauter Berichte. Auch sie nehmen durch Kennsatz oder Text Bezug auf anderweitig definierte Verknüpfungspunkte.

Das CDSS-Programmsystem organisiert nicht nur die Datenbasis, sondern auch die Kommunikation mit Ärzten, Hilfspersonal oder Patienten. Es kann aufgefordert werden, die Fragen auf Markierungsbelegen auszudrucken oder auf einen Bildschirm zu präsentieren und die Eingabe der Antworten zu verarbeiten.

Das CDSS läßt offen, ob es benutzt wird, um einen Menschen aufgrund von Beschwerden, d. h. als Patienten zu befragen, zu untersuchen und zu behandeln oder ob im Sinne der Präventivmedizin durchgehende Befragungen und Untersuchungen erfolgen sollen, die bei bestimmten Anhaltspunkten vertieft werden.

Zusammenfassend sehen wir im CDSS die Hauptfunktionen:

Delegation (Rationalisierung):

Eine Arbeitserleichterung wird für den Arzt spürbar, indem Datenerfassungsprozeduren auf Hilfspersonal oder auf den Patienten selbst übertragen werden (Fragebogentechnik), seine persönliche Befragung kann in Ergänzung abgekürzt und gezielt erfolgen. Außerdem können nun viele Arbeiten delegiert werden, deren Bewältigung medizinisches Wissen erfordert. Da das System von Ärzten instruiert wird, kann es Hilfskräfte anleiten: Für Vorbereitungen auf Operationen etwa schreibt der Anaesthesist vor, welche Daten erhoben werden müssen, um mögliche Gefährdungen zu entdecken und die Anaesthesie zu bestimmen, und ferner gibt er Anweisungen für Nahrung und Medikamente, wenn bestimmte Bedingungen erfüllt sind.

Fortbildung:

Ärzte erhalten für ihre Arbeit Unterstützung auf Gebieten, in denen sie noch wenig Erfahrungen haben. Das CDSS überbrückt die Fachgebiete und trägt dazu bei, den Gefahren der zunehmenden Spezialisierung zu begegnen.

Entscheidungshilfe:

Und selbst bei dem erfahrenen Arzt setzt sich der Prozeß des Lernens und Vergessens fort. Neue Erkenntnisse kann er in den genannten Modulen formulieren und damit das Netzwerk verbessern und erweitern. Für ihn wird gegebenenfalls der Hinweis auf eine seltene Erkrankung oder die Unterstützung bei den sogenannten Problemfällen diagnostische Zweifel ausräumen helfen.

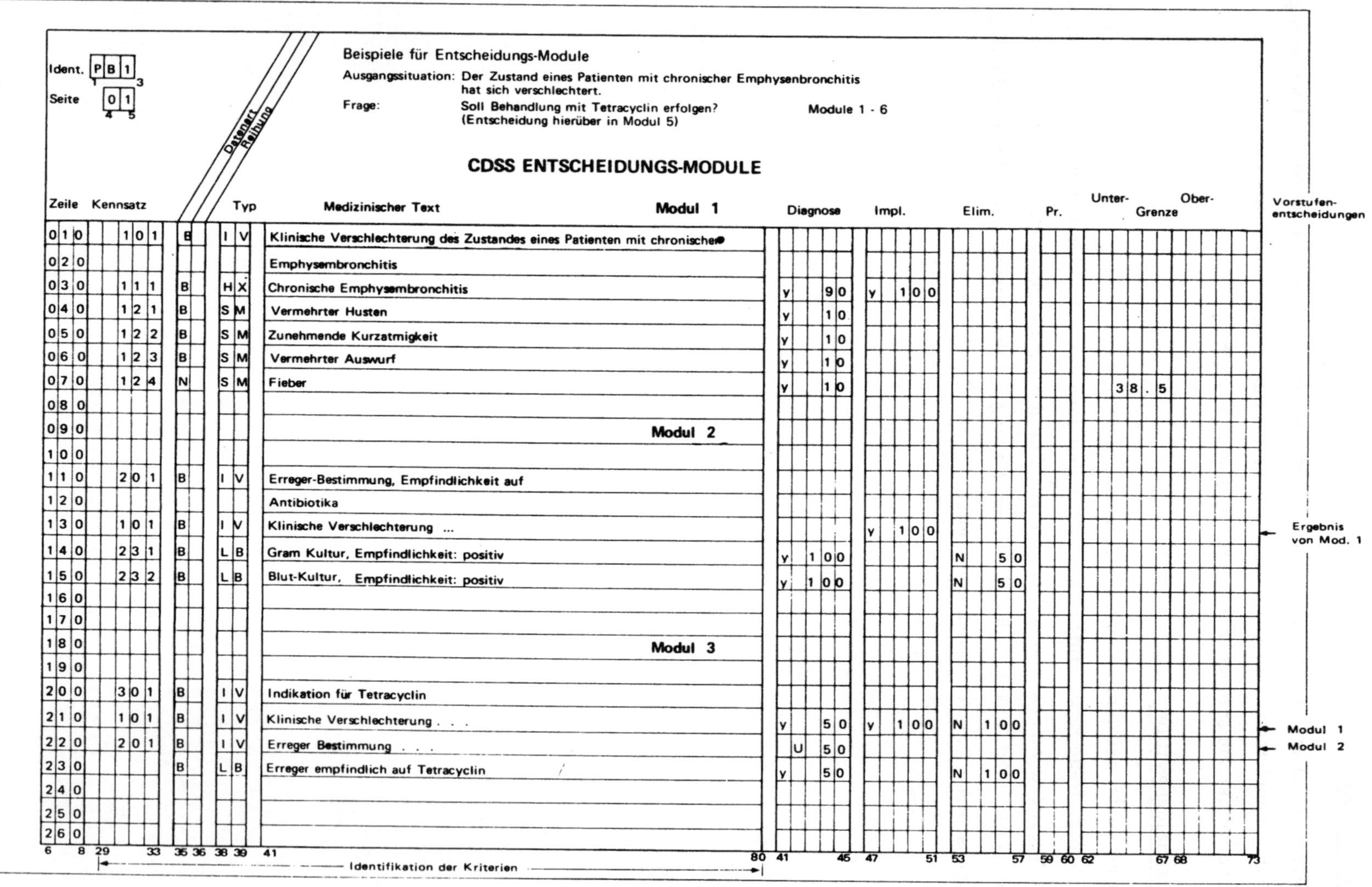

Ident. PB1 (1–3)
Seite 01 (4–5)

Beispiele für Entscheidungs-Module

Ausgangssituation: Der Zustand eines Patienten mit chronischer Emphysenbronchitis hat sich verschlechtert.

Frage: Soll Behandlung mit Tetracyclin erfolgen? (Entscheidung hierüber in Modul 5)

Module 1 - 6

CDSS ENTSCHEIDUNGS-MODULE

Zeile	Kennsatz	Datenart / Reihung	Typ	Medizinischer Text	Diagnose	Impl.	Elim.	Pr.	Unter-Grenze	Ober-Grenze	Vorstufenentscheidungen
				Modul 1							
010	101	B	IV	Klinische Verschlechterung des Zustandes eines Patienten mit chronischer							
020				Emphysembronchitis							
030	111	B	HX	Chronische Emphysembronchitis	y 90	y 100					
040	121	B	SM	Vermehrter Husten	y 10						
050	122	B	SM	Zunehmende Kurzatmigkeit	y 10						
060	123	B	SM	Vermehrter Auswurf	y 10						
070	124	N	SM	Fieber	y 10				38.5		
080											
090				**Modul 2**							
100											
110	201	B	IV	Erreger-Bestimmung, Empfindlichkeit auf							
120				Antibiotika							
130	101	B	IV	Klinische Verschlechterung ...		y 100					← Ergebnis von Mod. 1
140	231	B	LB	Gram Kultur, Empfindlichkeit: positiv	y 100		N 50				
150	232	B	LB	Blut-Kultur, Empfindlichkeit: positiv	y 100		N 50				
160											
170											
180				**Modul 3**							
190											
200	301	B	IV	Indikation für Tetracyclin							
210	101	B	IV	Klinische Verschlechterung . . .	y 50	y 100	N 100				← Modul 1
220	201	B	IV	Erreger Bestimmung . . .	U 50						← Modul 2
230		B	LB	Erreger empfindlich auf Tetracyclin	y 50		N 100				
240											
250											
260											

Spalten: 6 – 8 | 29 – 33 | 35 36 | 38 39 | 41 – 80 | 41 – 45 | 47 – 51 | 53 – 57 | 59 60 | 62 – 67 | 68 – 73

|← Identifikation der Kriterien →| (29 – 80)

Abb. 12

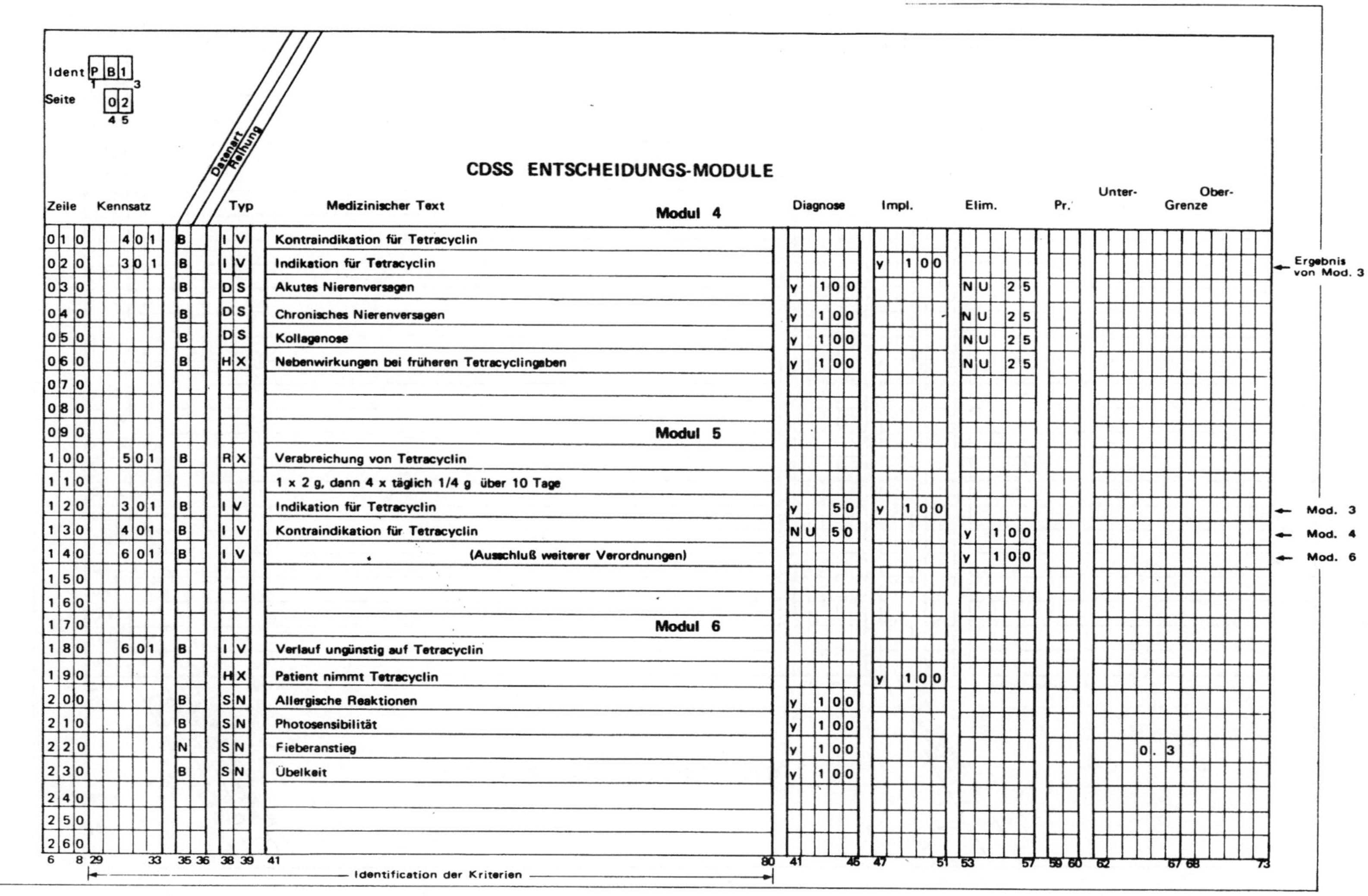

Ident P B 1 (1–3)
Seite 0 2 (4–5)

CDSS ENTSCHEIDUNGS-MODULE

Zeile	Kennsatz	Datenart	Reihung	Typ	Medizinischer Text	Diagnose	Impl.	Elim.	Pr.	Unter-Grenze	Ober-Grenze	
					Modul 4							
010	401	B		I V	Kontraindikation für Tetracyclin							
020	301	B		I V	Indikation für Tetracyclin		y 100					← Ergebnis von Mod. 3
030		B		D S	Akutes Nierenversagen	y 100		N U 25				
040		B		D S	Chronisches Nierenversagen	y 100		N U 25				
050		B		D S	Kollagenose	y 100		N U 25				
060		B		H X	Nebenwirkungen bei früheren Tetracyclingaben	y 100		N U 25				
070												
080												
090					**Modul 5**							
100	501	B		R X	Verabreichung von Tetracyclin							
110					1 x 2 g, dann 4 x täglich 1/4 g über 10 Tage							
120	301	B		I V	Indikation für Tetracyclin	y 50	y 100					← Mod. 3
130	401	B		I V	Kontraindikation für Tetracyclin	N U 50		y 100				← Mod. 4
140	601	B		I V	(Ausschluß weiterer Verordnungen)			y 100				← Mod. 6
150												
160												
170					**Modul 6**							
180	601	B		I V	Verlauf ungünstig auf Tetracyclin							
190				H X	Patient nimmt Tetracyclin		y 100					
200		B		S N	Allergische Reaktionen	y 100						
210		B		S N	Photosensibilität	y 100						
220		N		S N	Fieberanstieg	y 100				0.3		
230		B		S N	Übelkeit	y 100						
240												
250												
260												
6 8	29 33	35	36	38 39	41 80	41 45	47 51	53 57	59 60	62 67	68 73	

← Identification der Kriterien →

Abb. 13

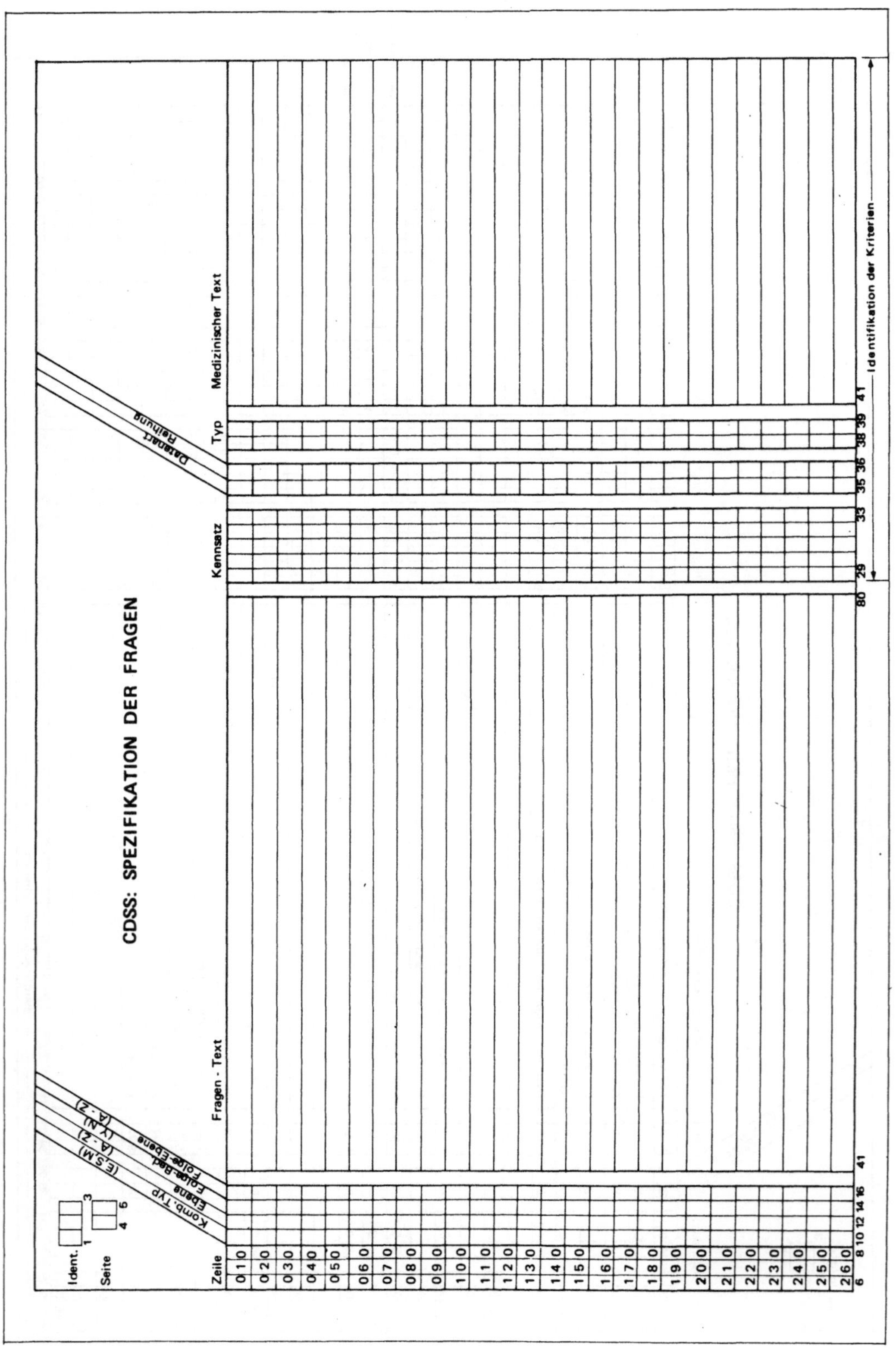
CDSS: SPEZIFIKATION DER FRAGEN
Ident.
Seite
Zeile
Komb. Typ (E,S,M)
Ebene (A-Z)
Folge-Bed. (Y,N)
Folge-Ebene (A-Z)
Fragen - Text
Kennsatz
Datenart
Reihung
Typ
Medizinischer Text
Identifikation der Kriterien

Abb. 14

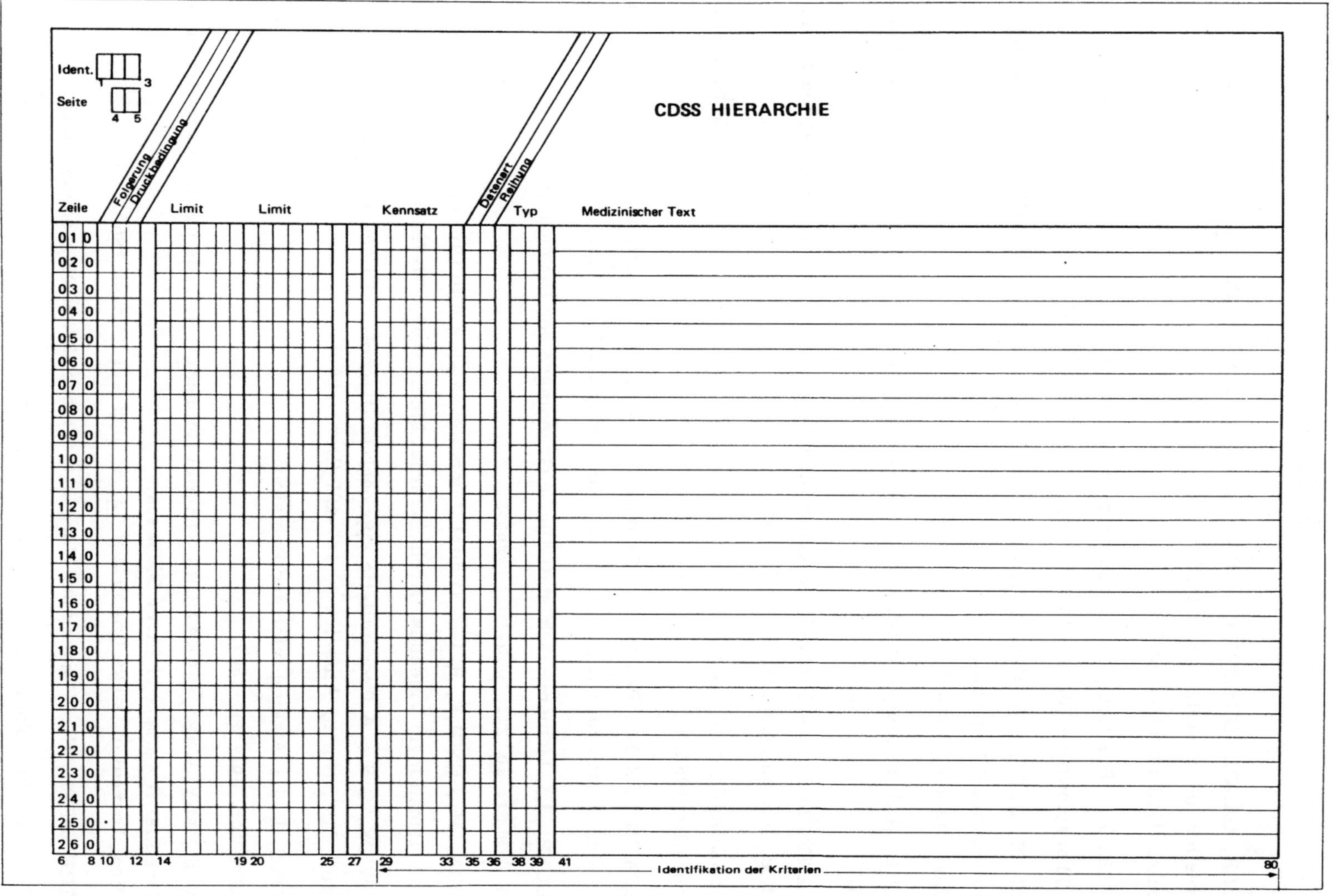
Ident.
Seite
CDSS HIERARCHIE
Folgerung
Druckbedingung
Datenart
Reihung
Zeile
Limit
Limit
Kennsatz
Typ
Medizinischer Text
01 0
02 0
03 0
04 0
05 0
06 0
07 0
08 0
09 0
10 0
11 0
12 0
13 0
14 0
15 0
16 0
17 0
18 0
19 0
20 0
21 0
22 0
23 0
24 0
25 0
26 0
6 8 10 12 14 19 20 25 27 29 33 35 36 38 39 41 80
Identifikation der Kriterien

Abb. 15

Literatur

BAUER, GANGL, GRABNER, JAHN: Ein Computer-Verfahren zur Unterstützung des Arztes bei der Erstellung von Differential-Diagnosen.
Impuls. (IBM Form 71 553)

BÜNTE, P.: Der Computer im Dienste von Diagnostik und Therapie.
Die Therapiewoche 18, 35, 1436 (1968). (IBM Form 71 545)

BONNER, R.E., EVANGELISTI, C.J., STEINBECK, H.D., COHEN, L.: A Diagnostic Assistance Program.
Method. Inform. Med. 5, 114-128 (1966).

BRUCE, R.A.: Computer Diagnosis of Heart Disease. 5th IBM Medical Symposium, 1963.

COLLEN, M.F.: Multiphasic Screening as a Diagnostic Method in Preventive Medicine.
Method. Inform. Med. 4, 71-74 (1965).

FITZGERALD, L.T., WILLIAMS, C.M.: Computer Diagnosis of Thyreoid Disease.
Gainesville 1965.

GUSTAVSON, J.E., BALM, G., TOWNSEND, Ch., MERICLE, M.: The Value of the Computer in Medical Diagnosis. Proc. Rochester Conf., Vol. 3, 1964.

KOLLER, S.: Mathematisch-statistische Grundlagen der Diagnostik.
Klin. Wschr. 45, 21, 1065-1072 (1967).

LIPKIN, M., ENGLE, R.L.: Digital Computer as an Aid to Differential Diagnosis.
Use in Hematologic Diseases. Arch. Internal Med., 108, 56-72 (1961).

LODWICK, G.S.: A Probabilistic Approach to Diagnosis of Bone Tumors.
Radiol. Clin. North. America 3, 487-497 (Dec. 1965).

MOORE, F.J.: Making Informed Decisions.
Electronics. July 24, 1967.

NAMBA, MIYAWAKI, NAKAMURA: Digital Computer Methods Combined to Aid in the Differential Diagnosis of Liver Diseases.
Medical Journal of Osaka University 15, 4, 389-401 (March 1965).

OBERHOFFER, G.: Formen und Vorgänge der ärztlichen Diagnosenbildung.
Nachrichten für Dokumentation 15, 4, 168-173 (1964).

PIRTKIEN, R.: Ein Programm zur Identifizierung von Arznei- und Giftstoffen nach Symptomen.
Method. Inform. Med. 5, 31-35 (1966).

REICHERTZ, P.: Computer-Diagnostik (Eine Einführung). Zahnärztliche Fortbildung 55, 322-336 (1966).

REICHERTZ, P.: Elektronische Arzthelfer (Gedanken zur Diagnostik mit Computern). Deutsches Ärztebl. 63, 478-480 (1966).

REICHERTZ, P., WINKLER, C., KLOSS, G.: Computer-Diagnostik von Schilddrüsenerkrankungen. Dtsch. Med. Wschr. 90, 2313 (1965).

SCHMID, J., CAMPBELL, G.: Datenverarbeitung in der Privatpraxis. IBM-Nachrichten 18 (1968), H. 190, S. 265-274 (IBM Form 78242).

SCHMID, J., CAMPBELL, G.: Mathematik der medizinischen Diagnose.
Impuls 5 (1967) (IBM Form 71508).

SPINDELBERGER, W., GRABNER, G.: Ein Computerverfahren zur diagnostischen Hilfestellung.
Computer in der Medizin - Probleme, Erfahrungen, Projekte. Hrsg. FELLINGER, K. Wien 1968, S. 189-221.

TAKAHASKI, K.: Logic of Diagnosis and its Processing by Computer - with Respect to Congenital Heart Diseases and Brain Tumors.
Proceed. on Automated Data Processing in Hospitals. From the conferences in Elsinore, Denmark, April - May 1966.

TALBOT, S.A.: Computer Evaluation of Physiological Data for Diagnosis. 6th IBM Medical Symposium, 1964.

TATCH, D.: Automatic Encoding of Medical Diagnoses. 6th IBM Medical Symposium, 1964.

TEMPLETON, A.W., LODWICK, G.S., TURNER, A.H.: RADIATE; A New Concept for Computer Coding, Transmitting, Storing and Retrieving Radiological Data.
Radiology 85, 811-817 (Nov. 1967).

TEMPLETON, REICHERTZ, PAQUET, LEHR, LODWICK, SCOTT: RADIATE-Updated and Redesigned for Multiple Cathode-Ray Tube Terminals.
Radiology 92, 30-36 (Jan. 1969).

WARNER, H.R., TORONTO, A.F., VEASEY, L.G., STEPHENSON, R.: A Mathematical Approach to Medical Diagnosis. JAMA 177, 177-183 (1961).

Informationsfluß und Datenbank

C.TH. EHLERS

In unseren Kliniken und großen Krankenhäusern werden heute an alle dort Tätigen höchste Anforderungen gestellt, die auch vollbracht werden. Diese Leistungen sind um so höher zu bewerten, wenn man bedenkt, daß sich die Struktur dieser Arbeitsstätten gegenüber dem 19. Jahrhundert praktisch nicht verändert hat. Wenn diese bedenkliche Diskrepanz zwischen modernster ärztlicher und pflegerischer Leistung einerseits und den nicht mehr modernen Anforderungen genügenden, inneren Strukturen andererseits bisher noch überbrückt werden konnte, so ist dies vor allem der persönlichen Leistung aller Beteiligten zu danken. Diese oft selbstlose Einsatzbereitschaft kann aber auf die Dauer nicht als unabänderliche Selbstverständlichkeit unterstellt werden. Am bedenklichsten erscheint mir aber die Tatsache, daß diese Kliniken und Krankenhäuser die vom Gesetzgeber vorgeschriebenen Arbeits- und Ausbildungsstätten aller heute und vor allem morgen tätigen Ärzte darstellen. Wir unterrichten Medizinstudenten bzw. bilden Ärzte, die noch im 21. Jahrhundert tätig sein werden, an den Strukturen des 19. Jahrhunderts aus.

Die ständig zunehmende Belastung aller Beteiligten, besonders mit Routineaufgaben, führt auf die Dauer gesehen zu einem Rückgang der allgemeinen Leistungen und wird in den Universitätsbereichen auch einen Rückgang der wissenschaftlichen Arbeiten und Erkenntnisse mit einschließen. Diese Situation der Belastung möchte ich am Beispiel der Chirurgischen Universitätsklinik Tübingen kurz mit einigen Zahlen unterstreichen. Wir besitzen durch die Arbeit von MAYER und GRIESSER eine umfangreiche Basisdokumentation aller stationär behandelten Patienten. Entsprechende Auswertungen ergaben, daß im Zeitraum von 1957 bis 1967 eine Zunahme des Patientendurchganges um fast 30 % auf fast 8 500 Patienten erfolgte. Die Operationen stiegen im gleichen Zeitraum um 56 % an, wobei besonders die aufwendigeren Eingriffe mehr wurden. Dieser erheblichen quantitativen und qualitativen Mehrbelastung stand eine Zunahme der Betten um 13 % gegenüber. Ähnliche Beispiele könnten wahrscheinlich aus vielen weiteren Kliniken und Krankenhäusern errechnet werden.

Dieser Sachverhalt bedeutet, daß nur durch eine drastische Senkung der Liegezeiten eine solche Mehrleistung zu bewältigen ist, was zur Folge hat, daß Therapie und Diagnostik auf einen immer engeren Zeitraum zusammengedrängt werden. Die Diagnostik wird heute bereits teilweise vor der stationären Aufnahme in der Ambulanz oder in einer anderen Fachklinik ausgeführt. Eine Verlagerung der Diagnostik ist an sich gesehen für einen Teil der Erkrankungen durchaus berechtigt und sollte auf die Dauer noch mehr vorangetrieben werden.

Wie funktioniert aber heute ein derartiges Verfahren der Diagnostik auf engstem Zeitraum und möglicherweise noch außerhalb der späteren, die Therapie durchführenden Stelle? Wenn man den Begriff "funktionieren" überhaupt benutzen kann, dann muß man sagen: "Oft kaum, meist sehr langsam und fast mit Sicherheit unvollständig."

Jede Klinik stellt eine in sich funktionierende Einheit dar. Die verschiedenen Aufgaben werden auf die speziell dafür eingerichteten Stellen verteilt. Zwischen ihnen und der die Leistung anfordernden Stelle besteht ein Informationsaustausch. Gleiches gilt für die verschiedensten Stellen untereinander. Die Zusammenarbeit dieser Einheiten muß fachlich und organisatorisch aufeinander abgestimmt werden, der Informationsfluß untereinander muß lückenlos, schnell steuer- und reproduzierbar erfolgen. In dieses an sich bereits komplizierte Geschehen muß der Patient, um dessentwillen die ganze Organisation ja eigentlich aufgebaut bzw. gewachsen ist, eingegliedert werden.

Bis heute erfolgt der Informationsfluß mit Hilfe von Zetteln der verschiedensten Formate und Aufdrucke und teilweise, als vermeintlicher Fortschritt, auch in verschiedenen Farben. Die Belege sind hinsichtlich Druck und Format von Klinik zu Klinik meist verschieden, obwohl sie oft die gleichen Fragen enthalten.

Es ist aus der Sache heraus verständlich, daß ein solcher Informationsfluß, der sich zudem noch des häufig übermüdeten, auf Grund der Dauerbelastung oft auch lustlosen und gleichgültigen Menschen als Überträger der Information bedient, nicht den gestellten Anforderungen genügen kann. Die Insuffizienz des Systems wird um so augenscheinlicher, je kürzer der zur Verfügung stehende Zeitraum des Informationsaustausches ist und je weniger die Menschen bereit sind, durch persönlichen Einsatz die Schwächen des Verfahrens zu überspielen und die auftretenden Pannen zu kompensieren.

Ein Ausweg aus diesem zähen Informationsfluß ist die häufig zu beobachtende Wiederholung der an anderer Stelle durchgeführten gleichartigen Untersuchungen oft innerhalb nur weniger Tage. In der Tat kommt man oft schneller durch Wiederholung einer Untersuchung zum Ergebnis als durch langes Warten auf einen Befundbericht. Diese Wiederholung von Untersuchungen, besonders wenn die vorangegangenen außerhalb des Hauses durchgeführt wurden, hat zudem noch häufig die Ursache in der Sammlung eigenen Materials.

Der Zwang oder die Sucht, Untersuchungen aus den oben angeführten Gründen zu wiederholen, belastet zusätzlich den Informationsweg ebenso wie die Gesamtkapazität der die Leistungen ausführenden Stellen und besonders den Patienten. Aus unserer Betrachtung ausgeschlossen sind Wiederholungsuntersuchungen, die aus sachlichen Gründen erforderlich werden. Sie stellen bei weitem die Minderzahl dar.

Aus den skizzierten Gegebenheiten ist es verständlich, wenn unsere Krankenhäuser bald die Grenzen der Leistungsfähigkeit erreichen bzw. bereits erreicht haben. Ihre bisherige Kapazität deckt sich mit dem Leistungsvermögen des Menschen, der, soweit es die innere Struktur unserer Häuser betrifft, gezwungen ist, noch die alten Gleise einer längst vergangenen Zeit zu laufen.

Angesichts dieser Situation ist es noch unverständlicher, daß die Möglichkeiten der modernen Datenverarbeitung an uns Medizinern bisher weitgehend vorübergegangen sind, obwohl die Industrie und die technischen Wissenschaften sehr bald den Nutzen dieser Verfahren erkannten und darüber berichtet haben. Auch heute ist es bei uns noch sehr viel einfacher, eine elektronische Datenverarbeitungsanlage für rein technische Forschung oder zum Rechnen zu bekommen, als sie für den gesamten Bereich der Medizin einzusetzen. Beweis hierfür ist, daß praktisch noch keine ausreichend große Anlage im Hochschulbetrieb, ausschließlich für medizinische Zwecke, installiert ist, die mehr als nur spezielle Problemstellungen bearbeitet. Bisher werden die Entwicklung der maschinellen Diagnose fast ausschließlich aus der ärztlichen Allgemeinpraxis und die Entwicklung eines Krankenhausinformationssystems fast ausschließlich von den kommunalen Häusern vorangetrieben. Die Hochschulen benötigen aber mindestens ebenso dringend diese Anlagen wie die kommunalen Häuser, welche sich bei ihren Erwägungen in erster Linie von der Rentabilität leiten lassen. Bei uns kommt zu der gleichen Problematik noch die Verpflichtung zur wissenschaftlichen Leistung hinzu.

Die Erstellung der Diagnose, die Festlegung der Therapie und die Verlaufskontrolle geschieht durch das fein abgestimmte Zusammenspiel einer Mehrzahl von einzelnen Funktionsstellen. Dazu ist ein geordneter Ablauf notwendig. Geordnete Abläufe benötigen einen gerichteten Informationsfluß sowie eine entsprechende Erfassung, Aufbereitung und Speicherung der Informationen.

Bei Betrachtungen über den Informationsfluß im Krankenhaus muß man davon ausgehen, daß alle Handlungen vom Vorhandensein des Patienten bestimmt und jede Leistung von diesem indiziert wird. Der Hauptausgangbereich unserer Informationswege ist im klinischen Bereich die Station bzw. die Ambulanz, die Hauptinformationsquelle der Patient. Der einfachste Informationsweg ist der zwischen der Station (Ambulanz) und den einzelnen Leistungsstellen bzw. der Verwaltung. Im allgemeinen werden hierbei auch Informationen gespeichert, um auf Anfrage oder bei Einsatz einer elektronischen Datenverarbeitungsanlage auf Grund vorgegebener Befehle auch dritten und weiteren Stellen zur Unterrichtung oder Bearbeitung zur Verfügung zu stehen. Bei diesen Gegebenheiten ist es nun unsere Aufgabe, alle Daten, die irgendwo und irgendwann je Patient anfallen, an einer zentralen Stelle mit Hilfe elektronischer Anlagen zu erfassen. Dadurch wird ein gerichteter Informationsfluß erreicht, der überschaubar und steuerbar wird, da Anfragen nur noch an einer Stelle erfolgen müssen. Die erfaßten Daten müssen unverwechselbar für die einzelne Person an der entsprechenden Stelle im externen Speicher gesammelt werden. Hinzu kommt, daß die Sachverhalte gegen unberechtigte Benutzung von direkter Seite gesichert werden müssen.

Diesem Ziel entsprechend ergibt sich für die Informationswege in einer Klinik der Zwang, die Anforderung zur Leistung und das Übermitteln des Leistungsergebnisses in normierter Form ablaufen zu lassen. Dabei muß sowohl bei der Anforderung, bei der Ausführung der Leistung bzw. bei der Übermittlung des Ergebnisses eine maschinelle Kontrolle auf formale und logische Fehler erfolgen. Bei Einsatz der elektronischen Datenverarbeitung in der Medizin müssen grundsätzlich höhere Anforderungen an die Sicherheit der Datenein- und -ausgabe bzw. die Plausibilität eines Ergebnisses gestellt werden, als diese im kommerziellen oder kommunalen Bereich bisher bekannt sind. Hier lassen sich oft Irrtümer auf Reklamationsbasis regeln, in der Medizin kann aber ein Fehler irreversible Folgen haben.

Im angestrebten Endzustand wird der Ablauf der Informationswege so aussehen, daß über eine direkte Verbindung der Pflegeeinheit mit der elektronischen Datenverarbeitungsanlage die Anforderungen an die ebenfalls mit der Anlage verbundenen Leistungsstellen (Laboratorium, Röntgen, Elektrokardiogramm etc.) vorgenommen werden und auf dem gleichen Wege die Antwort gegeben wird. Ebenso wird die Verbindung der einzelnen Funktionseinheiten untereinander erfolgen. Das Ziel kann nur durch eine schrittweise Eingliederung der einzelnen Arbeitsbereiche erfolgen, wobei allerdings bereits bei Beginn des ersten Schrittes eine Gesamtkonzeption vorliegen muß.

Es ist hierbei der örtlichen Planung zu überlassen, welche Prioritäten gesetzt werden müssen und welcher Informationsfluß als erster auf die Maschine übertragen werden soll.

Wichtig ist bei der Planung, daß zur Erfassung der Informationen, gleichgültig ob zur Anforderung einer Leistung oder zur Übermittlung des Ergebnisses, Vorlagen verwendet werden, deren Benutzung nicht umständlich ist (z. B. Markierungsbelege, Erhebungsbogen etc.). An die graphische Gestaltung dieser Belege sollte mehr Sorgfalt gelegt werden, als dies heute im Bereich der Medizin üblich ist. Unübersichtlichkeit führt zu Fehlern. Für die Zeitspanne, in der noch nicht in ausreichendem Maße mit Terminals gearbeitet werden kann, sollte man die Belege so aufbauen, daß die Anforderung und die Ergebnisübermittlung auf dem gleichen Formular erfolgt, wobei gegebenenfalls mit Durchschreibeverfahren gearbeitet werden muß.

Bei den bisherigen Ausführungen wurde der Verwaltungsbereich außer acht gelassen. Auch dieser muß aber mit in das Verfahren eingegliedert werden, denn erst in gemeinsamer Teamarbeit zwischen Medizin und Verwaltung sind die vor uns liegenden Aufgaben der Entwicklung neuer Strukturen unter Einsatz elektronischer Datenverarbeitung überhaupt zu lösen. Wir müssen im Klinikum oder im großen kommunalen Krankenhaus eine betriebswirtschaftliche Betrachtungsweise einführen. Das bisher leider häufige Nebeneinander bzw. sogar auch gelegentliche Gegeneinander von Verwaltung und Ärzten muß spätestens bei Einführung der Datenverarbeitung zu einem Miteinander werden, wenn für beide Teile und damit besonders auch für die Patienten echte Vorteile und Gewinne entstehen sollen.

Wir haben im Krankenhaus vier große Bereiche zu berücksichtigen:

1. den Pflegebereich,
2. den Behandlungsbereich,
3. den Versorgungsbereich,
4. den Verwaltungsbereich.

Diese Bereiche kommunizieren eng miteinander, wobei zwei Hauptinformationsgruppen erkennbar werden:

1. die ärztliche (medizinische) und
2. die verwaltungstechnische Gruppe.

Die verschiedenen Informationsbereiche beziehen ihre oft unterschiedlich zu bewertenden Informationen meist an der gleichen Stelle und oft mit der gleichen Frage oder Handlung. Die zur Abrechnung gelangenden Daten werden aber im überwiegenden Maße in den Bereichen 1 und 2 gewonnen (also von Ärzten und Pflegepersonal). Diese so erhobenen Informationen stehen für spätere Auswertungen heute oft viel schneller und besser zur Verfügung, als dies für die ureigensten Daten dieser Bereiche, nämlich der Patientendaten, möglich ist. Auf diese Situation ist bereits wiederholt hingewiesen worden.

Ausgehend von dem in den Kliniken herrschenden Prinzip, daß keinerlei Untersuchungen oder sonstige Leistung in den Funktionsstellen ohne schriftliche Anordnungen durchgeführt werden dürfen, lassen sich mit Hilfe der Datenverarbeitung für beide Informationsgruppen (ärztliche, verwaltungstechnische) die notwendigen Daten gleichzeitig gewinnen, indem die Funktionsstellen die durchgeführten Leistungen sofort der Datenverarbeitungs-Zentrale auf dem Anforderungsbeleg zukommen lassen. Daraus ergeben sich mehrere Vorteile:

1. Die Unterlagen für die Verwaltung kommen sofort zur Berechnung, die nicht mehr über die Fieberkurve notwendig wird, was sicherlich bisher zu einer unvollständigen Leistungserfassung geführt hat.

2. Durch eine direkte Abgabe an die Zentrale besteht eine Kontrollmöglichkeit, ob das Ergebnis der durchgeführten Leistung, z. B. einer Laboratoriumsuntersuchung, auch auf der Station angekommen ist bzw. umgekehrt.

3. Da außerdem das Prinzip herrscht, keinen Befund, kein Untersuchungsergebnis nur mündlich, sondern immer schriftlich abzugeben, haben wir wieder über die Anforderung und die Weitergabe des Ergebnisses an die Zentrale nach Erledigung der Arbeit durch diese ebenfalls eine Kontrollmöglichkeit, wenn die Erfassungsmedien für die Klartextverarbeitung entsprechend gewählt wurden. Hierdurch ist es z. B. möglich, überfällige Befunde schnell anzumahnen.

Alle Ergebnisse in den Funktionsstellen eines Hauses, die in irgendeiner, für die Maschine verarbeitbaren Form erfaßt werden, können nicht nur dem Hauptausgangsbereich aller Informationswege - der Station -, sondern auch einem Speicher zugeführt werden. Wir kommen damit gewissermaßen zu einer maschinellen Krankenblattschreibung und Archivierung.

Eine wesentliche Erleichterung des Zusammenspiels der einzelnen Funktionseinheiten mit dem entsprechend gerichteten Informationsfluß stellt die Aufstellung von Zeit- und Belegungsplänen für die einzelnen Arbeitsbereiche dar, die nach Eingang der Leistungsanforderungen durch die Maschine erstellt werden können.

Das bisher Dargestellte zeigt die Probleme einer Klinik auf. Die Lösung dieser Aufgaben wird von Fall zu Fall etwas divergieren. Diese Divergenz muß aber im Rahmen der Gesamtplanung eines Klinikums, einer Fakultät berücksichtigt werden. Entscheidend ist einzig und allein die Entwicklung einer Gesamtkonzeption. An diese müssen alle Beteiligten gebunden sein. Bei übertriebenem Individualismus der einzelnen Kliniken wird man kaum eine elektronische Datenverarbeitungsanlage als gemeinsame Einrichtung sinnvoll ausnützen können. Die Planung und Durchführung des Aufbaues muß von einer zentralen Stelle gesteuert werden. Es kann durchaus mit der Durchführung an mehreren Stellen gleichzeitig begonnen werden, wenn nur die Einzelabschnitte Teile der Gesamtkonzeption darstellen.

Durch eine gemeinsame Erhebung der bei einer stationären Behandlung eines Patienten in einem Klinikum, gleichgültig in welcher Klinik, anfallenden Informationen sind wir in der Lage, sogenannte Datenbanken aufzubauen. Damit haben wir die Möglichkeit, z.B. bei Wiederaufnahmen von Patienten, die bisher vorliegenden Untersuchungsergebnisse und die durchgeführten Behandlungen der neuaufnehmenden Klinik mitzuteilen. Dies wird für die Diagnostik und die Therapie erhebliche Vorteile und wahrscheinlich auch Zeitgewinne bringen. Diese Vorteile kommen auf die Dauer gesehen auch der Sicherheit der Diagnose zum Wohle der Patienten zugute, da neben der Vermeidung unnützer Wiederholungsuntersuchungen auch eine Überbrückung der einzelnen Fachdisziplinen durch eine zentrale Datenbank erfolgt. Besonders hierbei wird durch die elektronische Datenverarbeitung ein großer Nutzen erreicht werden, da meines Erachtens durch die Verknüpfung der einzelnen, oft sehr schmalen Teilbereiche ärztlicher Tätigkeit erst der Nutzen der erforderlichen Spezialisierung richtig erkenn- und ausschöpfbar werden wird.

Weiterhin bietet uns der Aufbau zentraler Datenbanken die Möglichkeit, aktuelle Symptomenstatistiken als Grundlagen für eine maschinelle Diagnostik, besonders für seltenere Erkrankungen aufzustellen. Weiterhin können aus diesen Informationsquellen vielfältige Nachsorge- bzw. Warnmaßnahmen (z. B. bei Arzneimittelunverträglichkeiten usw.) ohne großen Aufwand entwickelt werden.

Allgemein gesagt, erreichen wir mit einer zentralen elektronischen Datenverarbeitungsanlage einen Austausch der Informationen so schnell wie notwendig, reibungslos, sicher und wirtschaftlich. Nach Aufbau entsprechender Datenbanken erfolgt eventuell nach einem vorgegebenen Zeitplan auf Anfrage direkt oder beim Auftreten von wichtigen, möglicherweise nicht vorherzusehenden Fakten, die sich plötzlich aus dem Geschehensablauf ergeben, eine umfassende Informationshergabe.

Es bedarf meines Erachtens keiner weiteren Begründung, daß der Einsatz moderner Datenverarbeitungsmethoden in der Medizin unumgänglich geworden ist. Eine weitere Verzögerung wird unsere wissenschaftlichen Leistungen gegenüber dem Ausland mit Sicherheit zurückfallen lassen, und wir werden für unsere Patienten auf die Dauer die modernen diagnostischen und therapeutischen Möglichkeiten nicht so ausschöpfen können, wie es eigentlich notwendig wäre.

Betriebssysteme für das Krankenhaus

W.D. MEYER AUF DER HEIDE

1. Das Krankenhaus-Informations-System (KIS)

Über Sinn und Funktion von speziellen Betriebssystemen für das Krankenhaus läßt sich nur dann mit Nutzen sprechen, wenn man die Idee des Krankenhaus-Informations-Systems kennt. Wesentliche Teile der Krankenhaus-Betriebssysteme sind bestimmt durch die Zielsetzungen des KIS. Eine kurze Vorstellung des KIS - als Einführung oder als Rekapitulation zu verstehen - soll daher die Einleitung zu unserem Thema bilden.

Unter einem Krankenhaus-Informations-System wollen wir die planvolle, rationale Gestaltung des Informationsaustausches im Krankenhaus unter Einsatz eines Datenverarbeitungssystems verstehen. Dies ist eine vorläufige Definition. Eine Verfeinerung des Begriffsinhaltes wird später noch entwickelt werden.

Informationen werden in allen Krankenhaussektoren benötigt, produziert, empfangen und weitergeleitet. Konsequenterweise muß das KIS also alle Tätigkeitsbereiche und Abteilungen des Krankenhauses umfassen: den Pflegebereich (Pflegeeinheiten, Wachstation, Intensivpflegegruppen), den Behandlungsbereich (Operationsräume, klinisch-chemisches Laboratorium, Elektrodiagnostik, Röntgenabteilung, Physikalische Therapie), den Versorgungsbereich (Küche, Wäscherei, Energieversorgung, Lager) und den Verwaltungsbereich (Aufnahme, Abrechnung, Buchhaltung, Personalverwaltung).

Technisches Hilfsmittel des KIS ist das elektronische Datenverarbeitungssystem. Ihm obliegt die Informationsanalyse, die Informationsverarbeitung und die Steuerung des Informationsaustausches, mit anderen Worten: die Anforderung, Entgegennahme, Prüfung und Weitergabe von Nachrichten medizinischer und administrativer Art. Hinzu kommt als charakterisierendes Element die Informationsspeicherung. Sie gestattet den Aufbau einer Krankenhaus-Datenbank, worunter wir die Gesamtheit aller gespeicherten administrativ und medizinisch relevanten Informationen verstehen wollen. Mit ihrer Hilfe kann die Leistungsfähigkeit des Krankenhauses in seiner Gesamtheit langfristig in wesentlichem Umfang gehoben werden.

Welches sind die Leistungen des KIS, wie arbeitet ein solches System?

Die Datenverarbeitung im KIS beginnt mit der Aufnahme des Patienten (s. hierzu Abb. 1). Alle persönlichen Angaben zum Patienten, die das Krankenhaus zur Betreuung, Verwaltung, Pflege und Behandlung braucht, werden dem Datenverarbeitungssystem mitgeteilt, z.B. Name, Wohnort, Alter, Geschlecht, Krankenkasse, einweisender Arzt, Einweisungsdiagnose, Pflegeklasse, um nur einiges zu nennen (Aufnahme). Mit diesen Daten wird der Patientenstammsatz auf einem elektronischen Datenträger, insbesondere Magnetplatte und Magnetstreifen, aufgebaut. Damit stehen die Patientenangaben jederzeit zugriffs- und abfragebereit zur Verfügung. Das Abrechnungskonto ist eröffnet, die Stammangaben zum Krankenblatt sind registriert.

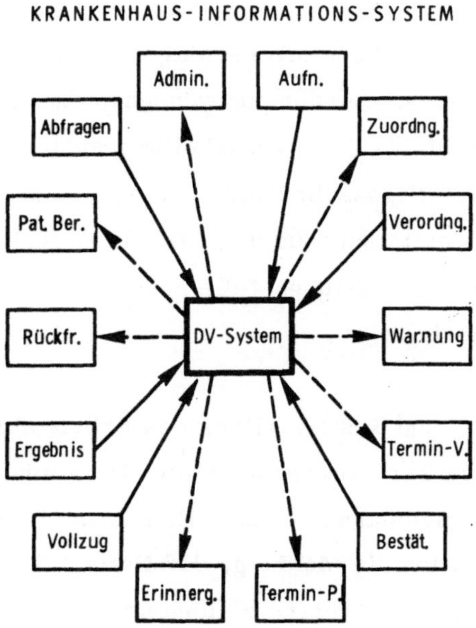

KRANKENHAUS-INFORMATIONS-SYSTEM

Abb. 1. Krankenhaus-Informations-System

Mit Hilfe einer gespeicherten Bettenbelegungsübersicht und der Meldung über die Neuaufnahme trifft das System eine Bettenzuordnung und gibt darüber Benachrichtigungen an alle zu informierenden Stellen: den ärztlichen Dienst, die Pflegeeinheit, den

Empfang, die Verwaltung (Zuordnung). Gleichzeitig wird die Bettenbelegungsübersicht auf den neuesten Stand gebracht.

Im weiteren Verlauf werden alle pflegerischen, diagnostischen und therapeutischen Verordnungen zum Zeitpunkt ihrer Erteilung, prinzipiell aber vor ihrer Ausführung, der Datenverarbeitungsanlage eingegeben (Verordnungen). Die Verordnungen können dabei einer automatischen Plausibilitätskontrolle unterzogen werden. So prüft der Rechner beispielsweise, ob eine Medikamentierung innerhalb der üblichen Dosierungsgrenze liegt. Wenn nicht, druckt er eine Warnmeldung heraus (Warnung).

Die rechnerinterne Kenntnis der schwebenden Verordnungen, der personellen und apparativen Kapazität der Leistungsstellen erlaubt die Aufstellung von Arbeitsplänen, die den zuständigen Stellen in Gestalt von Terminvorschlägen vom Datenverarbeitungssystem mitgeteilt werden (Terminvorschläge). Nicht alle Verordnungen sind im Rahmen eines Plankalküls frei variierbar in zeitlicher Hinsicht oder bezüglich der Verwendung bestimmter Geräte und Vorrichtungen. Solche extern bestimmten individuellen Vorgaben werden bei der Errechnung von Tagesplänen durch den Computer entsprechend berücksichtigt.

Die Leistungsstellen prüfen den Terminvorschlag und geben dem Computer eine Rückantwort mit Bestätigungen oder Änderungswünschen (Bestätigung). Aufgrund dieser Korrekturangaben ermittelt das Datenverarbeitungssystem einen revidierten Terminplan, der als Basis für die Tagesarbeit dient (Terminplan). Er stellt ersichtlich ein relatives Optimum an Kapazitätsausnutzung dar, da er fest vorgegebene Anordnungen mit speziellen Wünschen der Leistungsstellen und frei disponierbaren Verordnungen und Kapazitäten kombiniert.

Zur weiteren Unterstützung und Sicherstellung des Arbeitsablaufs gibt der Computer unmittelbar oder eine gewisse Zeit vor der geplanten Durchführung der Verordnung noch gesonderte Erinnerungsmeldungen heraus (Erinnerung). Beispielsweise ergeht morgens um 6 Uhr an die Station die Meldung, daß Patient XYZ um 8.30 Uhr zur Magendurchleuchtung kommen und nüchtern bleiben soll. Eine ähnliche Benachrichtigung wird an die Röntgenabteilung geschickt, verbunden mit dem Hinweis auf Röntgenaufnahmen eventueller früherer Krankenhausaufenthalte des Patienten mit Angabe der alten Krankengeschichten-Nummer, des Aufbewahrungsortes und mit einer Kurzfassung der damaligen Befundungen.

Die Durchführung einer Leistung kann dem Computer unmittelbar nach der Leistungserbringung eingegeben werden (Vollzug). Das gleiche gilt für das medizinische Resultat einer Leistung (Laboratoriumsdaten, Röntgenbefund usw.). Wo dies aus technischen Gründen nicht sofort möglich ist, erfolgt die Eingabe der medizinischen Ergebnisse in einem separaten späteren Arbeitsgang (Ergebnis). In jedem Fall sammeln sich auf diese Weise, ohne zusätzlichen Aufwand, sukzessive alle für die Abrechnung nötigen Angaben auf der Datenbank je Patient an. Gleichzeitig baut sich aus den Einzelmeldungen über Maßnahmen und Resultate von Diagnostik und Therapie ebenfalls schrittweise die Krankengeschichte auf der Datenbank auf.

Eine einmal gespeicherte Verordnung wird nicht vergessen. Sollte sie - aus welchen Gründen auch immer - nicht zur Ausführung kommen, so richtet das System selbsttätig eine Rückfrage an die betreffende Leistungsstelle oder Pflegeeinheit. Die eingeplante und gespeicherte Verordnung bleibt so lange aktiviert, bis die Durchführungsbestätigung oder eine Annullierungsmeldung kommt.

Dank des Informationsmaterials, das sich fortlaufend im Zuge der gewohnten Tagesarbeit auf der Datenbank ansammelt, kann der Computer kurzfristig Anfragen nach neuestem Stand beantworten. Auch hier kann es sich um medizinische Auskünfte, z. B. einen Patientenbericht, oder um administrative Nachfragen, z. B. nach der derzeitigen Bettenbelegung oder nach einem bestimmten Kontostand, handeln. Abfragen dieser Art lassen sich parallel zu den anderen Tätigkeiten des Datenverarbeitungssystems bearbeiten und beantworten.

Schließlich wird der Computer für alle klassischen Arbeitsgebiete der Administration benutzt, wie Abrechnung, Finanzbuchhaltung, Materialabrechnung und Lagerüberwachung, Personalverwaltung mit Lohn- und Gehaltsabrechnung, Kostenrechnung, Finanz- und Investitionsplanung.

Nach dieser kurzen Skizzierung der Konzeption kann das Krankenhaus-Informations-System nun präziser definiert werden. Es ist

- ein Kommunikationssystem, da der Informationsfluß von der Quelle bis zum Ziel lückenlos erfaßt, überprüft und gesteuert wird,
- ein zentrales Informationssystem, da die Informationen an e i n e m Ort gespeichert werden und für den unmittelbaren Zugriff zu jedem Zeitpunkt den interessierten Stellen zur Verfügung stehen,

- ein Echt-Zeit-Verarbeitungssystem, denn der Computer verarbeitet die Nachrichten sofort in der Reihenfolge ihres Eintreffens; er weist den Eingabeinformationen ohne Zeitverlust den vorbestimmten Platz auf der Datenbank zu, und er stellt im Falle einer Anfrage aus dem gespeicherten Datenmaterial die Antwort zusammen

- ein Planungs- und Steuerungssystem, da der Tagesablauf im Rahmen des Möglichen rational vorgeplant und überwacht wird.

Das Krankenhaus-Informations-System in dieser geschilderten Form ist keineswegs eine Utopie. Unsere Darstellung stützt sich auf Projekte, die in den Vereinigten Staaten und in Schweden in verschiedenen Kliniken zusammen mit der IBM entwickelt wurden und die seit längerem das Experimentierstadium hinter sich gelassen haben.

Zweifellos jedoch ist das KIS ein anspruchsvolles Ziel. Es läßt sich, wie leicht einzusehen ist, nur stufenweise verwirklichen und muß für jedes Krankenhaus individuell formuliert werden. Sowohl an den Hersteller des Computers wie an den Benutzer, das Krankenhaus, stellt das Krankenhaus-Informations-System hohe Anforderungen.

Der schrittweise Auf- und Ausbau des gesamten Systems bezieht sich sowohl auf die Anwendungsgebiete der Datenverarbeitung wie auf die technische Ausstattung des Datenverarbeitungssystems selbst. Neben der Kapazität der externen Speicher, insbesondere derjenigen mit direktem Zugriff, und der Größe des Hauptspeichers sind es die Geräte und Verfahren der Datenerfassung und Dateneingabe, die bestimmend für den Realisierungsgrad des Informationssystems sind.

In einer ersten Stufe wird man sich häufig mit einer Off-line-Eingabe der Daten begnügen können. Datenträger sind hier im wesentlichen die Lochkarte, der Lochstreifen und der Markierbeleg. Auf den nächsten Aufbaustufen kommen - zuerst zu Versuchs- und Übungszwecken, später für den regulären Betrieb - für einige ausgewählte Stellen des Krankenhauses Datenstationen hinzu, Geräte also, die über Leitungen mit dem Computer verbunden sind, in größerer Entfernung vom zentralen System stationiert sein können und zur direkten Ein- und Ausgabe von Informationen dienen. In der Regel bestehen sie aus mehreren Ein-, Ausgabekomponenten. Die Grundausstattung setzt sich zumeist aus einer Schreibmaschinentastatur zur Eingabe numerischer und alpha-numerischer Begriffe und einem Drucker zum Herausschreiben von Nachrichten in Klartext zusammen. Weitere Möglichkeiten sind Lochkartenleser und -stanzer, Spezialtastaturen für besondere Anwendungen, Bildschirmeinheiten zur Anzeige von abgefragten Informationen oder auch zur Eingabe unverschlüsselter Daten.

Die Endstufe der technischen Ausrüstung ist durch Datenstationen in allen wichtigen Abteilungen des Krankenhauses, in den Pflegestationen wie auf den Leistungsstellen, gekennzeichnet. Auf diesem technischen Niveau erreicht das Krankenhaus-Informations-System seine maximale Leistungsfähigkeit.

2. Ein Beispiel

Im vorangegangenen Abschnitt haben wir Konzeption und Zielsetzung des KIS erläutert. Wir wenden uns jetzt der Frage zu, welche Anforderungen das KIS an die Software stellt, welche programmtechnischen Voraussetzungen erfüllt sein müssen, um ein so komplexes Informationssystem verwirklichen zu können.

Zur Verdeutlichung der Problematik nehmen wir ein Beispiel zu Hilfe. Wir unterstellen, das KIS sei bereits realisiert, d.h. die verschiedenen Stellen aus Pflege-, Leistungs-, Behandlungs- und Versorgungsbereich seien schon über Datenstationen mit dem zentralen Datenverarbeitungssystem verknüpft. Wir gehen also von einer Maximalforderung aus, indem wir die Endstufe als gegeben annehmen.

Abb. 2 zeigt schematisch den Ausschnitt einer Situation, wie sie zu einem beliebigen Zeitpunkt im KIS eintreten kann. Das Datenverarbeitungssystem ist mit 5 Stellen des Klinikums durch Fernübertragungsleitungen verbunden. Die Datenbank besteht in unserem Beispiel aus den Informationen über 4 Patienten: A, B, C und D. Folgende Aufgaben sollen gleichzeitig vom Computer bearbeitet werden:

1. Auf der Pflegeeinheit 6 soll eine Röntgenverordnung für Patient A eingegeben werden.
2. Die Laboratoriumsergebnisse für Patient B sollen über die Laboratoriumsdatenstation in die Datenbank eingespeichert werden.
3. Eine Nachricht soll an die Datenstation von Station 3 gesendet werden: Patient C soll zur Elektrodiagnostikabteilung kommen.
4. Zur selben Zeit soll auf derselben Datenstation eine Diätanweisung für Patient D eingegeben werden.
5. In diesem Augenblick fällt die Datenstation auf Station 3 wegen einer Leitungsstörung aus.
6. Station 5 will eine Röntgenverordnung für Patient C eingeben.

7. Dr. X möchte anläßlich einer Untersuchung die Krankengeschichte von Patient D auf seiner Datenstation herausgedruckt haben.
8. Ein Programmierer will ein neues Programm testen.
9. Patientenabrechnungen sollen auf dem Schnelldrucker des Systems ausgegeben werden.

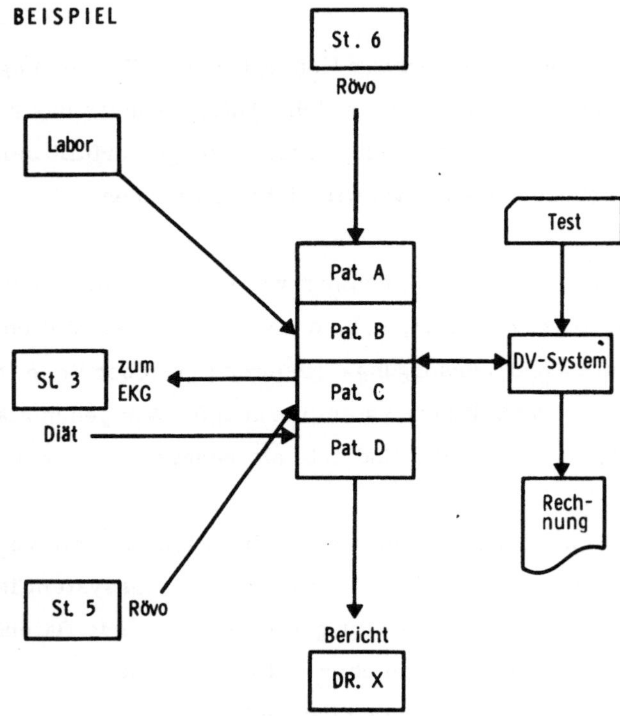

Abb. 2. Beispiel

Dieses Beispiel, so einfach es auch ist, zeigt:

1. Die Konstellation der Anforderungen ist so verwickelt, daß es nur noch theoretisch möglich ist, die Aufgabenstellung in ihrer Gesamtheit in einem einzigen Programm zu behandeln. In der Praxis wäre ein einzelner völlig überfordert, wenn man von ihm verlangen wollte, Übersicht über alle Details zu bewahren. Man wird also das Ganze in Teilprobleme zerlegen und diese weitgehend unabhängig voneinander programmieren. Dafür müssen jedoch bestimmte programmtechnische Möglichkeiten vorhanden sein, insbesondere die Modularfähigkeit des Programmiersystems, d.h. die Möglichkeit, neue Programme ohne Beeinträchtigung der vorhandenen Programme dem gesamten System einfügen zu können.

2. Die Arbeitszerlegung muß in der Weise erfolgen, daß die allgemeinen, sich oft wiederholenden Funktionen von IBM, der spezielle Fall jedoch vom Benutzer zu programmieren ist. Ein Beispiel hierzu aus dem Bereich der Ein-/Ausgabesteuerung: Der physische Transport von Informationen von der Datenstation zum Hauptspeicher ist eine häufig vorkommende und normierbare Funktion, an der Hardware und Software gleichermaßen beteiligt sind. Die beliebig oft aufrufbare Programmroutine hierfür wird von IBM geliefert. Demgegenüber ist der Anwender verantwortlich für Art, Umfang, sachlichen Gehalt und Format der zu übermittelnden Nachricht. Verallgemeinernd kann man zum Zerlegungsprinzip sagen: Für das WIE ist die IBM zuständig, das WAS bestimmt der Benutzer.

3. Wegen der Vielzahl konkurrierender Anforderungen an das zentrale System (gleichzeitiger Zugriff auf die gleiche Datenstation, die gleiche Leitung, den gleichen Hauptspeicherbereich) ist eine übergeordnete Instanz nötig, die den gesamten Ablauf überwacht und leitet: das Steuerprogramm (oder eine Gruppe von Steuerprogrammen). Hauptfunktionen dieser Steuerprogramme sind

   - die Überwachung und Steuerung des Fernübertragungsverkehrs,
   - die Kontrolle des Ablaufs von Anwendungsprogrammen, verbunden mit der Zuteilung von Hauptspeicherplatz und Rechenzeit,
   - die Verwaltung der Datenbestände und der Datenzugriff,
   - die zeitliche Kontrolle aller Abläufe,
   - der Schutz des Systems vor nicht autorisierter Benutzung von Datenstationen, vor unzulässigem Datenzugriff und vor Informationsverlust.

Mit diesen Ergebnissen haben wir in großen Zügen die Forderungen umrissen, die notwendigerweise an ein Krankenhaus-Betriebssystem zu richten sind. Sie gehen in wesentlichen Teilen über das hinaus, was normalerweise ein Betriebssystem leisten muß. Der Grund liegt in der Eigenart des klinischen Betriebes und in der Vielfältigkeit seiner Informationen. Nach unseren bisherigen Erfahrungen bei der Entwicklung von Betriebssystemen waren es vor allem die folgenden Punkte, die zur Verwendung eines eigenen Betriebssystems für den medizinisch-technischen Bereich zwingen:

1. Die Vielzahl und Vielfalt der zu verarbeitenden Informationen. Die Anzahl der Informationstypen im klinischen Bereich ist sehr hoch. Jeder Nachrichtentyp verlangt gesonderte Verarbeitung und damit ein eigenes - wenn auch in der Regel

kleines - Anwendungsprogramm. Es ist aus Kostengründen im allgemeinen nicht zu vertreten, sämtliche Anwendungsprogramme zur Nachrichtenverarbeitung (Ein-/Ausgabe über Datenstationen) im Hauptspeicher resident zu halten. Das wiederum zwingt dazu, das jeweilige Programm bei Bedarf in den Kernspeicher zu laden, wozu ein Anstoß von außen nötig ist. Infolgedessen soll das Betriebssystem so ausgelegt sein, daß aus dem Nachrichtentyp ein weitgehend automatischer Zugriff zum Verarbeitungssystem von den Steuerprogrammen hergestellt werden kann.

2. Die Entwicklung neuer Ein-/Ausgabegeräte. Eine Datenstation neuen Typs muß sich in das System einfügen lassen, ohne das bisherige Gefüge von Steuer- und Anwendungsprogrammen zu stören.

3. Der laufende Ausbau des KIS sowohl im Hinblick auf Hardware-Erweiterungen wie auch auf die Hinzunahme neuer Anwendungsprogramme. Für diesen Punkt gilt analog das unter 2 Gesagte.

4. Erhöhte Anforderungen an Datensicherung und Schutz vor unbefugtem Zugriff.

5. Besondere Unterstützung des Kundenprogrammierers durch Bereitstellung hochspezialisierter leistungsfähiger Routinen für Datenzugriff und -transport, Tabellenabfragen, Konversation mit dem Betriebssystem und vielen anderen Funktionen.

3. Funktionen der Steuerprogramme

Der Begriff des Steuerprogrammes wurde schon erwähnt. Die Steuerprogramme bilden den Kern jeden Betriebssystems. Entsprechend den Hauptaufgaben, die das Krankenhaus-Informations-System an die Software stellt, werden die Steuerprogramme bei den Krankenhausbetriebssystemen in fünf Funktionsgruppen eingeteilt:

- Leitungssteuerung
- Programmsteuerung
- Zeitüberwachung
- Datenverwaltung
- Systemschutz

Jede der fünf Gruppen besteht aus einzelnen Programmen, denen fest umrissene Teilaufgaben zugewiesen sind. Die Einzelprogramme, auch Module genannt, arbeiten nicht isoliert, sondern sind durch die Logik des Steuerungsablaufes einerseits und andererseits durch die gemeinsame Benutzung von Steuerinformationen eng miteinander verknüpft. Die Entwicklung von Steuerungssystemen, das Schreiben von Steuerroutinen gehört zu den anspruchsvollsten Arbeiten auf dem Gebiet der Programmierung, für die spezielle Systemprogrammierer, Fachleute mit ausgeprägter Begabung und langer Erfahrung, eingesetzt werden.

Zur Leitungssteuerung gehören alle Schritte, die der Einleitung, Durchführung, Überwachung und Beendigung des physischen Datentransportes von der Datenstation zum Hauptspeicher (und umgekehrt) dienen.

Die Programmsteuerung sorgt für den automatischen Aufruf von Verarbeitungsprogrammen zur Behandlung der einzelnen Nachrichtentypen, d.h. sie stellt sicher, daß zu jedem Nachrichtentyp das zugehörige Nachrichtenverarbeitungsprogramm ermittelt wird, daß dieses unter einem festen Namen katalogisierte und in einer Programmbibliothek auf einer Magnetplatte gespeicherte Programm in den Kernspeicher gelesen wird, daß hinreichend Kernspeicherplatz zur Ausführung des Programms zur Verfügung steht, daß das Programm gestartet und ordnungsgemäß abgeschlossen wird. Mit Hilfe der Programmsteuerung können auch ohne menschlichen Eingriff Programme zu ganz bestimmten individuell festgelegten Zeitpunkten gestartet werden. Dies ist insbesondere für solche Funktionen im Krankenhaus-Informations-System nützlich, die zeitabhängig sind oder aber zeitabhängig gestaltet werden können, z.B. das periodische Ausdrucken von Bettenbelegungsübersichten, von Terminplänen, von Erinnerungsmitteilungen, die zur Eingabe noch fehlender Angaben auffordern.

Mit der Zeitüberwachung steht ein Steuerelement zur Verfügung, das die Laufzeitüberwachung von Programmen gestattet, eine Funktion, der gerade in Datenfernverarbeitungssystemen erhöhte Bedeutung zukommt. Immer dann, wenn eine große Zahl unterschiedlicher Nachrichten gleichzeitig - oder doch fast gleichzeitig - vom Datenverarbeitungssystem entgegengenommen, analysiert und weitergeleitet werden soll, wenn also das Datenverarbeitungssystem als Nachrichtenvermittlungszentrale fungiert, müssen besonders strenge Maßstäbe an die Betriebssicherheit angelegt werden. Eine der möglichen Gefahrenquellen besteht darin, daß ein Nachrichtenverarbeitungsprogramm fehlerhafterweise nicht zum Abschluß kommt (unendliche Schleife) und dadurch die Bearbeitung der nächstfolgenden Nachricht blockiert. Die Zeitüberwachungsroutinen stellen sicher, daß kein Programm zur Nachrichtenverarbeitung länger als eine vorher definierte Zeitspanne (z. B. 4 Sekunden) läuft, und verhindern damit, daß der Nachrichtenverkehr zum Erliegen kommt. - Eine weitere Funktion der Zeitüberwachung liegt in einer permanenten Bereitstellung von Datum und Uhrzeit.

Die Steuerprogramme zur Datenverwaltung behandeln den gesamten Komplex des Datentransportes zwischen dem Hauptspeicher, den externen Speichereinheiten und der übrigen Peripherie des Datenverarbeitungssystems: das Wiederauffinden von Informationen auf der Datenbank und die Übertragung der Daten vom und zum Hauptspeicher. Hierher gehören auch die für die Funktionsfähigkeit des KIS so überaus wichtigen Routinen für den direkten und jederzeitigen Zugriff zu den Patientensätzen.

Zum Systemschutz werden alle die Steuerprogramme und Funktionen gezählt, die zur Ablaufsicherung erforderlich sind und die die Datenbank schützen, beispielsweise das automatische Zuordnen einer Ausweichstation, wenn eine Datenstation ausfällt, die feste Zuteilung von bestimmten Nachrichtentypen zu bestimmten Datenstationen, wodurch unbefugte Einsicht in vertrauliche Angaben auf der Datenbank verhindert wird, die Protokollierung der ein- und ausgehenden Nachrichten auf einem gesonderten Datenträger. Von wesentlicher Bedeutung für das KIS ist weiterhin die Möglichkeit, das gesamte System durch Einfügen neuer Programme fortlaufend erweitern, verfeinern und modifizieren zu können, ohne den laufenden Betrieb zu stören und ohne die echten Informationen auf der Datenbank zu gefährden. Dieser Forderung wird dadurch entsprochen, daß Programme, Datenstationen und Datenbestände in den "Teststatus" versetzt werden können. Die Steuerprogramme verhindern, daß von Teststationen reguläre Programme gestartet werden können und daß Testprogramme auf echte Informationen der Datenbank zugreifen oder reguläre Datenstationen anrufen.

Mit dieser Skizzierung sind die Leistungen der Steuerprogramme nur in Umrissen zu verdeutlichen. Es ist jedoch hier nicht der Ort, tiefer in die Problematik einzudringen. Um zu demonstrieren, was sich hinter einer Funktionsgruppe von Steuerprogrammen im Detail verbirgt, soll im folgenden noch stellvertretend für alle anderen Gruppen eine Aufzählung der einzelnen Programmelemente der Leitungssteuerung gegeben werden:

Leitungssteuerung:

- Aufruf zum Senden
- Durchführung und Überwachung des Übertragungsvorganges

- Pufferung des Nachrichtenein- und -ausganges
- Aufbau, Verwaltung und Abbau von Warteschlangen für ein- und ausgehende Nachrichten
- Code-Umwandlung
- Anwählen von Ausweichstationen
- Kontrolle des Leitungsstatus
- Fehlerbehandlung und Ausgabe von Fehlernachrichten
- Zuständigkeitsprüfung: Kontrolle, ob eine Datenstation zum Senden oder Empfangen bestimmter Nachrichtentypen autorisiert ist

4. MISP und SHAS

Nachdem wir die Besonderheiten der Krankenhausbetriebssysteme anhand ihres Kernstücks, der Steuerprogramme, umrissen haben, wollen wir jetzt die von der IBM entwickelten Systeme namentlich vorstellen. Zur Zeit gibt es zwei verschiedene, in sich geschlossene Systeme: MISP und SHAS.

MISP bedeutet Medical Information System Programs. Die ersten Arbeiten zu diesem Projekt wurden 1961 aufgenommen. Eine Studiengruppe der Advanced Systems Development Division (ASDD) der IBM untersuchte in einem großen amerikanischen Krankenhaus Möglichkeiten und Anforderungen der Datenverarbeitung unter dem Gesichtspunkt eines alle Krankenhausbereiche umfassenden Informationssystems. Das Ergebnis bestand in einer detaillierten Formulierung des Krankenhaus-Informations-Systems und in der Fixierung eines Kataloges programm-technischer Voraussetzungen. Auf der Basis dieser Studie wurden in der Folgezeit die Medical Information System Programs entwickelt. Die gesamte Entwicklungsarbeit hat über vier Jahre in Anspruch genommen. Derzeitig besteht MISP aus 109 Programmen.

Außer den Steuerprogrammen gehören zu MISP noch

- Dienstprogramme
  zur Pflege (Aufbau und Fortschreibung) von Datenbeständen.

- Unterroutinen,
  die vom Programmierer des Kunden mit Hilfe einfacher Makroinstruktionen aufgerufen werden und eine ganz erhebliche Vereinfachung der Programmierungsarbeit bedeuten. Unterprogramme gibt es beispielsweise für das Einfügen neuer Verordnungen in den Patientensatz, das Schreiben von Protokollnachrichten auf eine Magnetplatte, für das Durchsuchen des Patientensatzes nach bestimmten Merkmalen, für die Erzeugung einer laufenden Nachrichtennummer, für Tabellenabfragen und viele weitere häufig benutzte Programmfunktionen,

- eine eigene umfassende Datenorganisation mit vorgefertigten Strukturen für die Datenbank für administrative und medizinische Zwecke. Hierauf sei besonders hingewiesen, da dies keineswegs Standardbestandteil eines Betriebssystems ist. Die MISP Datenbank kennt drei Gruppen von Datenbeständen:

  1. die patientengebundenen Angaben: Patientenstammsatz,
  2. die Informationen zur Leitung und Steuerung des klinischen Betriebes: Tätigkeits- und Erinnerungstabellen,
  3. die Beschreibung von Krankenhauseinrichtungen und medizinischen Verfahren: Leistungsverzeichnisse und Verfahrensdateien.

MISP ist das Betriebssystem für das einzelne Krankenhaus oder Klinikum: Die Datenstationen stehen unmittelbar dort, wo die Information entsteht oder gebraucht wird, also in der Aufnahme, in den Leistungsstellen und Pflegeeinheiten.

Die amerikanischen Anwender von MISP haben sich zu einer Benutzervereinigung zusammengeschlossen. Ihre Ziele sind der Austausch von Erfahrungen, Ideen, Programmen und Techniken, die Entwicklung von Dokumentationsnormen und damit die ständige Verfeinerung und Verbesserung der aufgebauten Krankenhaus-Informations-Systeme.

Während bei MISP das Hauptgewicht im Nachrichtenaustausch, in der Steuerung und Sicherung des klinischen Betriebes und in der Sammlung medizinischer Daten liegt, geht die Anwendungsmöglichkeit des SHAS bewußt in eine etwas andere Richtung.

SHAS ist die Abkürzung für Shared Hospital Accounting System. Wie der Name sagt, liegt die Betonung auf der Verwaltungsseite. Dies ist der eine wesentliche Unterschied zum MISP. Das zweite charakteristische Merkmal besteht darin, daß das SHAS für die gemeinschaftliche Nutzung eines zentralen Datenverarbeitungssystems durch mehrere selbständige Krankenhäuser konzipiert ist.

Es gibt zwei Versionen des SHAS: eine Off-line- und eine On-line-Version. Im ersten Fall erfolgt die Eingabe der Daten zentral in der bekannten Weise über einen Lochkartenleser, während bei der On-line-Lösung die einzelnen räumlich entfernt liegenden Krankenhäuser auf dem Wege der Datenfernübertragung mit der zentralen Datenverarbeitungsanlage verbunden sind. In jedem Krankenhaus wird dazu eine Datenstation aufgestellt.

SHAS ist das System für die Gemeinschaftsanlage. Die Krankenhäuser schicken ihr Datenmaterial (Patientendaten, durchgeführte Leistungen usw.) in gestapelter Form (bei der Off-line-Version) oder fortlaufend (wenn Datenfernübertragung besteht) zum zentralen Computer. Dort wird das eingehende Tagesmaterial bis zu einem Buchungsschnitt gesammelt. Danach erfolgt in einem Zug die Verarbeitung, an die sich das Ausdrucken der Ergebnisse getrennt je Krankenhaus anschließt. Diese Arbeitsweise stellt Anforderungen eigener Art an die Trennung und Sicherung der Datenbestände und an die Ermittlung der vom einzelnen Krankenhaus benutzten Computerzeiten. SHAS berücksichtigt dies, indem die Steuerprogramme sicherstellen, daß jedes Krankenhaus nur seine eigenen Datenbestände ändern, erweitern oder abfragen kann, daß sämtliche Geschäftsvorfälle in einem täglichen Protokoll automatisch aufgeführt werden und daß rechnerinterne Statistiken geführt werden, in der die zeitliche Inanspruchnahme des Computers und der Datenstationen je Krankenhaus festgehalten wird. SHAS hat gerade in den letzten zwei Jahren in den Vereinigten Staaten eine starke Verbreitung gefunden. Die Anzahl der Anwender übersteigt noch die der MISP-Benutzer.

Beide Systeme sind offizielle Produkte der IBM und stehen den Benutzern kostenlos zur Verfügung. Sie werden von der IBM gewartet und, sofern notwendig, erweitert, beispielsweise durch die Einfügung neuer Steuerprogramme zur Unterstützung neuer Ein-/Ausgabeeinheiten und neuer Typen von Datenstationen.

Welchem System im konkreten Fall der Vorzug gegeben wird, ist eine Frage, die allein von den Zielsetzungen für den Einsatz der Datenverarbeitung im jeweiligen Krankenhaus beantwortet werden kann. Dazu sind stets eingehende Vorstudien über die geplanten Anwendungsgebiete der Datenverarbeitung, über den zeitlichen Verlauf der Umstellung, über die verfügbare Software und über personelle und maschinelle Voraussetzungen erforderlich. Daß hierbei der Frage nach dem geeigneten Betriebssystem von allen Beteiligten wachsende Bedeutung beigemessen wird, ist sicherlich kein Zufall. Für eine schnelle und effektvolle Nutzung der Datenverarbeitung im Krankenhauswesen ist die Existenz spezifischer Krankenhausbetriebssysteme ebenso unabdingbar wie eine langfristige und sorgfältige Vorgehensplanung für alle Anwendungsbereiche.

Aufbau eines Informationssystems

G. GRIESSER

Von vornherein möchte ich betonen, daß ich nur theoretische Vorstellungen entwikkeln kann, die für die besonderen Bedingungen eines Klinikums herkömmlicher Struktur gelten. Die medizinischen Reformfakultäten haben es leichter. Sie planen neu und können ein Krankenhausinformationssystem von vornherein mit in der baulichen Struktur berücksichtigen, während wir uns mit vorgegebenen Tatsachen abzufinden haben und darauf unser System abstellen müssen.

Zuerst darf ich einige grundsätzliche Bemerkungen zum Aufbau eines Informationssystems machen. Wir haben verschiedene Informationsbereiche in der einzelnen Klinik, die sich trotz der Unterschiede von Fach zu Fach im Grunde wiederholen:

1. den ärztlichen Bereich, die Krankenstation, auf der die klinischen Befunde erhoben werden,

2. die Laboratorien, in denen wir uns im allgemeinen biochemischer und biophysikalischer Methoden bedienen und entsprechende Daten gewinnen.

Ein dritter Informationsbereich ist der ärztliche Schreibdienst, der besonders dem Informationsfluß aus dem Krankenhaus zu den einweisenden Ärzten dienen soll. Diese drei Informationsbereiche sind eng miteinander verzahnt und örtlich definiert.

Ein vierter Informationsbereich, den wir ideologisch betrachten müssen, ist die Forschung, die uns als Dienstobliegenheit einer Universitätsklinik auch vorgeschrieben ist. Dazu kommt als fünfter Informations- und Anwendungsbereich die Lehre. Es ist ohne weiteres denkbar, daß man die elektronische Datenverarbeitung vermehrt für die Lehre einsetzt, etwa durch programmierten Unterricht oder durch Simulationsmodelle.

Im Gegensatz zu Industrie, Handel, Banken und Verwaltung haben wir im ärztlichen Bereich nur in begrenztem Maße gleichbleibende "Geschäftsvorfälle". Unser zur Informationsbearbeitung dienender Datenstrom ist durch eine ungemein große Variabilität gekennzeichnet, die sich aus den Bedürfnissen des einzelnen Faches und hier aus den Bedürfnissen des einzelnen Patienten ergibt. Wir dürfen nicht den Patienten in die Datenverarbeitung zwingen, sondern wir müssen in der Lage sein, die Datenverarbeitung den Bedürfnissen des Patienten zu adaptieren.

Unter den Bedingungen eines "alten Klinikums" ist die Baustruktur weitgehend vorgegeben und damit auch im wesentlichen die Regelung der Informationsbearbeitung. Da die Einrichtung einer Rohrpostanlage, wie etwa für Hannover geplant, einen ungeheuren finanziellen Aufwand verursachen würde, kommt also entweder ein Botendienst in Frage, der funktionieren müßte, oder anstelle des menschlichen Botendienstes die Datenfernverarbeitung. Sie ist zweifellos die elegantere Lösung. Wenn man die Kosten abwägt, die ein Angestellter der Tarifgruppe VIII erhält, wird man mit der Datenfernübertragung wahrscheinlich zu einer günstigeren Kalkulation kommen.

Hinzu kommt, daß ein "altes Klinikum" dezentral organisiert ist. Wir haben hier im günstigsten Falle eine "Föderation mehrerer miteinander befreundeter Reiche", die aber doch stark gegeneinander abgegrenzt sind und in denen der "Herrscher" darauf achtet, daß seine Grenzen säuberlich respektiert werden. So hat jede Klinik noch heute ihr eigenes Routinelaboratorium, in dem - mit Ausnahme der medizinischen Klinik, die Autoanalyser besitzt, - mit konventionellen Methoden gearbeitet wird. Ob die am Beispiel des Routinelaboratoriums gezeigte Dezentralisierung günstig ist, ist eine andere Frage. Sie zu erörtern ist aber schwierig, da neben rationellen Überlegungen auch viele Emotionen mit im Spiele sind. Hier sehe ich für die elektronische Datenverarbeitung die Chance, eine vernünftige Zusammenfassung zerstreut liegender und nicht immer optimal ausgestatteter Funktionseinheiten zu erreichen. Das gilt nicht nur für das klinisch-chemische Laboratorium, sondern auch für die elektrokardiographischen Untersuchungsstellen, die jetzt an den einzelnen Kliniken bestehen.

Durch die elektronische Datenverarbeitung wird zweifellos kein Personal eingespart, eher wird am Anfang mehr Personal gebraucht. Jedoch bedingt diese Personalvermehrung eine Verlagerung von Aufgaben aus dem ärztlichen Bereich auf Nichtärzte und damit ein Freisetzen ärztlicher Arbeitskapazität für die eigentlichen ärztlichen Aufgaben, die unter heutigen Bedingungen zu etwa 40 % durch nichtärztliche Aufgaben verbraucht wird.

Wenn man sich weitere allgemeine Voraussetzungen für den Aufbau eines Krankenhausinformationssystems überlegt, dann kommt man zu gewissen Postulaten: einmal eine einheitliche Form der Datenerfassung unter Berücksichtigung der einzelnen Fachkliniken und Fachinstitute. Es wäre wirklich naiv, die gesamte Medizin über einen Leisten schlagen zu wollen. Die Probleme sind von Fach zu Fach viel zu verschieden. Trotzdem wird man bei der gemeinsamen Planung eines integrierten Informationssystems auf eine einheitliche Form der Datenerfassung zu achten haben. Eine zweite Voraussetzung für die elektronische Datenverarbeitung in der Klinik ist eine eingehende Systemanalyse des Ist-Zustandes. Ebenso ist es notwendig, daß man nach Feststellung des Ist-Zustandes die notwendigen Konsequenzen zu ziehen hat. Aus dem Ist wird sich das Soll ergeben müssen: Wie soll das Informationssystem aussehen? Wie muß es organisiert werden? Dabei ist eine wesentliche Voraussetzung für eine Organisation überhaupt, daß sich auch die Spitze dieser Organisation an den Organisationsplan hält. Eine Organisation, bei der der Princeps maximus erklärt: "Organisation schön, aber für mich gilt sie nicht", bricht zusammen. Dieser ermittelte und festgelegte Soll-Zustand ist die Grundlage der Organisation und damit auch der Programmierung der elektronischen Datenverarbeitung. Denn der Informationsfluß innerhalb eines Klinikums muß in ein Programm umgesetzt werden können.

An technischen Voraussetzungen für eine integrierte Datenverarbeitung muß eine ausreichende Kernspeicherkapazität der Anlage gefordert werden. Als Minimalforderung, wenn wir in Modellen der IBM denken, ist eine 360/30 mit 64 K nötig, damit die erforderlichen Betriebssysteme überhaupt verwendet werden können. Zweitens - das ist noch eine Idealforderung - sollten die für die elektronische Verarbeitung gedachten Daten möglichst am Ort der Entstehung direkt in die Anlage eingegeben werden können. Die Datenfernverarbeitung, die ich vorher angesprochen habe, wird den Klinik-Betrieb wesentlich entlasten können. Drittens wird man nicht alle Aufgaben der Informationsverarbeitung <u>einer</u> Anlage übertragen können. Zweifellos werden in bestimmten Funktionseinheiten Anlagen stehen müssen, die spezielle Aufgaben erfüllen, Prozeßrechner für das Laboratorium oder für die Analyse von Elektrokardiogramm, Elektroenzephalogramm, Lungenfunktionsprüfung, Szintigraphie u. a. m.

Die technischen Voraussetzungen werden durch die heute von den verschiedenen Firmen angebotenen elektronischen Rechenanlagen der dritten Generation erfüllt. Sie können mit sehr raschen als auch großen externen Speichereinheiten ausgerüstet werden. Sie sind in der Lage, die Daten verschiedensten Ursprungs simultan, etwa im Weg des Multiprogramming, zu bearbeiten. Bei der Auswahl eines elektronischen Datenverarbeitungssystems ist aber zu bedenken, daß es nicht nur auf die Lieferung der "hardware" ankommt, sondern auch auf die Lieferung der auf die Bedürfnisse der integrierten Datenverarbeitung in der klinischen Medizin zugeschnittenen und passenden "software". Es ist wesentlich, daß der Hersteller Betriebssysteme mitliefern kann. Denn sonst würde auf seiten der Anwender der Programmieraufwand so unangemessen hoch werden, daß er bei den berechtigten fiskalischen Bedenken des Staates nicht mit dem vorhandenen Personal bewältigt werden könnte. Damit ergäbe sich auch die unglückliche Situation, daß an verschiedenen Stellen der Bundesrepublik die gleiche Arbeit unter den gleichen Aspekten geleistet würde. Bei der heutigen Verflechtung der wissenschaftlichen Tätigkeit - und dazu gehört auch die programmtechnische Entwicklung - ist eine derartige Doppelarbeit nicht zu verantworten.

Das Projekt der integrierten Datenverarbeitung innerhalb eines Universitätsklinikums oder einer großen Krankenanstalt und die Übernahme der in den letzten zwei Tagen diskutierten Anwendungen auf eine elektronische Datenverarbeitungsanlage läßt sich nicht in einem Schritt bewältigen. Es ist hier ein mehrstufiger Organisationsplan erforderlich, der von Organisationsstufe zu Organisationsstufe Zeiträume von zwei bis vier Jahren vorsieht. Parallel mit der stufenweisen organisatorischen Entwicklung muß auch die Datenverarbeitungsanlage mitwachsen können. Die Anforderungen an die Anlage müssen auf deren Kapazität an Kernspeicherraum und Ausstattung mit externen Speichern und peripheren Einheiten vernünftig abgestimmt werden. Dabei ist zu berücksichtigen, daß die Betriebssysteme einen erheblichen Teil des Kernspeicherraumes beanspruchen. Mit gemieteten Anlagen kann das Mitwachsen leichter erfolgen. Wird dagegen eine Rechenanlage durch Kauf erworben - und das ist bei staatlichen Unternehmen gar nicht so selten -, darf man nicht die für die Miete gedachte kleinste Anlage kaufen. Denn die kleineren Anlagen bieten immer nur bis zu einem gewissen Grad die Möglichkeit zur Erweiterung nach dem Baukastenprinzip. Wenn man etwa einen organisatorischen und einen maschinellen Ausbau in vier Stufen geplant hat, wird man sich schon am Anfang für die Anlagengröße der Organisationsstufe 3 entscheiden müssen, auch auf die Gefahr hin, daß für den Anfang die Kernspeicherkapazität zu groß ist. Dafür sind nach etwa fünf Jahren durch den Kauf die veranschlagten Mietkosten ausgeglichen.

Neben den organisatorischen und technischen Voraussetzungen für die sinnvolle Nutzung der elektronischen Datenverarbeitungsanlage in der klinischen Medizin muß auch die psychologische Vorbereitung und die praktische Unterrichtung der zukünftigen Benutzer, d.h. der Ärzte und Schwestern, bedacht werden. Die Mensch-Maschine-

Verständigung wird nur dann fehlerfrei funktionieren, wenn es gelingt, etwa vorhandene Vorurteile zu beseitigen oder Fehleinstellungen zu korrigieren. Ich könnte mir vorstellen, daß es unbedingt notwendig ist, auch ausgesprochenen "Nonsenseingaben", die am Anfang mit Sicherheit zu erwarten sind, um die Maschine "aufs Kreuz zu legen", sinnvoll zu begegnen.

Bei den Kliniken bzw. einem Klinikverband mit einer seit Jahren bestehenden Organisationsstruktur und mit durch viele Jahre tradierten und geradezu liebgewordenen Gepflogenheiten, die den Bedürfnissen der modernen Medizin nicht immer entsprechen, dürfte die Umstellung auf die elektronische Datenverarbeitung recht schwierig sein. Man braucht daher eine gewisse Anlaufzeit und Übungsmöglichkeiten, um das Personal wirklich Mann für Mann und Schwester für Schwester an die Maschine heranzubringen und um sie hier zu trainieren.

Für den Aufbau eines Informationssystems könnte ich mir etwa folgenden Stufenplan vorstellen:

In Stufe 1 sollen alle bisherigen Aufgaben, die etwa mit Hilfe eines konventionellen Maschinensatzes erledigt werden, auf die Anlage übernommen werden. Mit der Erfassung der Personalien einschließlich einer personenbezogenen Identifikations-Nummer würde für jeden Patienten ein "Datenstammsatz" eröffnet. Er enthält alle weiteren ihm zugeführten diagnostischen und administrativen Daten. Gleichzeitig soll aber ein Mehrkartensystem in den Kliniken eingeführt werden, soweit sie es nicht schon besitzen, um die Therapie in den operativen Fächern und die radiotherapeutischen Daten der Radiologischen Klinik zu erfassen. Weiterhin sollten möglichst die Laboratoriumswerte aus den Kliniken unter Verwendung von Markierungsbelegen, soweit sie hierfür geeignet sind, andernfalls von lochkartengerechten Belegen eingegeben werden. In diese Stufe sollte auch die Bestrahlungsplanung für die Radiologische Klinik fallen. Soweit ein Markierungsleser vorhanden ist, sollte in dieser Stufe 1 die Befunddokumentation mit Hilfe von Markierungsbelegen eingeführt werden. Damit könnte schon zu diesem Zeitpunkt das Schreiben der Krankengeschichten für die Kliniken, die sich der fachspezifischen Standarddokumentation angeschlossen haben, übernommen werden, so daß der ärztliche Schreibdienst entlastet wird. Es erscheint mir ein ganz wesentliches Moment für die Einführung der elektronischen Datenverarbeitung, daß durch das automatische Schreiben der Krankenblätter den Ärzten ein echter Service geboten wird, daß sie von dieser lästigen Schreibarbeit wegkommen und daß auch die Arztsekretärinnen Zeit für andere Schreibarbeiten gewinnen. Die Erstellung von Jahresstatistiken für die einzelnen Kliniken, das Ausdrucken von Fall- und Diagnosenlisten nach bestimmten Gesichtspunkten ergibt sich aus den gespeicherten Daten ohne weiteres. Gleichzeitig sollte auch die Umstellung der maschinellen Dokumentation für Spezialliteratur auf die elektronische Datenverarbeitung erfolgen. In der Organisationsstufe 1 könnte auch die Verarbeitung der Verwaltungsdaten für stationäre Patienten im Off-line-Betrieb erfolgen. Die wesentliche Aufgabe dieser Aufbaustufe ist, Ärzte, Pflegepersonal und medizinisches Hilfspersonal (MTA) schrittweise auf die Möglichkeiten der elektronischen Datenverarbeitung hinzuweisen, sie ihnen zu demonstrieren und sie auch im Umgang mit elektronischen Dateneingabestationen zu üben. Es wird daher notwendig sein, in jeder Klinik eine Station mit einem "Terminal" auszurüsten, an dem im gewissen Turnus das Personal unter Aufsicht eines Erfahrenen geübt wird.

Für die 2. Stufe könnte die Datenerfassung im klinisch-chemischen Laboratorium unter Einsatz eines Prozeßrechners zur unmittelbaren Analog-Digital-Umwandlung der Autoanalyserdaten und zur Überwachung der Analysegeräte erfolgen. Hier soll möglichst im On-line-Betrieb zwischen diesem Satellitenrechner und der zentralen, größeren Anlage gearbeitet werden. Das gleiche gilt für die Auswertung anderer Analog-Daten, vor allem der Elektrokardiogramme, gegebenenfalls durch Zwischenschaltung von Analogbändern, die automatisch befundet werden. Inwieweit andere Funktionsprüfungen, wie (Ergo-)Spirometrie, Audiometrie u. a. m. in die automatische Analog-Digital-Umwandlung und Auswertung einbezogen werden, dürfte von den örtlichen Gegebenheiten abhängen. Eine Konzentration dieser Untersuchungen jeweils auf einen Platz wird sich unter dem Aspekt der durch die elektronische Datenverarbeitung gegebenen Möglichkeiten nicht umgehen lassen. Soweit in Aufbaustufe 1 nicht schon geschehen, sollten jetzt die klinischen Befunde aus Anamnese und Befund in Form der Dokumentation fachspezifischer Standarddaten mit Hilfe des Markierungsleseverfahrens und Schreiben der Krankengeschichten erreicht werden. Außerdem kann in dieser Ausbaustufe eine differenzierte Kostenrechnung für stationäre Patienten, unter Umständen die Abrechnung für die ambulanten Patienten, erfolgen.

In die Aufbaustufe 3 fallen die Direkterfassung der Daten aus dem Krankheitsverlauf einschließlich der Therapiekontrolle und die Übernahme der Patientenüberwachung aus Operationssälen und Intensivpflegeeinheiten, einschließlich automatischer Auswertung und Speicherung dieser Daten. Hierfür haben wir vorzügliche Modelle von SPENCER und VALBONA. Ebenso sollten jetzt die Informationen des pathologischen Instituts, sowohl der bioptischen Untersuchungen wie auch der Sektionsbefunde und -diagnosen, die Daten aus dem Hygiene-Institut, der Blutbank, der bakteriologisch-serologischen

Untersuchungen einbezogen werden. Soweit es in Stufe 2 noch nicht geschehen ist, sollte auch die Abrechnung der ambulanten Patienten durch die elektronische Datenverarbeitungsanlage übernommen werden.

Die Stufe 4 stellt nach unseren Vorstellungen die Endstufe dar, die maximal nach zwölf Jahren erreicht sein sollte. In dieser Endstufe der integrierten Datenverarbeitung sollten alle Pflegeeinheiten der einzelnen Klinik mit Ein-/Ausgabegeräten zum Direktverkehr mit der zentralen elektronischen Datenverarbeitungsanlage ausgestattet sein. Eine Datenbank enthält alle Informationen über die Patienten, mit Trennung in aktuelle Speichermedien (Plattenspeicher) für die derzeit in Behandlung befindlichen Patienten und in Langzeitspeicher (Bandeinheiten) für entlassene Patienten. Jetzt können auf Grund der Häufigkeitsverteilung der Symptome Diagnose-Symptom-Matritzen als Grundlage für die spätere elektronische Diagnostikhilfe, insbesondere für seltene Krankheitsfälle, erstellt werden. Diese Diagnostikhilfe müßte meines Erachtens auf Anfrage allen Krankenanstalten und den Ärzten des Einzugsgebietes eines Universitätsklinikums zur Verfügung stehen, denn sie ist meines Erachtens eine "universitäre Aufgabe". Ein Beispiel dafür liefert schon jetzt Uppsala Datenzentralen, die Professor Schneider aufgebaut hat. Er hat auf 350 km Entfernung ein Krankenhaus mit einem kleinen Satellitenrechner angeschlossen. Damit hat er die Möglichkeit gezeigt, auch entfernt liegende Krankenhäuser zu bedienen. Es dürfte daher kein Problem sein, auch interessierte Kollegen aus der Praxis in dieses System miteinzubeziehen.

Abschlußdiskussion. Reduzierende Zusammenfassung

A. PROPPE

Greift man aus den Diskussionen, die sich während der Reinhartshausener Tagung im Anschluß an die Referate oder im zwanglosen Gespräch ergeben haben, die immer wiederkehrenden zentralen Momente heraus, so steht die Frage des Anfangens im Vordergrund. Die Überzeugung hat an Boden gewonnen, daß in der zukünftigen Entwicklung der Medizin die Technik der elektronischen Informationsverarbeitung eine große Rolle spielen wird. Viele sehen in der Ausnützung der enormen Möglichkeiten, die ein Computer gewährt, die Chance für den praktisch tätigen Arzt, der modernen zunehmenden Überforderung seines Wissens und Könnens wieder Herr zu werden. Mehr und mehr wächst die Erkenntnis, daß die elektronische Informationsverarbeitung die organisatorische Struktur der Krankenhäuser und Kliniken, die Methodik der medizinischen Forschung und die Ausübung der ärztlichen Praxis - man möchte fast sagen - von den archaischen Fundamenten aus völlig neu gestalten wird.

Bereits der von uns jetzt in die Medizin einzuweisenden jungen Generation wird es bewußt werden, daß wir in einer Zeit leben, in der das medizinische Weltbild tiefgreifender und wirkungsvoller umgestaltet wird, als dies ehemals die Lehren VESALs (1515-1564), HARVEYs (1578-1657), SYDENHAMs (1624-1689), MORGAGNIs (1682-1771), VIRCHOWs (1821-1902), PASTEURs (1822-1895), RÖNTGENs (1845-1923) und EHRLICHs (1854-1915) getan haben. Man begreift in steigendem Maße auch in der medizinischen Praxis, in der die Sensibilität für den metaphysischen Bereich des Ichs, für die Bedeutung des persönlich geprägten Arzt-Patienten-Verhältnisses außerordentlich leicht ansprechbar ist, daß das Wesen der sogenannten zweiten technischen Revolution gar nicht so sehr in der technischen Entwicklung an sich, als vielmehr in der dadurch gewonnenen Möglichkeit beruht, die Formalismen moderner Denkmethoden augenblicklich und universell auf sehr komplexe und sehr umfangreiche Informationen anzuwenden. Die Bereitschaft, an dieser Entwicklung teilzuhaben, aus ihr Nutzen zu ziehen oder gar an ihrer Prägung mitzuwirken, wächst. Wie aber fängt man im eigenen Betrieb damit an? Das ist die Frage.

Überblickt man den langen Weg, den die Methodik der Übermittlung und Auswertung von Informationen seit den Urzeiten genommen hat, so ist die Benutzung der Elektronik für diese Aufgabe von ähnlicher Bedeutung wie der Raketenantrieb für die Beschleunigung von Massen. Der Start - um im Bild zu bleiben - ist zwar vor noch gar nicht so langer Zeit erst erfolgt; aber die Akzeleration der Entwicklung ist bereits so groß, daß einem die Fakten immer wieder davoneilen, sobald man glaubt, sie im Griff zu haben. Und dennoch ist die Frage des Einsteigens in diese Entwicklung kein schwieriges Problem. Metaphorisch ausgedrückt, handelt es sich im Beginn um einen sehr kleinen, um einen einzigen elementaren Schritt. Ihn freilich muß man genau planen. Seine Wiederholbarkeit in beliebig großer Zahl muß gesichert sein. Alsdann läßt sich mit ihm sehr schnell die Beschleunigung erreichen, die es ermöglicht, den Anschluß an die Entwicklung zu gewinnen. Praktisch gesprochen, besteht demnach der kritischste Moment im eigenen Entschluß zur maschinengerechten Dokumentation von einigen wenigen Daten, die notwendig sind, um eine bescheidene Fragestellung zu lösen.

Um eine realisierbare und effektive maschinengerechte Dokumentation zustande zu bringen, bedarf es der Formulierung einer Fragestellung, der Kunst "spektralreiner" Begriffsbildung und des Definierens sowie des logischen Verknüpfens von Elementen, kurz einer mathematischen Disziplinierung des Denkens. Ein Computer ist dazu überhaupt nicht notwendig. Natürlich will man sich schließlich seiner bedienen. Aber zunächst kommt es auf eine maschinengerechte Dokumentation an. Ohne zu hoffen, je in den Besitz aller soeben aufgezählten wünschenswerten Qualifikationen zu einer guten maschinengerechten Dokumentation zu gelangen, hatten wir an der Hautklinik Kiel bereits zu einer Zeit (1950) damit begonnen, als man gemeinhin noch nicht ahnte, daß es überhaupt einmal Computer geben würde. Immer hängt - wie überflüssig das Selbstverständliche zu sagen auch aufgefaßt werden mag - die Effektivität des Entschlusses zur maschinengerechten Dokumentation von seiner praktischen Durchführung ab. Sind erst einmal die Daten auf einen maschinell lesbaren Träger - beispielsweise auf Maschinenlochkarten - in zweckmäßiger Weise gespeichert, so lassen sie sich jederzeit in irgendeiner Maschinenkonfiguration verarbeiten. Das ist dann nicht mehr schwierig.

Aber es ist hier zuzugeben, daß für den Arzt alsbald eine Möglichkeit gefunden werden müßte, seine Probleme an einem Computer bearbeiten lassen zu können. Man hat einfach vergessen, sich Gedanken über den optimalen Zugang des Arztes zum Computer zu machen. Daher muß man aus seiner Sicht zunächst einmal die Penetranz der Fragen nach einem Preiskatalog zweckmäßiger Maschinenkonfigurationen für eine ärztliche Praxis, für die Leistungen in der Poliklinik und am Krankenbett verstehen. Sie sind bisher bei jedem Informationsgespräch über die elektronische Datenverarbeitung im medizinischen Bereich gestellt worden. Auch in den Reinhartshausener Diskussionen nahmen sie einen sehr breiten Raum ein; und dort haben die Experten der Computertechnik ex tempore ebensowenig wie auch anderswo von den Fragegeistern die Entlastung für eine befriedigende Erklärung des wahren Sachverhaltes erlangen können.

Man begreift zwar, daß es sich um eine höchst kostspielige Betriebseinrichtung handelt; aber es wird einfach nicht verstanden, daß gerade deshalb auf dem Computer-Markt die Frage nach Artikel und Preis erst nach dem Ergebnis einer Betriebsuntersuchung bis zur Arbeitsplatzanalyse herunter und nach einer detaillierten Projektplanung ohne das Risiko einer völligen Fehlkalkulation beantwortbar ist. Offenbar glaubt man in Verkennung der Natur eines elektronischen Datenverarbeitungssystems hier und dort noch, daß die Frage dieses Risikos der Computer-Industrie ja gleichgültig sein könne. Nur so ist es zu verstehen, daß die Computer-Industrie bei anderer Gelegenheit und an anderem Ort sich in der Diskussion einmal die vergleichsweise Aufrechnung gegen eine renommierte Autofirma hat gefallen lassen müssen; sie sei - so hieß es dort - durchaus als unseriös zu betrachten, wenn sie nicht wie diese eine definitive Offerte für ein ansprechendes Modell mit einigen Extras frei Haus abgäbe.

In den Reinhartshausener Diskussionen rankten sich die Überlegungen um Auswahlmöglichkeiten einiger standardisierter Betriebssysteme für größere oder kleinere Kliniken, um Anpassungen der Angebote an etwa schon vorhandene beispielhafte Einrichtungen in vergleichbaren Laboratorien oder klinischen Institutionen. Hinein geflochten wurden die besonderen Schwierigkeiten einer Anforderung, die bei nicht von vornherein genau bestimmten Kostengrößen aus der Kameralistik der staatlichen Etatbehandlung erwachsen.

In der Antwort auf diese Fragen ist einerseits von der tiefgreifenden Revolutionierung auszugehen, die die elektronische Informationsverarbeitung auf dem Gebiet der Medizin in aller Welt eingeleitet hat, und andererseits von dem Umstand, daß der nutzbringende Einsatz eines Computers in der praktischen Medizin vor allem auf der integrierten Kommunikation des sich mehrenden ärztlichen Wissens, der wachsenden ärztlichen Erfahrung beruht. Es ist danach - von der wirtschaftlichen Unmöglichkeit abgesehen - im Prinzip nicht sinnvoll, die ärztliche Konsultation mit einem eigenen

Computer, der nicht auf ein allgemeineres diagnostisch-therapeutisch orientiertes System bezogen ist, vollziehen zu wollen. Je mehr einschlägige Erfahrungen bisher gesammelt worden sind, um so mehr hat es sich als zweckmäßig erwiesen, auch in der Einzelplanung von einem übergeordneten Gesichtspunkt auszugehen. Startet man mit einer elektronischen Datenverarbeitungsmaschine ohne Beziehung zum allgemeinen Aufgabenbereich, in den die eigene Tätigkeit eingeordnet ist, so gestaltet sich eine spätere Integration in das Gesamtsystem in der Regel außerordentlich schwierig.

Im medizinischen Bereich besteht das Fernziel in einem Informationssystem des gesamten Gesundheitswesens. Ein Krankenhausinformationssystem stellt darin einen Teilbereich dar, die außerklinische Gesundheitspflege einen anderen. In allen Bereichen können Informationen über den Gesundheitszustand eines Menschen gewonnen werden. Sie sind zusammenzuführen (Record linkage) und auf einer "Datenbank" zugriffsbereit zu halten. Damit dies erreicht werden kann, ist eine "Vernetzung" der einzelnen Informationsquellen und eine Koordination der Arbeitsweisen Voraussetzung. Gerade auf diese Koordination kommt es jedoch an, wenn der praktisch tätige Arzt in der Sprechstunde oder am Krankenbett die Möglichkeiten der elektronischen Informationsverarbeitung ausnutzen will.

In dem Augenblick, in dem dieses System anfängt, Wirklichkeit zu werden, steht die kritische Analyse des Nutzens für den Menschen, nicht die Kostenanalyse im Vordergrund. Es wird hier offensichtlich, daß sich unter dem Einfluß der elektronischen Informationsverarbeitung auch der Begriff der Wirtschaftlichkeit wandelt. Gegenüber dem reinen Kostenersatz-Denken greifen mit einschlägiger wachsender Erfahrung in der Tat übergeordnete Betrachtungsweisen in zunehmendem Maße Platz.

Um dies zu veranschaulichen, ist die Technik der elektronischen Datenverarbeitung in Diskussionen mit Ärzten oft mit einem Fernsprechnetz oder einem Eisenbahnsystem analogisiert worden. Es ist sinnlos, zur Kommunikation und insbesondere zum Informationsaustausch mit der Umwelt ein eigenes spezielles Telefonnetz oder ein eigenes Schienensystem mit speziellem Wagenpark aufzubauen.

Allerdings trifft dieser Vergleich in einem entscheidenden Punkt nicht zu. Ein Computer dient nicht eigentlich dem bloßen Transport von Informationen oder Informationsträgern, vielmehr verarbeitet er diese. Ihm eingegebene Daten kann er prüfen, ordnen, vergleichen, ihren Informationsgehalt integrieren, verdichten, kann unübersehbare Informationsmengen durch Schwerpunktsbestimmungen, Parameter und Trends charakterisieren, den Ergebnissen solcher Operationen Steuerfunktionen für mannigfaltige automatisierte Folgeprozesse verleihen. Er macht den oft verborgenen Informationsgehalt von Daten verständlich und effektiv.

Außer den vielen usuellen und daher allgemein schematisierbaren Datenerhebungen am Kranken ergeben sich in den unterschiedlichen medizinischen Disziplinen jedoch sehr verschiedenartige Datenarten und Informationszwecke; und schließlich gilt es auch, die individuellen Züge im Krankheitsbild zu erfassen, die sich aus der höchst persönlichen Art des Arztes, "seinen" Kranken zu sehen, ergeben. Die Informationsverarbeitung im Computer läßt je nach seiner Konfiguration diese Individualisierung in mehr oder weniger starkem Maße zu, ohne daß eine allgemein gültige Basisdokumentation dabei verletzt werden müßte. Es ist die Flexibilität in der Wahl der Maschinenkonfiguration, die die Möglichkeit einer ebenso weitgehenden wie wirtschaftlichen Anpassung an spezielle Aufgabengebiete erlaubt.

Während nun aber der Informationsgehalt bei der Übermittlung im Fernsprechnetz oder die Art der Informationsträger beim Bahntransport vom einmal aufgebauten technischen System unabhängig und unverändert bleiben, werden Datenerfassung, Umfang und Art der Informationsverarbeitung sowie die Art der Resultat-Darbietung von der Maschinenkonfiguration, von der Systemprogrammierung (Maschinen-Software) und von den auf die speziellen Fragestellungen zugeschnittenen Erfassungssystemen und Programmsystemen in starkem Maße beeinflußt. Dies ist der Grund, warum maschinelle Standardkonfigurationen elektronischer Datenverarbeitung nur in einheitlich ausgerichteten Routine-Betrieben befriedigende Lösungen darstellen. Im Bereich der Forschung und noch ausgeprägter in der Anwendung am Krankenbett und in der Sprechstunde entspräche die Definition einer Standardkonfiguration nur zu ungenau dem speziellen Sachverhalt, als daß Fehlplanungen ausgeschlossen wären. Daher ist hier der individuellen Anpassung der Vorzug zu geben.

Aus dieser Darstellung der Situation ergibt sich aber auch notwendig, daß es wenig sinnvoll erscheint, wenn sich ein einzelner Arzt, eine einzelne Abteilung oder eine einzelne Klinik mit einem Computer ausrüstet. Einerseits vom Informationsverarbeitungssystem aus, andererseits aber auch aus der Begriffsmetamorphose der Wirtschaftlichkeit, die sich durch die Frage nach dem Nutzen für den Menschen eingeleitet hat, werden es zweckmäßigerweise übergeordnete Organisationsformen sein, die in der Lage sind, durch Umgruppierung von Sachkosten und Personal ein medizinisches Informationssystem aufzubauen. Im Krankenhaus bietet sich dazu die kooperative ärztliche und administrative Leitung an. In der Praxis der niedergelassenen Ärzte könnte die Bildung einer entsprechend befugten Körperschaft die Entwicklung einleiten.

Versucht man alle die jeweils im eigenen Bereich auf eine praktische Verwirklichung bezogenen Fragen der elektronischen Informationsverarbeitung - wie dies HOLLBERG zum Abschluß getan hat - auf einen Nenner zu bringen, so sollte man auf die Definition der Politik als der Kunst des Möglichen verweisen. "Was möglich ist", so HOLLBERG, "kann nur örtlich beurteilt und entschieden werden."

Sachverzeichnis

Offsetdruck: Julius Beltz, Weinheim/Bergstr.